Gutes Cholesterin
Böses Homocystein

Dr. med. Eberhard J. Wormer

GUTES CHOLESTERIN BÖSES HOMOCYSTEIN

Wie Sie sich vor Herzinfarkt, Schlaganfall und Demenz wirksam schützen.

»Das Homocystein-Protokoll«

HERBA PRESS

Impressum

Wormer, Dr. med. Eberhard J.
GUTES CHOLESTERIN – BÖSES HOMOCYSTEIN.
Wie Sie sich vor Herzinfarkt, Schlaganfall und Demenz wirksam schützen.
2. Aufl., 2020

ISBN 978-3-946245-06-3

Herba Press ist ein Imprint der Edition Reuss GmbH

www.herba-press.de

info@herba-press.de

Satz/Layout: Dr. Natalie J. Lauer

Bild/Grafik: Dr. med. Eberhard J. Wormer

Fachlektorat: Dr. Erich Wutzke. Lektorat: Linda Strehl

Danksagung
Ich danke Kilmer S. McCully AB, MD, MA (hon) für die freundliche Erlaubnis zum Abdruck der zur Verfügung gestellten Abbildungen.

Abbildungsnachweise:
Coverillustration © Fotolia, Abb. S. 10 © Shutterstock, Abb. S. 16 © F1online, Abb. Ötzi, S, 21: [© Südtiroler Archäologiemuseum, Foto: Ochsenreiter], Abb. S. 34 © AdobeStock, Abb. S. 40 : Fett-Eiweiß-Stoff: © AntiSense (https://commons.wikimedia.org/wiki/File:Aufbau_eines_Lipoproteins.png), „Aufbau eines Lipoproteins", https://creativecommons.org/licenses/by-sa/3.0/legalcode, Abb. S. 76 © Bigstock, Abb. S. 96: Massiv arteriosklerotisch verdickte und verengte Arterie bei einem Kind mit Hyperhomocysteinämie. [© 1969 The American Association of Pathologists and Bacteriologists/McCully 1969], Abb. S. 98 © AdobeStock, Abb. S. 100 © Shutterstock, S. 115 © https://en.wikipedia.org/wiki/File:Lucy_Wills.jpg, S. 115 © https://commons.wikimedia.org/wiki/File:Marmite-Guinness_edition.JPG Abb. S. 116 © Shutterstock, Abb. S. 124 © AdobeStock, Abb. S. 141 © https://commons.wikimedia.org/wiki/File:B12_methylcobalamin.jpg, Abb. S. 142 © AdobeStock, Abb. S. 190 © 123RF, Abb. S. 230 © AdobeStock, Abb. S. 280 © Shutterstock

Disclaimer:
Autor, Verlag und Redaktion haben bei der Erstellung dieses Buches Informationen und Ratschläge mit Sorgfalt recherchiert und geprüft. Dennoch erfolgen alle Angaben ohne Gewähr. Verlag und Autor können keinerlei Haftung für etwaige Schäden oder Nachteile übernehmen, die sich aus der praktischen Umsetzung der in diesem Buch vorgestellten Anwendungen ergeben. Bitte respektieren Sie die Grenzen der Selbstbehandlung und suchen Sie bei Erkrankungen einen erfahrenen Arzt/Ärztin, einen qualifizierten Therapeuten oder Heilpraktiker auf.
Interessenskonflikte liegen nicht vor.

Inhalt

Vorwort

Homocystein? Nie gehört. Cholesterin? Na klar!

Seit Jahrzehnten tobt in der Wissenschaft, Medizin und in der Öffentlichkeit ein Glaubenskrieg um die Ursachen von Arteriosklerose & Co. – unangefochten die Nummer eins der Todesursachen. Bis vor Kurzem galt (oder Präsens: Bis heute gilt ...?) erhöhtes Cholesterin im Blut als Wurzel allen Übels, und Cholesterinsenker sollten die passenden Heilsbringer sein.

Nun rückt der Killerfaktor „Homocystein" ins Licht der Öffentlichkeit und bringt das dominierende Dogma gehörig durcheinander. Homocystein war bisher nur eine obskure Aminosäure, die bei der Verwertung von Nahrungsmitteln im Körper anfällt. Homocystein [gesprochen: Homo-zys-tee-ihn] wird von der etablierten Medizin als mehr oder minder zweitrangig eingestuft. Unzählige wissenschaftliche Belege machen Homocystein mittlerweile zu einem Hauptverdächtigen der Arterioskleroseverursacher.

Falls jemand pauschal behauptet, hohe Cholesterinspiegel („Normalwert" willkürlich festgelegt) seien gesundheitsschädlich und würden Arteriosklerose oder Herzinfarkt verursachen, dann wissen Sie es besser. In diesem Buch finden Sie viele überzeugende Argumente dafür, dass Homocystein ein weit höheres Gefährdungspotenzial hat als Cholesterin. Tatsächlich ist kaum ein medizinisches Thema so umstritten wie Cholesterin/Fett in Nahrungsmitteln. Wie so oft hängt es von Macht, Einfluss und Profit ab, was als gesund oder ungesund deklariert wird.

Dieses Buch entzaubert im ersten Teil den Mythos vom „schlechten" Cholesterin und erklärt, warum Cholesterin „gut" für den menschlichen Organismus ist. Im zweiten Teil stellt es den Arteriosklerose-Risikofaktor Homocystein im Detail vor. Dem Forscher Kilmer McCully verdanken wir die Erkenntnis, dass zu viel Homocystein im Blut in Bezug auf Herz-Kreislauf-Erkrankungen und Demenz viel gefährlicher ist als ein hoher Cholesterinspiegel.

Die Ursprünge der Arteriosklerose sind vielfältig. Zu behaupten, allein die Cholesterinsenkung würde tödliche Herzkrankheiten abwenden, kann nicht stimmen. Das hätten wir gemerkt! In der Realität hat die flächendeckende Anwendung von Cholesterinsenkern wenig bewirkt. Herz-Kreislauf-Erkrankungen sind nach wie vor Spitzenreiter bei den Todesursachen

Unumstritten ist, dass ein Bündel von Krankheitsfaktoren an der Entstehung von Arteriosklerose beteiligt ist. Hauptrollen spielen Lebensstilfaktoren wie ungesunde Ernährung, Stressbelastungen, Bewegungsmangel und der besonders bedrohliche Risikofaktor Homocystein.

Homocystein ist an vielen elementaren Lebensprozessen des Stoffwechsels beteiligt. Es verlässt im Normalfall die Zelle nicht. Taucht es vermehrt im Blut auf, sollten die Alarmglocken schrillen. Viele Menschen tragen diese tickende Zeitbombe mit sich herum, ohne davon zu wissen oder darauf aufmerksam gemacht zu werden.

Medicus curat, natura sanat – nicht der Arzt, sondern die Natur ist der wahre Heiler. Es sind nicht die Medikamente, die Krankheiten heilen und Leben retten. Alle Heilkräfte bringen wir von Natur aus mit. Wir tun gut daran, unseren Selbstheilungskräften zu vertrauen. Wir sollten mehr auf die Signale des Körpers hören, das Immunsystem stärken und unsere menschliche Vernunft, Intelligenz und Instinkte benutzen, um den einfachen und besten Weg zur lebenslangen Gesundheit zu finden. Wir sollten die Signale und Botschaften des Körpers nicht ignorieren, um rechtzeitig reagieren zu können. Und zwar rechtzeitig! Eine lebensrettende und lebensverlängernde Maßnahme.

Medizin und Pharmazie können nicht jedes Gesundheitsproblem lösen. Vertrauen Sie Heilkräften, die Sie von Natur aus mitbringen. Vorbeugung ist die beste Medizin.

Was Homocystein betrifft, sind die Vitamine B12, B6 und Folsäure von besonderer Bedeutung. Sie sind unverzichtbare Komponenten des Methionin-Homocystein-Stoffwechsels. Was hohe Homocysteinspiegel im Blut auf Dauer anrichten können, zeigt das Kapitel „Killerfaktor: Homocystein“.

Das »Homocystein-Protokoll« zeigt, wie einfach es ist, sich vor Arteriosklerose, Demenz, Osteoporose und Herzinfarkt zu schützen: gesunde Ernährung, Supplementierung mit der passenden Dosis B-Vitamine und ein gesunder Lebensstil. Schon eine einfache Laboruntersuchung zur Bestimmung ihres Vitamin-B-Status kann ein Homocystein-Risiko aufdecken.

Entwarnung für alle Konsumenten von Fleisch, Fisch und Milchprodukten? Zumindest was eine gesunde Dosis Cholesterin bei einer omnivoren Ernährung betrifft. Die Motive des Kreuzzugs gegen Fett und Cholesterin sind in erster Linie Profit-, Macht- und Marktinteressen. Das Instrument zur Durchsetzung dieser Interessen ist die Angst.

Cholesterin und Fett sind lebenswichtig. Der Fettstoffwechsel wurde in Jahrmillionen nachhaltig und hocheffizient auf die Bedürfnisse und Funktionen des menschlichen Körpers eingestellt.

Der Hype ums „schlechte“ Cholesterin ist vorbei. Angst ist ein schlechter Ratgeber. Lassen Sie nicht zu, dass giftiges Homocystein Ihre Gesundheit bedroht und Ihre Lebenserwartung verkürzt. Sie sorgen selbst dafür, dasss Sie gesund bleiben und Ihr Leben genießen.

Entschärfen Sie die tickende Zeitbombe Homocystein!

Eberhard J. Wormer

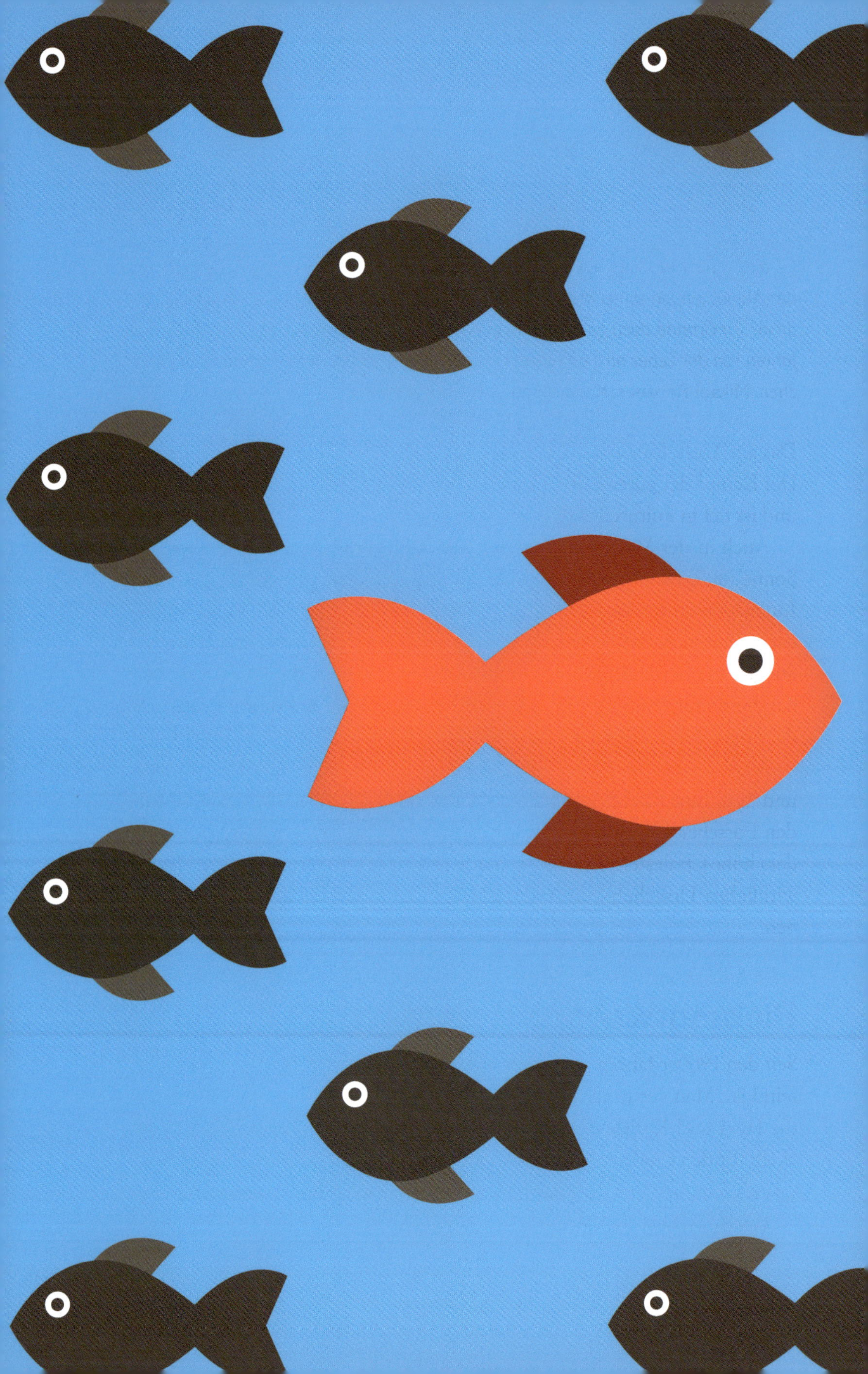

GUT UND BÖSE

Es muss mir mal einer erklären, warum es nach zwei Millionen Jahren Evolution des Menschen ein schlechtes und ein gutes Cholesterin geben sollte. Was heißt das denn? Im Grunde doch gar nichts. Wenn beide Cholesterinarten seit zwei Millionen Jahren von der Leber ausgeschüttet werden, dann deshalb, weil wir auch beide brauchen. Mikael Rabaeus, Kardiologe [zit. Georget 2016]

Das alte Lied: Engel vs. Teufel, Batman vs. Joker, Gläubige vs. Ungläubige. Der Kampf der guten und bösen Mächte gehört zur Menschheitsgeschichte und ist tief in kulturellen Mythen verwurzelt.

Auch in der Wissenschaft gibt es solche Geschichten. Galileo fand die Sonne im Zentrum des damals bekannten Universums, bekam es mit der Inquisition zu tun und kroch zu Kreuze. Die Mächtigen verabscheuen kritische Stimmen. Selbst mündigen Bürgern fällt es schwer, eigene Überzeugungen zu überdenken, sich mit neuen Ideen anzufreunden. Wer die Macht hat, bestimmt, was gut oder böse ist. Das Instrument der Macht: Propaganda. Angst essen Seele auf.

Medizinische Entdeckergeschichten faszinieren. Geht es doch um Leben und Tod. Eine solche Geschichte stammt aus der jüngsten Zeit und betrifft den Forscher Kilmer McCully. Er wagte zu behaupten und nachzuweisen, dass hohe Cholesterinspiegel im Blut und Fett in Nahrungsmitteln nicht die wirklichen Ursachen von Arteriosklerose und Herzkrankheiten sein können.

Hiobsbotschaften

Seit den 1960er-Jahren wird allerorten verkündet, dass Cholesterin der Erzfeind ist. Man versprach, durch Senkung des Cholesterinspiegels Gefahren für Herz und Kreislauf zu bannen. Deshalb wurden Medikamente entwickelt, die den Cholesterinspiegel auf einen „Normalwert" bringen. Astronomische Summen wurden dafür ausgegeben, Cholesterin zu erforschen. Ein Heer von Wissenschaftlern machte mit Cholesterin Karriere.

Damals gab es weltweit Kampagnen staatlicher Gesundheitssysteme, um den Begriff „Cholesterin" im Bewusstsein der Öffentlichkeit zu verankern – als Inkarnation tödlicher Gefahr.

Die Botschaft der Cholesteringläubigen: 1. Cholesterin/Fett ist ungesund, 2. der Cholesterinspiegel ist die Messlatte des Herz-Kreislauf-Risikos und 3. cholesterinreiche Ernährung ist um jeden Preis zu vermeiden. Die Drohung: Wer nicht daran glaubt, wird mit vorzeitigem Tod bestraft.

Damals begann McCully mit seiner Forschung, alternative Wege zu den Ursprüngen von Herzkrankheiten aufzuzeigen. Ein Affront für die herrschende Doktrin. McCullys Ideen waren in den späten 1970er-Jahren durchaus unerwünscht. Man hatte ungeheure Mittel in die Fett-Cholesterin-Theorie investiert, bangte um Rendite und Profite. Wozu solche obskuren Ideen? Warum ein erfolgreiches Geschäftsmodell gefährden? Niemand möchte kritische Stimmen hören. Wirklich niemand?

Anfangs war McCullys Forschung über Homocystein und Arteriosklerose noch in den höchsten Tönen gelobt worden. Jahre später nahm man ihm sein Labor und seine Mitarbeiter weg. Er verlor seine beruflichen Positionen. Forschungsgelder wurden gestrichen. Man sagte ihm, er habe seine Homocystein-Theorie nicht „bewiesen". Er müsse gehen und den Mund halten. Niemand wollte seine Forschung. Niemand wollte ihm einen Job geben. Es kam zu verleumderischen Angriffen. McCully drohte seinerseits, sich zu wehren. Schließlich bekam er ein Jobangebot jenseits von Harvard, das er akzeptierte.

McCullys Botschaft ist einfach: Entscheiden Sie sich für einen gesunden Lebensstil, achten Sie bewusst auf die Versorgung mit B-Vitaminen und nehmen Sie vorbeugend Supplemente ein. Gut und schön. Klingt vernünftig. Funktioniert das auch? Nach derzeitigem Kenntnisstand: Ja.

Unbotmäßigkeit

Warum wurde McCully zum Ketzer? Klare Sache: Der Cholesterindampfer war ausgebucht und fuhr Volldampf voraus. Niemand dachte daran, den Kurs zu ändern. McCully war höchstens „Mann über Bord". Beunruhigende Fragen in diesem Zusammenhang: Ist das gute Wissenschaft? Ist das gute klinische Praxis? Ist das wissenschaftlicher Tunnelblick? Wer hat was zu verlieren, wenn Cholesterin verliert? Wer profitiert von Mitteln, die in die Cholesterinforschung fließen?

Die Wissenschaft belohnt Gefälligkeiten gegenüber dem herrschenden Dogma. Das bestätigt der Blick in die Medizingeschichte. Die Doktrin bekämpft, bestraft und entmutigt Forscher, die neue Wege gehen und unbequeme Fragen stellen. Je mehr Belege für neue Theorien zusammenkommen, umso stärker reagiert das Establishment, umso härter die Hiebe. Erstes Gebot: keine Panik auf der Titanic. Selbst dann, wenn der Cholesterindampfer den Homocystein-Eisberg gerammt hat. Trügerische Sicherheit.

Die Motive des Glaubenskriegs? An erster Stelle steht die Frage: Wer macht das Geschäft? Antwort: Pharmafirmen profitieren vom Verkauf patentierter Medikamente. Apotheker, Ärzte, Wissenschaftler und Institutionen bekommen ein Stück vom Kuchen ab. Das mächtige Konglomerat der Interessen lässt sich nicht einfach so den Dampf aus den Kesseln nehmen. Medikamente, operative Eingriffe und Dienstleistungen für Patienten statt Vorbeugung.

Weltbewegende Ideen und neue wissenschaftliche Erkenntnisse lassen sich aber nicht so leicht aus der Welt schaffen. Sie setzen sich irgendwann durch. Und sie verändern die Welt! Seit den 1990er-Jahren begann McCullys Saat allmählich aufzugehen und Früchte zu tragen.

Rebellion

Andere Forscher bestätigten McCullys Homocystein-Theorie. Sie kamen zunächst nicht aus den USA, sondern aus Schweden, Norwegen, den Niederlanden und aus Irland. Als sich schließlich doch einige US-Wissenschaftler mit dem Thema befassten, schaffte Homocystein den Sprung in die Mainstream-Medizin.

Zwei bahnbrechende Studien, die *Physician's Health Study* (15 000 Teilnehmer) und die *Framingham*-Studie (läuft seit 50 Jahren), fanden eine starke Beziehung zwischen hohen Homocysteinspiegeln und der Häufigkeit von Herzerkrankungen. Renommierte Fachzeitschriften wie das *New England Journal of Medicine* und das *Journal of the American Medical Association* veröffentlichten Beiträge über Homocystein und Arteriosklerose – und jeder Artikel bezog sich auf McCullys Originalarbeit von 1969. 1995 fand der erste internationale Kongress über den Homocystein-Stoffwechsel statt. McCully bekam den Ehrentitel *Vater des Homocystein*. Es folgten öffentliche Auftritte. Homocystein etablierte sich gegen alle Widerstände als neuer Risikofaktor für Herz-Kreislauf-Erkrankungen.

Homocystein wurde allmählich zum Begriff. Die Presse griff das Thema auf und Kilmer McCully avancierte zum Rebellen, der der Cholesterinfraktion die Stirn geboten hatte.

Obwohl heute die wissenschaftliche Evidenz des „Killerfaktors" Homocystein überzeugend nachgewiesen ist, hält sich der Glaube an den „Bösewicht" Cholesterin hartnäckig in den Köpfen.

Hauptgrund: Wer einen gesunden Lebensstil, gesunde Ernährung und Vitaminsupplemente empfiehlt, kann nicht das große Geld machen. Er kann keine öffentlichkeitswirksamen Kampagnen und millionenteure Studien finanzieren. Es gibt keine patentfähigen Anti-Homocystein-Medikamente. Also gibt es auch keine Homocystein-PR. Die Cholesterinpartei ist nach wie vor mächtig.

Eines ist McCully gelungen: Der Risikofaktor Homocystein und die einfachen Maßnahmen zur Abwendung individueller Gesundheitsgefahren können nicht mehr aus der Welt geschafft werden. Wer sich vor Herz-Kreislauf-Erkrankungen und Demenz schützen möchte, sollte McCullys Erkenntnisse nicht ignorieren.

O-Ton: Ende einer Karriere

Als ich 1969 meinen ersten Artikel über die Kinder und das Homocystein veröffentlichte, war ich überrascht, dass ich über 400 Nachdruckangebote erhielt. Ich überlegte mir gut, was ich sagte. Ich schrieb dann, dass die Arterienverkalkung vor allem durch die Veränderungen des Homocysteinspiegels und erst in zweiter Linie durch Cholesterin bewirkt wird. Das gefiel den Cholesterinleuten natürlich gar nicht.

Was dann geschah, traf mich völlig unvorbereitet. Als Erstes musste ich in den Keller, zu den Spinnen und Kakerlaken umziehen – in den Keller eines Gebäudes, das 1811 erbaut worden war.

Da saß ich dann in einem fensterlosen, völlig unzulänglichen Labor. Meine Kollegen erkannten die Zeichen der Zeit und gingen, so dass am Ende nur noch ich selbst und ein Laborant übrig waren. Und dann hieß es: Wenn Ihre Finanzierung nicht verlängert wird, können wir Ihr Gehalt nicht bezahlen. Sie müssen gehen. Ich weiß noch, dass ich einen Anruf vom PR-Leiter der Klinik erhielt, der mir befahl, meinen Mund zu halten. Er sagte, er wolle nicht, dass der Name McCully je wieder mit der Harvard University *oder dem* Massachussetts General Hospital *in Verbindung gebracht würde.*

Meiner Frau sagte ich damals, dass meine Theorie gar nicht falsch sein könne. Denn wenn sie Unsinn wäre, würde sie niemanden stören. Sie musste für irgendjemanden eine Bedrohung darstellen oder es musste andere wichtige Gründe für diese Schikanen geben, die ich nicht verstand.

Kilmer S. McCully [zit. Georget 2016]

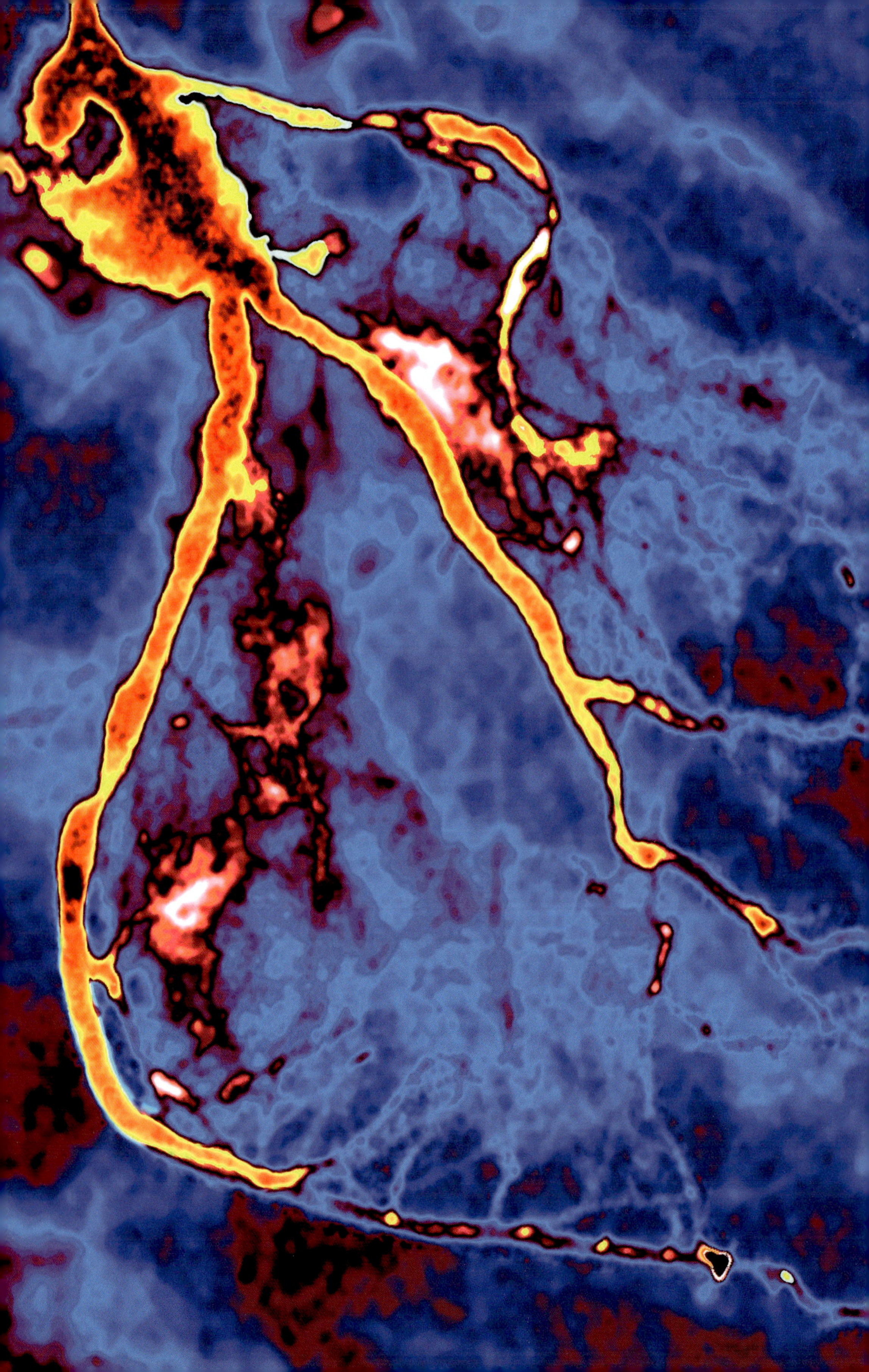

WURZEL ALLEN ÜBELS: ARTERIOSKLEROSE

In der Homocystein-Theorie wird die zugrunde liegende Ursache der Erkrankung [Arteriosklerose] als ein Ungleichgewicht zwischen der Aufnahme von Methionin und der Vitamine B6, B12 und Folsäure mit der Nahrung interpretiert. Die Vitamine sind zum Schutz vor Homocysteinanhäufung in Zellen und Geweben nötig. Die besondere Herausforderung für eine neue Theorie der Arteriosklerose, die auf der medizinischen Entdeckung der Verbindung zwischen Homocystein und Arteriosklerose basiert, besteht darin, die neuen Erkenntnisse in die ungeheure Menge an Wissen über Fett und Cholesterin aus den letzten 80 Jahren zu integrieren. [McCully 1999]

Alles könnte so einfach sein: Fett aus tierischer Nahrung enthält Cholesterin, das im Blut Arteriosklerose, Herzinfarkt und Schlaganfall verursacht. Jeder versteht das. Und weil es jeder versteht, lässt sich damit reichlich Profit machen – seit mehr als 50 Jahren.

Verschwiegen, verdrängt, verleugnet und ignoriert wird die Tatsache, dass bereits die erste Studie des amerikanischen Arztes Ancel Keys (1958), aus der die Fett-Cholesterin-Theorie abgeleitet wurde, manipuliert war. Es folgten unzählige weitere Studien, die ins selbe Horn stießen: Cholesterin verursacht Herzinfarkt & Co. Ach ja?

Millionen Menschen haben das geglaubt und glauben es noch heute. Hat es etwas gebracht? Mitnichten. Weder Cholesterinsenker noch fettarme Nahrungsmittel (Light-Produkte) haben die Sterblichkeit an Herz-Kreislauf-Erkrankungen nachhaltig beeinflussen können. Wer die eigene Gesundheit im Blick hat, tut gut daran, kritische Stimmen ernst zu nehmen.

Wer begründete Zweifel an der Fett-Cholesterin(-Arteriosklerose)-Hypothese hat oder sich kritisch dazu äußert, muss mit Jobverlust und Ächtung rechnen. Das traf den Strophanthin-Pionier Berthold Kern, der Energie- und Sauerstoffmangel in der Herzmuskulatur als Infarktursachen ausmachte [Kern 1969], ebenso wie Kilmer McCully, der Homocystein als Ursache der Arteriosklerose identifizierte. [McCully 1969] Noch immer beherrschen Cholesterinsenker den Markt für Herz-Kreislauf-Medikamente – auch wenn vermehrt kritische Stimmen zu hören sind und ein Umdenken, sowohl in Fachkreisen als auch bei Betroffenen, längst begonnen hat.

Engstellen in Herzkranzgefäßen (Koronarangiographie)

Arteriosklerose-Theorien

Infektionstheorie Arteriosklerose wird durch Infektionen verursacht. [Osler 1908]

Fett-Cholesterin-Theorie Arteriosklerose wird durch Cholesterin verursacht. [Keys 1958]

Homocystein-Theorie Arteriosklerose wird durch Homocystein verursacht. [McCully 1969]

Endothel-Entzündungs-Theorie Arteriosklerose wird durch Gefäßentzündungen verursacht (*response to injury*). [Ross 1999]

Risikofaktoren-Theorie Arteriosklerose wird durch ungesunden Lebensstil verursacht (Rauchen, Stress, Übergewicht, ungesunde Ernährung, Bewegungsmangel). [ACC/AHA 2017]

Es ist einfach zu behaupten, aber schwierig, vielleicht gar unmöglich zu beweisen, dass Cholesterin im Blut die „wahre“ Ursache von Arteriosklerose ist. Dennoch predigt das Medizin-Establishment „seine“ Wahrheit. Wie Arteriosklerose genau entsteht, ist unklar. Wahrscheinlich sind viele Faktoren und Ursachen am krankhaften Geschehen beteiligt: Homocystein, Cholesterin, Entzündungen, Infektionen, Lebensstilfaktoren, Veranlagung und, und, und … Die Sache ist einigermaßen kompliziert. Arteriosklerose ist eine komplexe Erkrankung. Es gibt keine einfachen Antworten.

Tödliches Problem: Herz-Kreislauf-Krankheiten

„Es ist eine alarmierende Bedrohung der globalen Gesundheit. Die Herz-Kreislauf-Sterblichkeit von wohlhabenden Bevölkerungen nimmt nicht weiter ab. Auch in Bevölkerungen mit niedrigen und mittleren Einkommen werden mehr Herz-Kreislauf-Tote beobachtet.“ Dr. Gregory Roth, ein Kardiologe aus Washington, stellte bei seinen Untersuchungen fest, dass jeder dritte Todesfall weltweit auf das Konto von Herz-Kreislauf-Erkrankungen geht, inklusive Herzinfarkt und Schlaganfall. [Roth 2017]

2015 lebten global mehr als 400 Millionen Menschen mit Herz-Kreislauf-Erkrankungen, und 18 Millionen starben daran. Von 1990 bis 2015 verringerte sich die Sterblichkeit um etwa ein Drittel (siehe Abb.: nächste Seite oben). Die sinkende Sterblichkeit betraf vor allem wohlhabende Bevölkerungen. Valentin Fuster, der Herausgeber des Fachjournals *American College of Cardiology,* beklagt folgerichtig, dass „Medizin sehr teuer ist, dass zu wenig in die Gesundheitsaufklärung der jungen Generationen investiert wird, was eine preiswerte Vorbeugungsmethode wäre. Stattdessen investieren wir nur in die Behandlung fortgeschrittener Krankheitsstadien." An der *Global Burden of Disease* (GBD)-Studie waren 2300 Forscher aus 133 Nationen beteiligt. [Roth 2017]

Herz-Kreislauf-Erkrankungen stehen ganz oben auf der Liste der führenden Todesursachen in Industriestaaten. Dafür ist auch die seit den 1970/80er -Jahren massiv beworbene Fett-Cholesterin-Theorie verantwortlich. Man erklärte damals Cholesterin zum „Bösewicht Nummer eins": Cholesterin verursacht Arteriosklerose (Atherosklerose) – eine bis heute unbewiesene Behauptung! Infolgedessen haben Millionen Menschen jahrzehntelang Lipidsenker (Fibrate, Statine u. a.) geschluckt und tun es noch heute.

Und das Ergebnis? Die Herz-Kreislauf-Sterblichkeit ist immer noch hoch und hat sich in den letzten Jahrzehnten nur marginal günstig entwickelt. Was zudem gerne verschwiegen wird: Nebenwirkungen von Cholesterinsenkern wie Statinen, etwa auf Hirnfunktionen, zeigen sich erst Jahre später. Die geballte Marktmacht von Medizin-, Wissenschafts- und Herstellerinteressen sorgt weiterhin dafür, dass uns Cholesterinsenker fragwürdigen Nutzens erhalten bleiben.

Erkenntnisse aus Studien der vergangenen 40 Jahre belegen unmissverständlich, dass Cholesterin keineswegs „böse" ist, sondern bestenfalls ein „Risikomarker". Auf Lebensstilfaktoren wie Stress, Rauchen, Bluthochdruck, Diabetes, ungesunde Ernährung und Bewegungsmangel – nicht zu vergessen hohe Homocysteinspiegel im Blut – sollten wir unsere Aufmerksamkeit richten, um die Wurzel allen Übels besser in den Griff zu bekommen.

Homocystein ist eine Aminosäure und ein Stoffwechselprodukt, das für elementare Zellfunktionen große Bedeutung hat. Homocystein hat im Blut nichts zu suchen und ist mittlerweile ein anerkannter Risikofaktor der Arteriosklerose (siehe S. 143). Die häufigste Ursache für hohe Homocysteinspiegel ist der Mangel an B-Vitaminen, insbesondere Vitamin B12, B6 und Folsäure.

Trendwende?

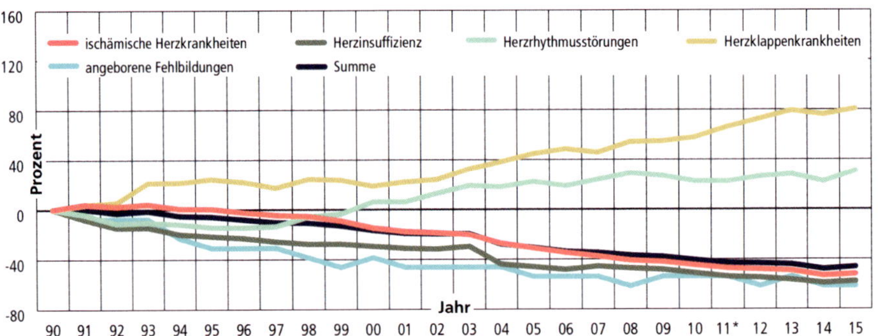

Entwicklung der Sterblichkeit bei Herzkrankheiten seit 1990: Mit Ausnahme von Herzklappenerkrankungen und Herzrhythmusstörungen ist die Sterblichkeit gesunken. Stand der Dinge im Vergleich zu Vorjahren [Deutsche Herzstiftung 2017]:

„Die Häufigkeit der koronaren Herzkrankheit [ischämische Herzkrankheiten, rote Linie] scheint unverändert, die Erkrankungszahlen bei der Herzinsuffizienz nehmen weiter zu."

Herz-Kreislauf-Erkrankungen bleiben die häufigste Todesursache in Deutschland. Die seit den 1980er-Jahren empfohlenen Therapien haben langfristig keine dramatische Verbesserung gebracht.

Zeitreise: Arteriosklerose

Die Arteriosklerose ist keineswegs eine „neue" Errungenschaft, was Erkrankungen des Menschen betrifft. Sie ist aber seit geraumer Zeit unangefochten die Nummer eins der Todesursachen in Industriestaaten.

• Autopsiestudien von Mumien seit 1852 sowie die moderne CT-Bildgebung führten übereinstimmend zum Nachweis von Arteriosklerose in verschiedenen prähistorischen/antiken Kulturen für einen Zeitraum von mehr als 5000 Jahren: Ägypten, Peru, Nordamerika, den Aleuten und Europa.

• Der älteste bekannte Arteriosklerose-„Patient" ist „Ötzi", der Südtiroler Mann aus dem Eis. Zu den prähistorischen Risikofaktoren für Arteriosklerose zählen Infektionen, chronische Entzündungen, Rauchinhalation, Ernährung, sozialer Stress und noch unbekannte Faktoren. Die aktuelle Forschung geht von einer starken Gen-Umwelt-Wechselwirkung aus: Menschliche Gene machen (mit zunehmendem Lebensalter) anfällig für Arteriosklerose; die Umwelt bestimmt, wann und ob es tatsächlich zur Erkrankung kommt. [Thomas 2014, Thompson 2014, Clarke 2014a]

• Im 16. Jahrhundert beschrieb der Anatom Andreas Vesalius (1514–1564) abnorme Befunde an der Aorta und Arterienästen bei Obduktionen von Verstorbenen in Venedig und Padua.

• Im 18. Jahrhundert berichtete der Schweizer Naturforscher Albrecht von Haller (1708–1777) über eine „Verkalkung des Herzens" bei einem 20-jährigen Patienten. Der italienische Anatom und Pathologe Giovanni Battista Morgagni (1682–1771) präsentierte Fälle von „kalkbedingter Stenose der Aortenklappe" und „Koronarsklerose". [Willius 1941]

• Im 19. Jahrhundert befassten sich vor allem die Pathologen Carl von Rokitansky (1804–1878) und Rudof Virchow (1821–1902) mit der Arteriosklerose. Rokitansky vermutete, dass Blutbestandteile an der inneren Oberfläche von Arterien einen Belag bilden. [Rokitansky 1851] Virchow erklärt Arteriosklerose so: Zunächst degeneriert die Arterienwand, und schleimartige Stoffe werden abgelagert. Anschließend durchdringen Fettstoffe aus dem Blut die Gefäßwand, sammeln sich in der inneren Gefäßschicht und bilden griesartig gefüllte Atherome. Die Verhärtung der Arterie wird durch Fasergewebe und Kalksalze verursacht. [Virchow 1862]

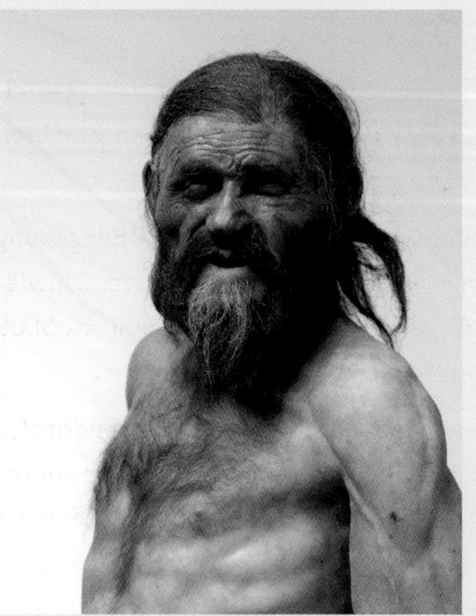

Forscher der Europäischen Akademie Bozen (EURAC) fanden 2012 heraus, dass Ötzi, der vor 5000 Jahren lebte – eine genetische Veranlagung für Herz-Kreislauf-Erkrankungen hatte. Darüber hinaus waren arteriosklerotische Gefäßveränderungen nachweisbar.

• Der Pathologe Ludwig Aschoff (1866–1942) fand zu Beginn des 20. Jahrhunderts Cholesterin in Geschwulsten (Atheromen). Die russischen Ärzte Ignatovsky (1909) sowie Anitschkov und Chalatov (1913) erzeugten tierexperimentell Arteriosklerose durch Verfütterung von tierischem Eiweiß oder reinem Cholesterin an Kaninchen. Der US-amerikanische Forscher Harry Newburgh beobachtete bei ansteigender Dosis von verfüttertem tierischen Eiweiß zunehmend schwere arteriosklerotische Veränderungen an Kaninchenarterien. [Newburgh 1925]

• Methionin/Homocystein: Der New Yorker Bakteriologe J. Howard Mueller entdeckte die Aminosäure Methionin. [Mueller 1922] Der US-amerikanische Biochemiker Vincent du Vigneaud (1901–1978) beschrieb erstmals Homocystein als Demethylierungsprodukt von Methionin. [Butz 1932]

• Die Forscher Landé und Sperry fanden heraus, dass normale Menschen mit niedrigen Cholesterinspiegeln vergleichbar häufig von Arteriosklerose betroffen sind wie Menschen mit hohen Cholesterinspiegeln. [Landé 1936]

• Vitamin B6: Mangel verursacht tierexperimentell Arteriosklerose. [Rinehart 1949, Rosenberg 2012b] B6-Supplementierung machte tierexperimentell Arteriosklerose rückgängig. [Kuzuya 1977]

• Arteriosklerose-Theorien: Infektions-Theorie [Osler 1908], Fett-Cholesterin-Theorie [Keys 1958], Homocystein-Theorie [McCully 1969], Endothel-Entzündungs-Theorie [Ross 1999].

Was ist Arteriosklerose?

Der Begriff Arteriosklerose (von gr. *artería* „Ader“ und *sklerós* „hart“) kennzeichnet eine „Verhärtung“ von Schlagadern (Arterien), wodurch die Blutgefäße zunehmend unelastisch werden und versteifen, im Volksmund „Arterienverkalkung“. In der Folge verdicken sich die Arterienwände, Fett- und Faserstoffe sammeln sich an, das Risiko für Blutgerinnselbildung (Thrombose) steigt und die Gefäßöffnung verengt sich. Es kann dann leicht zu Gefäßverschlüssen und Beschwerden kommen: Brustenge (Angina pectoris), koronare Herzkrankheit (KHK), Herzinfarkt, Schlaganfall und plötzlicher Herztod.

Arteriosklerose kann überall im Körper Probleme verursachen. Sie ist eine systemische und chronische Erkrankung. Sie entwickelt sich langsam über Jahrzehnte. Die wahren Ursachen sind unklar.

Pathologische Mechanismen

Die Forschung entdeckte verschiedene krankhafte (pathologische) Veränderungen am arteriellen Gefäßsystem, die für Arteriosklerose typisch sind.

Endotheliale Dysfunktion Es kommt zu Fehlfunktionen der Zellschicht, die die innere Oberfläche von Arterien bildet (Endothel). Diese innere Zellschicht wird „aktiviert“. Es gibt zahlreiche Auslöser einer solchen Aktivierung. Es kann dann zu Störungen der Blutgerinnung, des Blutflusses, von Immunfunktionen und vielen anderen biologischen Veränderungen kommen.

Fettstreifen Liegen die endothelialien Fehlfunktionen permanent vor, bilden sich dünne gelbliche Streifen auf der Innenfläche größerer Arterien. Mikroskopisch entdeckt man winzige Cholesterintröpfchen („Schaumzellen“).

Stabile Plaques Die Fettstreifen enthalten reichlich Schaumzellen. Sterben diese ab, gelangt im fortgeschrittenen Stadium Cholesterin in umgebendes Gewebe, was Einblutung und Schädigung verursacht. Kapillargefäße sprossen aus. Schließlich wird der Gefäßschaden durch Fettablagerung im Verbund mit Muskelzellen und Bindegewebe als stabile Plaque verkapselt (fr. *plaque* = Platte, Fleck, Schild). Je weiter die „Stabilisierung“ der Plaque fortschreitet, umso stärker verengt sich die Arterienöffnung. Am Herzen wird dies beispielsweise durch Brustengeattacken bemerkbar, wenn Herzkranzgefäße betroffen sind (Angina pectoris).

Instabile Plaques Wie eine solche Plaque entsteht, ist umstritten: Verursacht ein Blutgerinnsel die Plaque oder ist das Blutgerinnsel Folge der Plaquebildung? Man weiß aber, dass die aufbrechende Plaque in jedem Fall zum Blutgerinnsel führt. Reißt die dünne Gefäßhaut der Plaque ein, ist Gefahr im Verzug – für Herz und im Hirn.

Heute sind fast alle Wissenschaftler und Mediziner davon überzeugt, dass Entzündungsvorgänge im arteriellen Gefäßsystem für die Entstehung der Arteriosklerose zentrale Bedeutung haben.

Biologische Mechanismen

Es gibt zahlreiche biologische Prozesse, die an der Entstehung und am Fortschreiten der Arteriosklerose beteiligt sind.

Blutgefäße (Endothel) Überwiegen oxidative Kräfte (freie Radikale), weil es an Antioxidantien oder der Aktivierung von Antioxidantien mangelt, drohen Zellschädigung, beschleunigte Zellalterung und Zelltod. B-Vitaminmangel hemmt beispielsweise das Wachstum und die Regeneration von Endothelzellen. Fehlt es am Gefäßfaktor Stickstoffmonoxid (NO), der an der Regulierung der Blutgefäßdynamik (Erweiterung/Verengung) beteiligt ist, reagiert das Blutgefäß zunehmend unelastisch („Verhärtung"). Solche Bedingungen erhöhen die Gerinnungsneigung. Faktoren der Gerinnungshemmung sind abgeschwächt und die Anfälligkeit für Thrombosen nimmt zu. Tendenziell ist das Blutgefäß für Entzündungsprozesse disponiert: Weiße Blutzellen (Leukozyten) wandern ein und heften sich an die betroffene Gefäßwand an.

Blutfettstoffe (Lipide) Im Blut vorhandene Fettstoffe wie LDL-Cholesterin werden oxidiert und von Leukozyten aufgenommen (siehe S. 39). Das fördert die Bildung von Schaumzellen. Zudem wird Lipoprotein (a) gebunden, was zur Arteriosklerose beiträgt (siehe S. 52).

Weiße Blutzellen (Leukozyten) Durch zahlreiche Signalstoffe, die als Entzündungsalarm aufgefasst werden, sammeln sich Abwehrzellen an Gefäßläsionen an. Die Fressneigung (Phagozytose) der Abwehrzellen nimmt zu. Darüber hinaus produzieren weiße Blutzellen vermehrt gerinnungsaktive Stoffe.

Blutplättchen (Thrombozyten) Im weitgehend von Entzündung und oxidativem Stress geprägten Umfeld im Blutgefäß erhöht sich die Verklumpungsneigung von Blutplättchen: Thtrombosegefahr!

Glatte Muskelzellen Oxidativer Stress regt auch die Vermehrung von Gefäßmuskelzellen an.

Bindegewebe (Fibrosierung) Die Bildung von Kollagen wird durch Enzyme aktiviert. Das begünstigt einen faserigen Gewebeaufbau (Fibrosierung).

Alles zusammen verursacht eine Störung der elastischen Blutgefäßschicht. Die Gefäßsteifigkeit nimmt zu („Verhärtung").

Rätselhafte Ursachen: Drei Theorien

Die wahren Ursachen der Arteriosklerose kennt niemand. Bestenfalls kennt man Faktoren und Indikatoren, die auf ein erhöhtes Risiko für Arteriosklerose hinweisen. Es gibt aber mehrere Theorien zur Entstehung. Eine der plausibelsten Hypothesen ist die Homocystein-Theorie. Keine Theorie allein kann den Entstehungsprozess der Arteriosklerose überzeugend und erschöpfend beschreiben. Benutzt man Aspekte aller Theorien zur Erklärung, bekommt man eine gute Vorstellung davon, wie komplex die Erkrankung ist. In jedem Fall gehört Homocystein zu den Hauptverdächtigen.

Die Fett-Cholesterin-Theorie

Es begann damit, dass sich der russische Arzt M. A. Ignatovsky 1908 gefragt hatte, warum Arteriosklerose so häufig Angehörige der reichen Oberschicht betraf, die sich Fleisch, Butter, Eier und Milch leisten konnten. Also fütterte er monatelang Kaninchen ausschließlich mit tierischem Protein. Der Haken: Kaninchen sind von Natur aus Vegetarier! Bei den Versuchstieren bildeten sich Verhärtungen und Plaques in Arterien und in der Aorta, wie bei Ignatovskys Patienten. Er schlussfolgerte, dass tierisches Protein und Fett Arteriosklerose verursachen. [Ignatovsky 1908/1909]

1913 führten zwei junge Ärzte, Nikolai Anitschkov und S. Chalatov ähnliche Versuche mit Kaninchen durch: Sie verfütterten Cholesterin in Reinform und beobachteten Monate später arteriosklerotische Veränderungen. In Gefäßwänden und Organen (z. B. Leber) waren reichlich Fett und Cholesterinkristalle zu finden. Die Forscher kamen zu dem Schluss, dass das in Fleisch und Eiern enthaltene Cholesterin Arteriosklerose verursacht. [Anitschkov 1913] Solche experimentellen Befunde treffen selbstverständlich nicht 1:1 auf den Menschen zu. Immerhin hatte man aber erstmals einen vermutlich nahrungsbedingten Risikofaktor entdeckt.

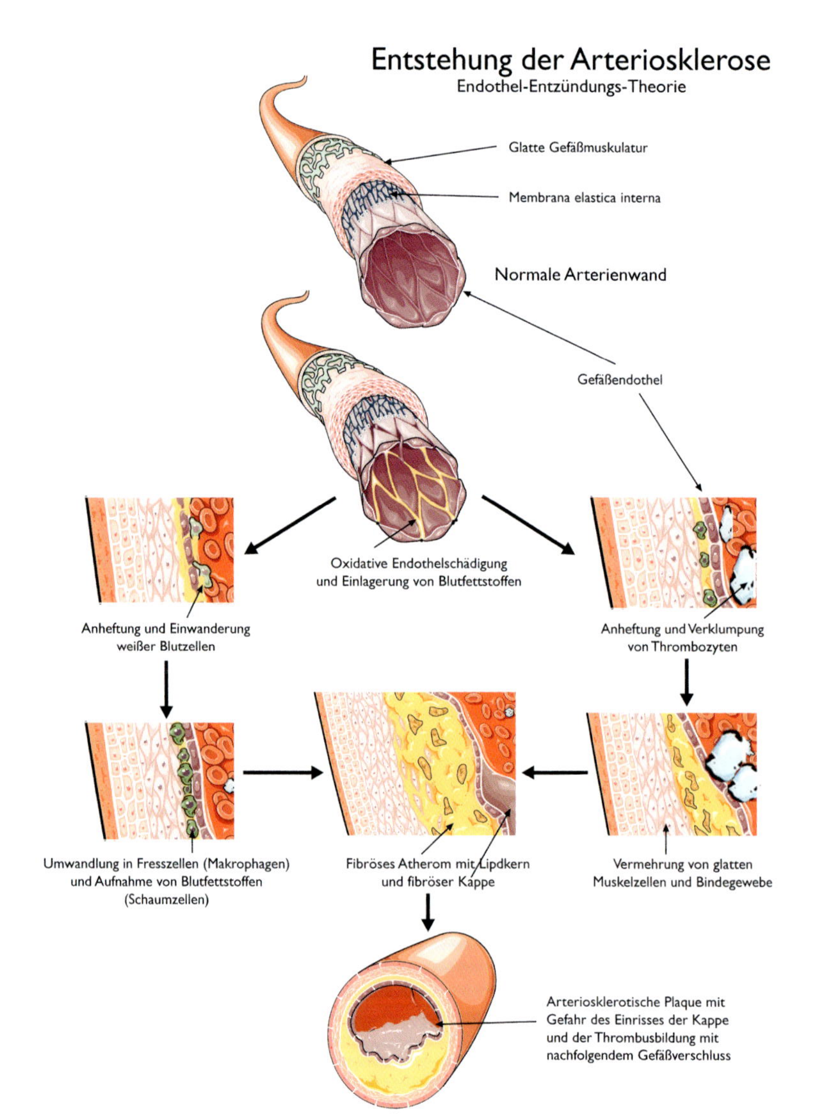

Arteriosklerose: Endothel-Entzündungstheorie

Entstehung arteriosklerotischer Veränderungen durch Entzündungsprozesse am Gefäßendothel, die bei fortschreitender Erkrankung durch Blutfettstoffe und die Verklumpung von Blutplättchen (Thrombozyten) sowie Einwanderung von weißen Blutzellen aktiviert werden. Hat sich ein fetthaltiger Kern mit faseriger Kappe gebildet (Plaque), verengt sich das Blutgefäß. Das Risiko für den Einriss der Plaque (Fibroatherom) und für Thrombosen nimmt zu. [nach Ross 1999, Till 2013, Wormer 2017a]

Ein „Meilenstein" der Fett-Cholesterin-Theorie stammt von dem US-amerikanischen Physiologen Ancel Keys. Er war davon überzeugt, dass fettreiche Nahrungsmittel die Wurzel allen Übels sind. Keys präsentierte ein Diagramm, das die lineare Beziehung zwischen dem Fettverzehr und der Sterblichkeit an koronarer Herzkrankheit (KHK) in sechs Ländern belegen sollte: je höher der Fettverzehr, desto mehr KHK-Tote. [Keys 1953] Der Trick: Er hatte einfach Daten aus 16 weiteren Ländern unterschlagen, die sein schönes Diagramm verdorben hätten. Keine saubere Wissenschaft! Keys Halbwahrheiten lösten den Cholesterinsenkerboom aus und werden noch heute von den Parteigängern der Fett-Cholesterin-Theorie munter weiter verbreitet.

Befürworter der Theorie behaupten, dass die endotheliale Fehlfunktion von hohen LDL-Cholesterinspiegeln im Blut verursacht wird. Sie behaupten auch, dass LDL-Cholesterin (siehe S. 44) durch die Gefäßwand hindurchtritt. Tatsache ist, dass LDL Gefäßwände normalerweise nicht überwindet. Für den Transport von LDL in Arterienwände gibt es spezielle Mechanismen.

Es überrascht nicht, dass die Analyse von 19 Studien (68 094 Teilnehmer; > 60 Jahre) keine oder eine umgekehrte Beziehung von LDL-Cholesterin zur Sterblichkeit jeder Ursache und zur Herz-Kreislauf-Sterblichkeit fand. Auf Deutsch: LDL-Cholesterin beeinflusst die Sterblichkeit an Arteriosklerose nicht! Das widerspricht der Fett-Cholesterin-Theorie. [Ravnskov 2016]

Fettstreifen in Arterien gelten als Frühstadium der Arteriosklerose. Alle Menschen tragen solche Fettstreifen mit sich herum – Neugeborene, junge Erwachsene und ältere Menschen. Viele Fettstreifen treten nur vorübergehend auf und verschwinden wieder. Außerdem findet man sie nicht immer exakt dort, wo später gefährliche Ablagerungen an den Blutgefäßwänden gefunden werden, beispielsweise arteriosklerotische Plaques. Offenbar handelt es sich um ein völlig normales Phänomen. [Ravsnkov 2011] Warum sich manche Fettstreifen zu Plaques entwickeln, wissen wir nicht.

Die Verfechter der Fett-Cholesterin-Theorie müssen sich auch fragen lassen, warum bei vielen Patienten keine höheren LDL-Cholesterinwerte als bei gesunden Menschen zu finden sind. Bislang ist keine Beziehung zwischen der Höhe des LDL-Cholesterinwerts und der Endothelfunktion zweifelsfrei belegt. Dass es diesen Zusammenhang **nicht** gibt, zeigte eine Studie des renommierten *National Heart, Lung and Blood Institute* (NHLBI): Frauen mit nachgewiesener Endothelfehlfunktion zeigten keine signifikanten Veränderungen von LDL und anderen Blutfettwerten im Vergleich zu Frauen mit normaler Endothelfunktion. [Reis 2001]

Die Infektionstheorie

Eine Gegenposition ist die Behauptung, dass Arteriosklerose ein entzündlicher Prozess ist, der von Mikroorganismen und ihren giftigen Absonderungen ausgelöst wird. Hinweise darauf stammen bereits aus dem Jahr 1903. Ein russischer Pathologe hatte damals Fettstreifen in großen Gefäßen von Kindern und Jugendlichen gefunden, die Infektionskrankheiten zum Opfer gefallen waren. Es scheint, dass vor allem die Dauer der Erkrankung für eine spätere Arteriosklerose von Bedeutung ist.

Anfang des 20. Jahrhunderts beschrieb der britische Internist und Pathologe William Osler die instabile Plaque als eine Art „atherosklerotische Pustel" – vergleichbar mit der (bakteriellen infektiösen) Eiterbeule. [Osler 1908]

Infektionskrankheiten sind ein Risikofaktor für Herzinfarkt und Schlaganfall. Das wurde häufig beobachtet: 20 bis 50 Prozent der Patienten hatten kurz vor Beginn von krankhaften Ereignissen (Herzinfarkt, Schlaganfall) Infektionen durchgemacht. Am häufigsten waren es Atemwegsinfektionen, aber auch Tuberkulose, Sepsis, HIV, Masern, Blasenentzündungen oder vereiterte Zähne. [Smeeth 2004]

Wenig bekannt ist die Tatsache, dass Fettpartikel (Lipoproteine) eine wesentliche Komponente des Immunsystems sind. Zu den guten Eigenschaften von LDL-Cholesterin gehört, dass es 90 Prozent des Bakteriengifts von Staphylokokken inaktivieren und binden kann: Wenn Blutfettstoffe Viren und Bakterienbestandteile als Konglomerate an Gefäßwänden binden, können sie leichter durch Fresszellen (Makrophagen) unschädlich gemacht werden. [Bhakdi 1983]

Sehr wahrscheinlich schafft es LDL nicht durch die Gefäßwand zu Endothelzellen, sondern wird über die gefäßeigene Blutversorgung dorthin gebracht. Cholesterin wird erst verändert (oxidiert), wenn es von Fresszellen aufgenommen wurde – nicht vorher. [Suits 1989] Da sich der Cholesteringehalt in Fettstreifen, fibrösen Plaques und normalem Arteriengewebe nicht unterscheidet, gibt es vermutlich einen Regelkreis für den Cholesterinstoffwechsel: Oxidiertes Cholesterin in Fresszellen wird recycelt und als HDL-Cholesterin zur weiteren Verwendung zur Leber geschickt. Cholesterinoxidation ist ein reversibler Prozess. [Kruth 2001]

Vieles spricht dafür, dass die einrissgefährdete Plaque in einer Schlagader eine Art „Minifurunkel" ist. Bakterien besiedeln abgestorbenes Gewebe und der Körper schützt sich durch Abkapselung des betroffenen Bezirks vor Giftstoffen. Tatsächlich weist die Zahl der weißen Blutkörperchen (Leukozyten) als Entzündungs- und Abwehrmarker auf das Herzrisiko hin. In instabilen Plaques hat man typische Furunkelinhalte gefunden. [Naruko 2002] Platzt das Gebilde, schützt sich der Körper durch Gerinnselbildung – und löst mitunter den Infarkt aus.

Darüber hinaus ähneln die Symptome des Herzinfarkts den Symptomen von Infektionskrankheiten: leichtes Fieber, Schüttelfrost, Schweißneigung. Man hat in Plaques DNA-Fragmente von mehr als 50 verschiedenen Bakterienstämmen gefunden. Im Durchschnitt tummeln sich in solchen Plaques 12 verschiedene Bakterienarten. [Ott 2006]

Vermutlich sind die Cholesterinwerte nur zweitrangige Indikatoren für die noch unbekannten Ursachen der Arteriosklerose. Die größte Gefahr für Herz und Gefäße droht von biologischen Stressoren (freie Radikale) und psychischen Belastungen, die immer mit Entzündungsprozessen verbunden sind.

Die Homocystein-Theorie

Da es den Dogmatikern der Fett-Cholesterin-Theorie nicht gelang, eine schlüssige und überzeugende Erklärung der Entstehung von Arteriosklerose vorzulegen, suchten Forscher weltweit nach anderen Ursachen. Zu den Pionieren auf diesem Gebiet zählt der US-amerikanische Pathologe Kilmer S. McCully.

Homocystein ist eine natürlich vorkommende Aminosäure, die aber nicht zum Aufbau von Proteinen benutzt wird (siehe S. 78). Sie ist ein Zwischenprodukt der zellulären Verstoffwechselung der essenziellen Aminosäure Methionin, die in Nahrungsmitteln vorkommt. Methionin steckt in sehr vielen Lebensmitteln, tierischen und pflanzlichen Ursprungs. Vor allem Fleisch, Fisch, Käse, Sojabohnen, Nüsse, Getreide und bestimmte Gemüse enthalten reichlich Methionin.

Methionin wurde 1922 erstmals beschrieben. Es ist eine wichtige Quelle für Methylgruppen (CH_3), die im Körper für viele lebenswichtige Funktionen gebraucht werden: DNA-Funktionen, Neurotransmitter, Hormone u. a. Homocystein entsteht durch Demethylierung von Methionin und kann unter Mitwirkung von Folsäure und Vitamin B12 wieder zu Methionin „recycelt“ (remethyliert) werden. Homocystein als Demethylierungsprodukt von Methionin wurde in den 1930er-Jahren beschrieben. [Butz 1932] Im Blut zirkulieren normalerweise nur geringe Mengen Homocystein – im Urin von Gesunden fehlt Homocystein gänzlich.

1969 fiel erstmals eine Erkrankung auf, die durch einen Remethylierungsdefekt verursacht wurde. Bei einem zwei Monate alten Kind hatte ein fehlerhaftes Enzym (Methioninsynthase-Mangel) zum massenhaften Anfall von Homocystein im Blut und Urin geführt. Eine tödliche Vitamin-B12-Stoffwechselstörung. McCully führte die Obduktion durch und verglich die Befunde mit ähnlichen Befunden eines Kindes, das wegen eines anderen Enzymdefekts (Cystathionin-β-Synthase (CBS)-Mangel) verstorben war. Bei beiden Kindern fand McCully arteriosklerosеartige Gefäßschäden (Gefäßverengung, Plaques u. a.). Somit hatten zwei verschiedene Erkrankungen zu identischen Gefäßveränderungen geführt. Das gemeinsame Merkmal: auffallend viel Homocystein im Blut (Hyperhomocysteinämie). [McCully 1969]

McCully schloss daraus, dass erhöhte Homocysteinspiegel schon frühzeitig Gefäßschäden verursachen und als Risikofaktor für Arteriosklerose und Herz-Kreislauf-Erkrankungen in Frage kommen. Da die Gefäßschäden bei Kindern mit angeborenem Stoffwechseldefekt plus Hyperhomocysteinämie der Arteriosklerose bei Erwachsenen glichen, formulierte McCully die Homocystein-Theorie. [McCully 1975]

Zu dieser Zeit beherrschte das Dogma der Fett-Cholesterin-Theorie die Öffentlichkeit und die Medizin. Fettarme Produkte und Cholesterinsenker als Heilsbringer bestimmten die Szene. Eine Arteriosklerosetheorie, die davon ausging, dass die Anfälligkeit für Arteriosklerose und Herz-Kreislauf-Krankheiten mit einfachen Mitteln wirksam gesenkt werden kann, missfiel der Cholesteringemeinde. Durch einen gesunden Lebensstil, gesunde Ernährung und B-Vitamine Herzinfarkt & Co. verhindern?

Folgerichtig wurde die Homocystein-Theorie ignoriert, angegriffen und verdrängt. Dies trug dazu bei, dass Homocystein noch heute massiv unterschätzt wird. Weder Ärzte noch die Öffentlichkeit sind heute über die „tickende Zeitbombe“ Homocystein ausreichend informiert – trotz solider Evidenz: Bislang sind mehr als 23 600 Fachartikel und Studien über Homocystein erschienen (Stand: September 2018).

Hypothese: Arteriosklerose entsteht durch Anhäufung von Homocystein im Blut, das Herz und Gefäße schädigt. Die Stoffwechselstörung kann durch Mangelernährung (B-Vitaminmangel), Genmutation, Giftwirkung, Hormone oder altersabhängig verursacht werden.

Die Homocystein-Theorie erklärt viele Phänomene der Arteriosklerose, die die Fett-Cholesterin-Theorie nicht erklären kann. Die Theorie erklärt auch, warum die für Industriestaaten typische Ernährung sowohl eine frühzeitige Erkrankung an Arteriosklerose begünstigt als auch deren Fortschreiten beschleunigt.

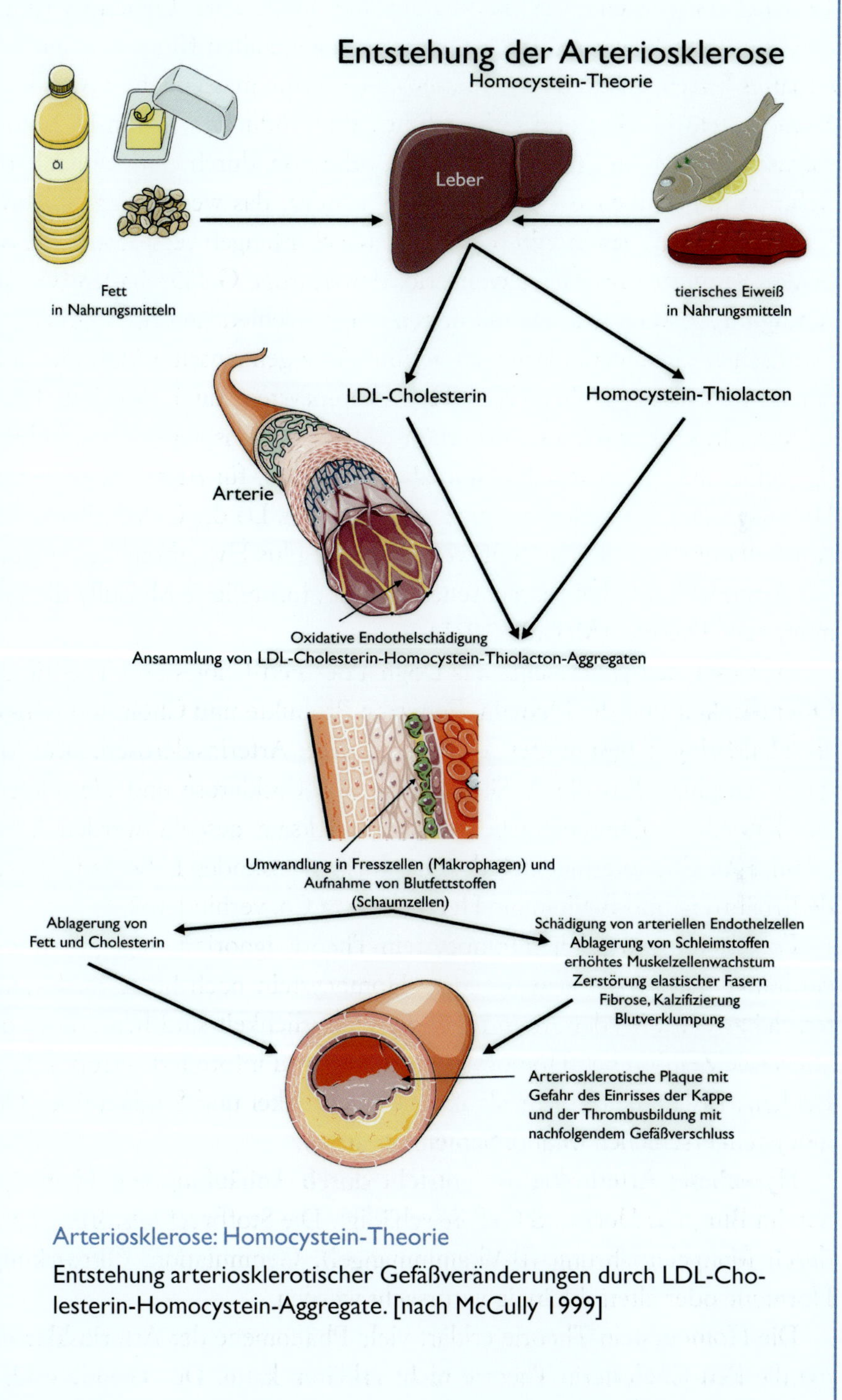

Arteriosklerose: Homocystein-Theorie

Entstehung arteriosklerotischer Gefäßveränderungen durch LDL-Cholesterin-Homocystein-Aggregate. [nach McCully 1999]

Kilmer S. McCully erklärt die Homocystein-Theorie

- *Erhöhte Homocysteinspiegel im Blut sind ein unabhängiger Risikofaktor für die koronare Herzkrankheit (KHK) und Arteriosklerose.*
- *Erhöhte Cholesterinspiegel, insbesondere LDL-Cholesterin, sind mit einem erhöhten Risiko für Arteriosklerose und KHK assoziiert.*
- *Homocystein verursacht KHK durch Schädigung der Koronararterien und Verdickung der Arterienwand, unabhängig von der Höhe des Cholesterinspiegels. Die meisten Patienten mit koronarer Herzkrankheit haben normale Cholesterinwerte im Blut.*
- *Homocystein ist an fast allen krankhaften Prozessen beteiligt, die zur Bildung arteriosklerotischer Plaques führen.*

[zit. Passwater 2018]

Kämpfernatur: Kilmer S. McCully

Kilmer S. McCully schloss sowohl das *Harvard College* im Fach Chemie (1955) als auch die *Harvard Medical School* (1959) mit Auszeichnung ab. Während seines Studiums beschäftigte er sich mit der Cholesterin-Biosynthese und dem Pregnenolon-Stoffwechsel. Anschließend arbeitete er in der Inneren Medizin am *Massachusetts General Hospital* in Boston und als Assistent für Biochemie im Labor der *National Institutes of Health*, wo er die tRNA-Struktur untersuchte. 1963 wurde er mit einem Preis der amerikanischen Krebsgesellschaft ausgezeichnet und verbrachte ein Jahr an der *Universität Glasgow*. Dort und später an der *Harvard University* waren Aminosäuren sein Arbeitsgebiet. 1965 bis 1968 arbeitete er als Pathologe am *Massachusetts General Hospital*, Boston, wo er mit dem Studium von Homocystein und Gefäßerkrankungen begann.

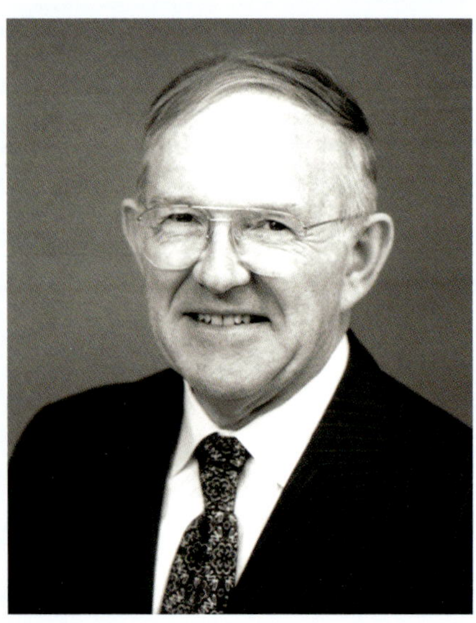

Zu dieser Zeit wurde er auf zwei Fälle von Kindern mit Homocystinurie aufmerksam. Seltene Gendefekte hatten in beiden Fällen zur abnorm hohen Ausscheidung von Homocystein im Urin geführt. Beide Kinder starben. Der pathologische Befund ergab schwere Arteriosklerose (Gefäßverengung, Verstei-

Vol. 56, No. 1 July 1969
THE AMERICAN JOURNAL OF PATHOLOGY

Vascular Pathology of Homocysteinemia: Implications for the Pathogenesis of Arteriosclerosis

Kilmer S. McCully, MD

fung von Arterien) – wie bei älteren Erwachsenen. McCully konnte zeigen, dass die Aminosäure Homocystein, wenn sie in hoher Konzentration im Blut vorhanden ist, direkt Gefäßzellen/-gewebe schädigt – eine bahnbrechende Erkenntnis. [McCully 1969]

Diese Entdeckung wurde zunächst mit Skepsis aufgenommen, widersprach sie doch der gängigen Fett-Cholesterin-Theorie. Die breite Mehrheit der Mediziner ignorierte seine Theorie komplett. Dennoch erforschten McCully, Kollegen und Studenten in *Harvard* weiter unbeirrt Homocystein und Arteriosklerose (1969–1979). 1976 griffen zwei Neurophysiologen das Thema für ein Buch auf (*Beyond Cholesterol: Vitamin B6, Arteriosclerosis and Your Heart*, 1981). Zudem berichtete die Presse (*Atlantic Monthly, Prevention, Time*) und machte die alternative Theorie bekannt. Ein „Cholesterinexperte" kommentierte im *Time-Magazine*: „Vitamin B6 … [gegen Arteriosklerose] … einzunehmen [ist] verrückt." Je mehr die Öffentlichkeit über Homocystein erfuhr, desto mehr häuften sich lautstarke Verbalattacken von prominenten Cholesterinverfechtern.

1975 erklärte der Ordinarius, dass es McCully „misslungen sei, seine Theorie zu beweisen". McCullys Vertrag wurde nicht verlängert. Er gab nicht auf und führte seine Forschung anderswo weiter. 1981 übernahm er die Pathologie am *Veterans Affairs Medical Center* in Providence. Dort beschäftigte er sich weiter mit Homocystein und Arteriosklerose, mit Krebs und degenerativen Erkrankungen.

Kilmer S. McCully ist ein Wissenschaftler im besten Sinn. Seine Forschung wies überzeugend auf die Fehler und Schwächen der Fett-Cholesterin-Theorie hin. Die Homocystein-Theorie belegt, dass Cholesterin und Fett für das Verständnis der Arteriosklerose nur eine untergeordnete Rolle spielen. Statt mit fragwürdigen Cholesterinsenkern und fettarmer Ernährung kann man sich McCully zufolge durch einen gesunden Lebensstil, B-Vitamin-Supplementierung und Kontrolle des Homocysteinwerts vor Herzinfarkt, Schlaganfall & Co. schützen.

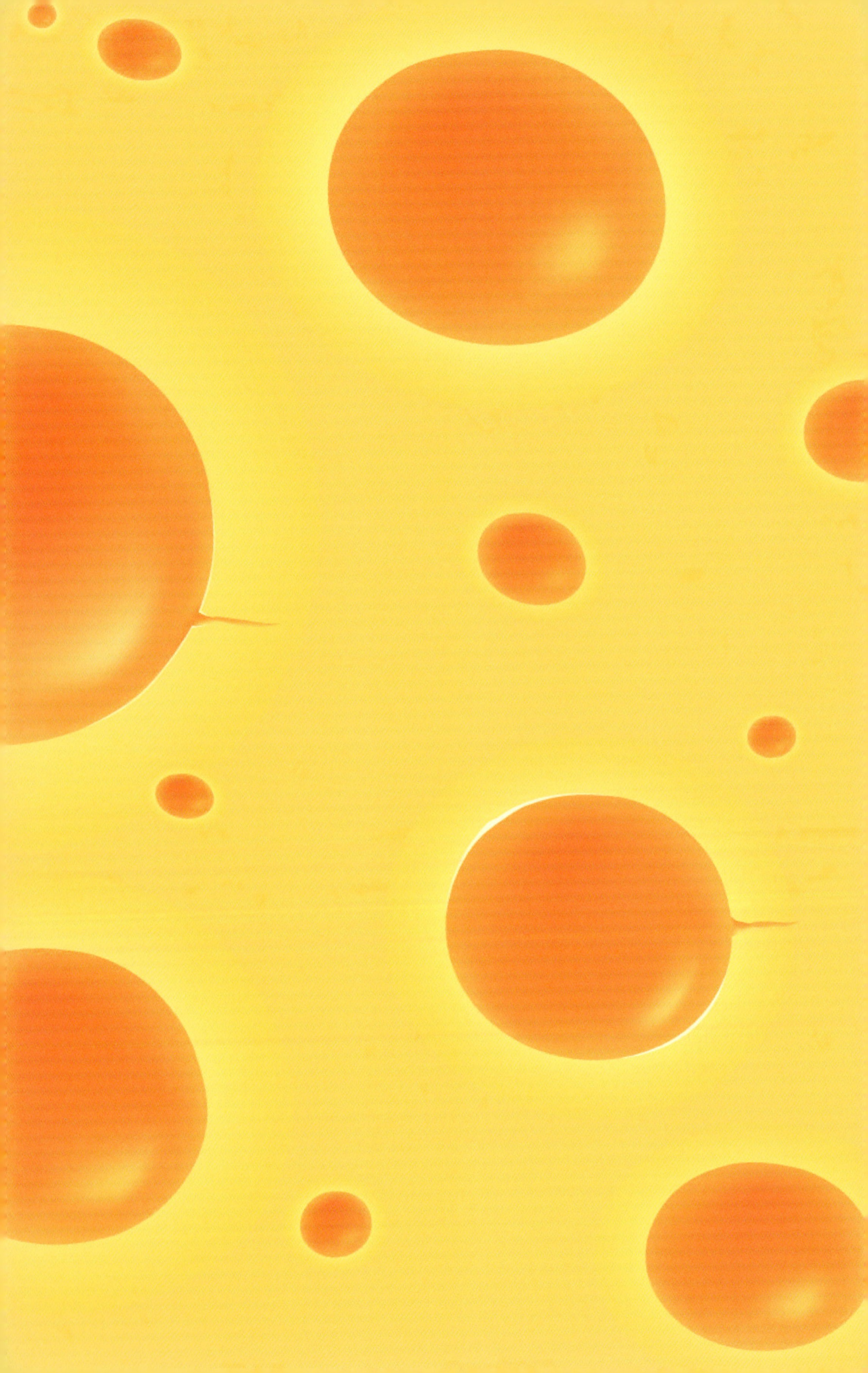

DAS GELBE VOM EI: CHOLESTERIN

Die Theorie, dass zahlreiche Herz-Kreislauf-Erkrankungen auf einen hohen Cholesterinspiegel zurückzuführen sind, ist im Lauf der letzten 50 Jahre zu einem regelrechten Dogma geworden. Nur wenige forschten in eine andere Richtung und stießen dabei auf große Widerstände seitens der Pharma- und Lebensmittelindustrie. [Georget 2016]

Freispruch erster Klasse für Cholesterin! Falls jemand behauptet, hohe Cholesterinspiegel („Normalwert" willkürlich festgelegt) seien gesundheitsschädlich und würden Arteriosklerose oder Herzinfarkt verursachen, dann wissen Sie es besser.

Tatsächlich ist kaum ein medizinisches Thema so umstritten wie Cholesterin/Fett in Nahrungsmitteln. Bekanntermaßen hängt es von Macht, Einfluss und Profit ab, was als gesund oder ungesund propagiert wird. Das, was wirklich zählt, kommt kaum zur Sprache: Ihre Gesundheit oder Krankheit.

Lassen Sie sich keine Angst machen, von der andere profitieren. Cholesterin und Fett sind lebenswichtig. Der Fettstoffwechsel wurde seit Jahrmillionen nachhaltig und hocheffizient auf die Bedürfnisse und Funktionen des menschlichen Körpers abgestimmt. Fett ist Energieträger Nummer eins. Alle Zellen und Organe brauchen Energie. Deshalb ist Ihr Cholesterinspiegel – wie hoch er auch sein mag – zunächst nichts weiter als ein Indikator Ihrer aktuell optimalen Cholesterinbalance. Korrekturen und Manipulationen des Cholesterinwerts, die angeblich Risiken mindern, sind zweifelhaft oder überflüssig oder gar gefährlich.

Der Cholesterinwert ist bestenfalls einer von vielen Risikofaktoren. Er reagiert positiv oder negativ auf gesunde oder ungesunde Verhaltensweisen. Nicht mehr und nicht weniger. Die üblichen Verdächtigen sind vielmehr Bewegungsmangel, Übergewicht, ungesunde Ernährung, Bluthochdruck und Stress sowie Rauchen und Alkohol – nicht zu vergessen: Homocystein im Blut. Wer hier Korrekturen vornimmt, wird mit einem positiven Lebensgefühl, mehr Vitalität und Lebensfreude belohnt. Der Blick auf die Cholesterinwerte bestätigt dann den Erfolg.

Wenn Sie frühzeitig Ihren Homocysteinwert im Blut bestimmen lassen und im Bedarfsfall eine Supplementierung nach Vorgabe des Homocystein-Protokolls durchführen (siehe S. 191), schützen Sie sich bestmöglich vor den Top-Killerkrankheiten unserer Zeit: Herzinfarkt, Schlaganfall und Demenz.

Fadenscheinig: Cholesterinmythos

Beim Thema Cholesterin scheiden sich die Geister. Für die einen ist ausgemacht, dass der Cholesterinwert ein Übeltäter erster Klasse ist. Er muss – koste es, was es wolle – unter einen willkürlich bestimmten Grenzwert gebracht werden. Andere plädieren dafür, den Cholesterinwert das sein zu lassen, was er ist: ein Laborwert und höchstens ein Anzeichen für gewisse Risiken. Beide Parteien führen wissenschaftliche Belege ins Feld. Allerdings neigt die Cholesterinsenkerpartei dazu, wichtige Details zu verschweigen, missverständliche Dateninterpretationen vorzunehmen (zum eigenen Vorteil) oder schlicht völlig unbegründete Behauptungen in die Welt zu setzen. Das rief die Kritiker auf den Plan.

Seit mehr als 30 Jahren erzählt man uns, ein hoher Cholesterinwert würde das Risiko für Arteriosklerose, koronare Herzkrankheit und Herzinfarkt erhöhen. Diese Behauptung wurde schon früh in Frage gestellt. [Landé 1936] Da aber die Propaganda der Gesundheitssysteme und Pharmahersteller mit der Angst vor dem vorzeitigen Herztod arbeitet, finden berechtigte Zweifel an der Cholesterinhypothese kaum Gehör.

Es gibt evidenzbasierte Erkenntnisse zum Thema Cholesterin, die den Absolutheitsanspruch des Risikofakators Cholesterin zweifelhaft erscheinen lassen [nach Ravnskov 2011]:

- Cholesterin ist kein tödliches Gift. Im Gegenteil – es ist ein Stoff, der für die Zellen aller Säugetiere (inklusive Menschen) von existenzieller Bedeutung ist. Ohne Cholesterin kein Leben.
- Der Körper selbst produziert drei bis vier Mal mehr Cholesterin, als mit der Nahrung aufgenommen werden kann.
- Je weniger Cholesterin mit der Nahrung aufgenommen wird, desto aktiver ist die Eigenproduktion. Nehmen Sie reichlich Cholesterin zu sich, nimmt die körpereigene Produktion ab – ein Mechanismus zur Aufrechterhaltung der lebenswichtigen Cholesterinbalance.

- Eine fett- und cholesterinreduzierte Ernährung kann den Cholesterinspiegel senken. Mit zweifelhaftem Nutzen.
- Der Cholesterinspiegel kann nicht nur mit Medikamenten deutlich gesenkt werden.
- Viele cholesterinsenkenden Medikamente (Lipidsenker) sind gesundheitssschädlich. [Edison 2004, Ravnskov 2018]
- Cholesterinsenker (wie Statine) können die Herz-Kreislauf-Sterblichkeit (nicht die Gesamtsterblichkeit) günstig beeinflussen – aber nicht wegen ihrer cholesterinsenkenden Eigenschaften. [CTT 2010]
- Eine zu starke Absenkung des Cholesterinspiegels erhöht das Risiko für Selbstmord, Verhaltensveränderungen (Aggression) und totalen Gedächtnisverlust. [Golomb 1998, King 2003, Zhang 2005]
- Übermäßiger Verzehr mehrfach ungesättigter Fettsäuren kann tatsächlich Arteriosklerose begünstigen! Mit Augenmaß eingesetzt, sind mehrfach ungesättigte Fettsäuren in hochwertigen Ölen eine gesunde und schmackhafte Zutat für viele Speisen. [Grundy 1992]
- Menschen mit niedrigem Cholesterinspiegel haben vergleichbar häufig arteriosklerotische Ablagerungen (Plaques) in Blutgefäßen wie Menschen mit hohen Cholesterinspiegeln. [Landé 1936, Gebbers 1998]
- Mehr als 30 Studien (> 150 000 Teilnehmer) haben aufgezeigt, dass Herzinfarktpatienten vor dem Infarktereignis weder mehr gesättigte Fettsäuren noch weniger ungesättigte Fettsäuren konsumiert hatten als Personen ohne Infarkt. Für Arteriosklerose und Herzinfarkt haben somit Fettverzehr und Cholesterin nur geringe ursächliche Bedeutung. [Howard 2006]

Die Theorie, dass gesättigte Fette Herzkrankheiten verursachen, ist von vorne bis hinten falsch. Doch sie wurde in den letzten 30 oder noch mehr Jahren so oft als Behauptung „veröffentlicht", dass es mittlerweile ziemlich schwierig ist, die Menschen vom Gegenteil zu überzeugen – es sei denn, sie nehmen sich die Zeit, sich über all die ökonomischen und politischen Faktoren zu informieren, die beim Zustandekommen des Anti-Fett-Programms eine Rolle spielen. [Enig 2000]

- Fast alle über 70-Jährigen leben mit hohen Cholesterinspiegeln länger als Menschen mit niedrigeren Werten. [Ulmer 2004] Bei Senioren haben hohe Cholesterinwerte offenbar Schutzwirkungen in Bezug auf Herz-Kreislauf-Risiken. [Krumholz 1994]
- Medizin, Pharmahersteller, Politik und Gesundheitsinstitutionen bedienen nach wie vor das Negativimage von Fett und Cholesterin in der Öffentlichkeit – zum Nachteil der Gesundheit und Lebensqualität vieler Menschen, die von der Arterioskleroseangst angesteckt werden.

Was nun? Fett und Cholesterin: gut oder böse? Weder noch. Solche Wertungen sind menschengemacht. Sie lassen sich zur Manipulation der Masse einsetzen und polarisieren. Allzu oft stehen Macht, Einfluss, Gewinnstreben und Vorteilsdenken im Vordergrund. Die Angst der Sterblichen und Strafen für die „Bösen" helfen dabei, Bürger und Konsumenten gefügig zu halten. Von da ist es nicht mehr weit bis zur „Cholesterindiktatur".

Cholesterin gehört zu unserer Natur, wertfrei. Es ist Bestandteil des Lebens schlechthin. Cholesterin ist gut. Es begleitet uns seit Jahrmillionen.

Was ist Cholesterin?

Der französische Chemiker Michel Eugène Chevreul (1786–1889) gilt als Begründer der Fettchemie. Er isolierte 1823 aus Gallensteinen eine wachsartige, fettige Substanz, die er Cholesterin (*cholestérine*) nannte (gr. *cholé* = Galle und *stereós* = fest; engl. *cholesterol).* Er prägte Begriffe der Fettchemie: Margarine, Stearin, Lanolin, Glycerin, Ölsäure, Buttersäure, Capronsäure.

Der Naturstoff Cholesterin ist chemisch ein polyzyklischer Alkohol und wird zur Gruppe der Sterine (Sterole), das heißt zu den Fettstoffen gezählt (Lipide). Cholesterin ist sehr reaktionsfreudig und kann rasch mit Oxidantien reagieren. Dies erzeugt diverse Reaktionsprodukte. Das Cholesterinmolekül besteht aus 27 Kohlenstoffatomen, die in vier Ringen und drei Seitenketten angeordnet sind. Cholesterin ist nicht wasserlöslich.

Wasserunlöslichkeit macht Cholesterin für Mensch und Tier zum lebenswichtigen Stoff: Cholesterin in der Zellwand dichtet das Zellinnere gegen äußere Einflüsse ab – absolut wasserdicht. Auch für Nerven hat Abdichtung größte Bedeutung (Isolierwirkung). Deshalb findet man im zentralen und peripheren Nervensystem die höchsten Cholesterin-Konzentrationen.

Der Mensch stellt sein Cholesterin zu 80 bis 90 Prozent selbst her, im Schnitt 1 bis 2 Gramm pro Tag. Aus der Nahrung wird kaum Cholesterin

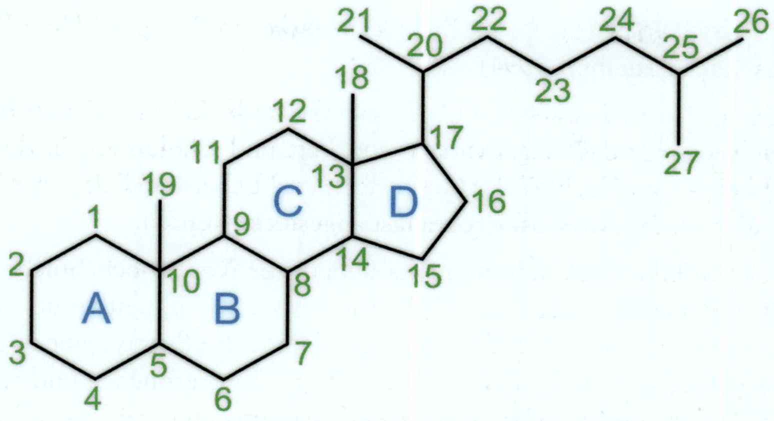

Cholesterin

Struktur des Cholesteringerüsts mit Nummerierung der 27 Kohlenstoffatome (Summenformel: $C_{27}H_{46}O$) und Ringbindungen (A, B, C, D)

aufgenommen, nur etwa 0,1 bis 0,3 Gramm pro Tag (höchstens 0,5 Gramm). Das sind ein bis zwei Drittel des in Nahrungsmitteln enthaltenen Cholesterins.

Da Cholesterin für jede tierische Lebensform äußerst wertvoll ist, ist der Organismus bemüht, dessen Menge im Körper annähernd konstant zu halten. Aus Nahrungsmitteln wird Cholesterin zunächst durch Gallensäuren gebunden (emulgiert) und dann über den Dünndarm aufgenommen. 90 Prozent dieser Gallensäuren werden wieder recycelt. So beträgt die Ausscheidung über die Leber und die Gallenwege (als Gallensäuren) in den Darm nur etwa 500 mg Cholesterin pro Tag.

Da Cholesterin wasserunlöslich ist, muss es „verpackt“ sein, um im Blut zirkulieren zu können. Das übernehmen Eiweiße (Proteine).

Fetter Stoff: Lipoproteine

Lipoproteine sind Mischpartikel aus Fett (Lipid) und Eiweiß (Protein) – wie Cholesterin und Triglyceride. Im Kern der Partikel finden sich Cholesterin-Fettsäure-Verbindungen (Cholesterinester) und Alkohol-Fettsäure-Verbindungen (Triglyceride). Die Partikelhülle ist punktuell wasserliebend

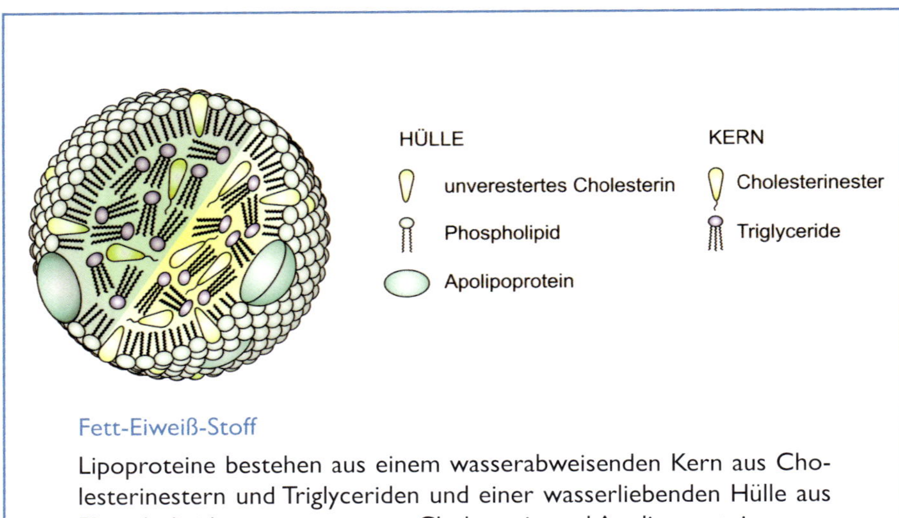

Fett-Eiweiß-Stoff

Lipoproteine bestehen aus einem wasserabweisenden Kern aus Cholesterinestern und Triglyceriden und einer wasserliebenden Hülle aus Phospholipiden, unverestertem Cholesterin und Apolipoproteinen.

- HDL-Cholesterin enthält 20 Prozent Cholesterin und 8 Prozent Triglyceride.
- LDL-Cholesterin: 46 Prozent Cholesterin und 11 Prozent Triglyceride.

(hydrophil), enthält Phospholipide und Eiweiß. Auch Lipoproteine sind anfällig für Oxidation durch freie Sauerstoffradikale. Hier fanden die Anhänger der Fett-Cholesterin-Theorie ein Argument für die Entstehung der Arteriosklerose.

Cholesterin/-ester und Triglyceride kommen als Lipoprotein verpackt in verschiedenen Größen und unterschiedlicher Dichte vor (Transportproteine). Transportproteine werden als Apolipoproteine bezeichnet.

Hier die bekanntesten Lipoproteine (Fetttransportformen) im Blut:

Chylomikronen werden in Zellen der Dünndarmwand gebildet. Sie transportieren die mit der Nahrung zugeführten Triglyceride aus dem Darm über Lymphgefäße ins Blut sowie von dort zu Muskel-, Leber- und Fettzellen. Chylomikronen sind am fettreichsten. Sie enthalten etwa 4 Prozent Cholesterin und bis zu 90 Prozent Triglyceride.

VLDL-Cholesterin (*very low density lipoproteins*, Lipoproteine sehr geringer Dichte) wird in der Leber gebildet. VLDL transportieren dort gespeicherte/produzierte Triglyceride zu den Körperzellen. VLDL enthalten etwa 20 Prozent Cholesterin, 40 Prozent Triglyceride und 10 bis 15 Prozent Protein.

IDL-Cholesterin (*intermediate density lipoproteins*, Lipoproteine mittlerer Dichte) wird in der Leber produziert und ist ein Zwischenprodukt der VLDL, das normalerweise nicht im Blut zirkuliert. IDL enthält 85 bis 90 Prozent Fettstoffe und 10 bis 15 Prozent Protein.

LDL-Cholesterin (*low density liporoteins*, Lipoproteine niederer Dichte) wird in der Leber gebildet und ist das Transportvehikel für Cholesterin, Cholesterinester, Triglyceride, Fettsäuren, Phospholipide, Vitamin A und Vitamin E. Der Fettanteil beträgt 80 Prozent. LDL-Cholesterin zirkuliert etwa fünf Tage im Blut. Da es leicht oxidiert und dann von Makrophagen aufgenommen wird, identifizierten die Anhänger der Fett-Cholesterin-Theorie LDL als „Delinquent" und Arteriosklerose-Ursache. LDL-Oxidation trägt zur Schaumzellenbildung und Ablagerung an Gefäßzellen bei (siehe S. 24).

HDL-Cholesterin (*high density lipoproteins*, Lipoproteine hoher Dichte) wird in der Leber gebildet und transportiert überschüssiges Cholesterin aus Körperzellen zurück zur Leber, wo es dann in Gallensäuren verwandelt wird. Ausscheidung via Galle und Darm. HDL-Partikel sind für den Abtransport von Cholesterin aus Zellen und Gefäßwänden zuständig. Sie enthalten vergleichsweise wenig Cholesterin (18 Prozent).

Und so gelangt der Energieträger Fett im Körper dorthin, wo er gebraucht wird:

- Das in Nahrungsmitteln enthaltene emulgierte Fett (Cholesterin und Triglyceride) – aus Butter, Speiseölen, pflanzlicher Kost, Fisch, Fleisch und Eiern – wird von Darmzellen, bevorzugt im Dünndarm, aufgenommen und in Form von Chylomikronen via Lymphsystem ins venöse Blut abgegeben. Pflanzliche Kost und die meisten Speiseöle enthalten kein Cholesterin, sondern nur Triglyceride.

- Chylomikronenreste von Muskel- und Fettzellen wandern in die Leber zurück und werden dort zerlegt. VLDL-, IDL- und LDL-Cholesterin transportieren das in der Leber produzierte Cholesterin zu peripheren Geweben. Unterstützt durch ein Enzym nimmt HDL das Cholesterin aus den Geweben auf und bringt es zur Leber zurück. Zur weiteren Verwendung.

Drei Viertel der energieliefernden Stoffe im Stoffwechsel sind Fettbestandteile.

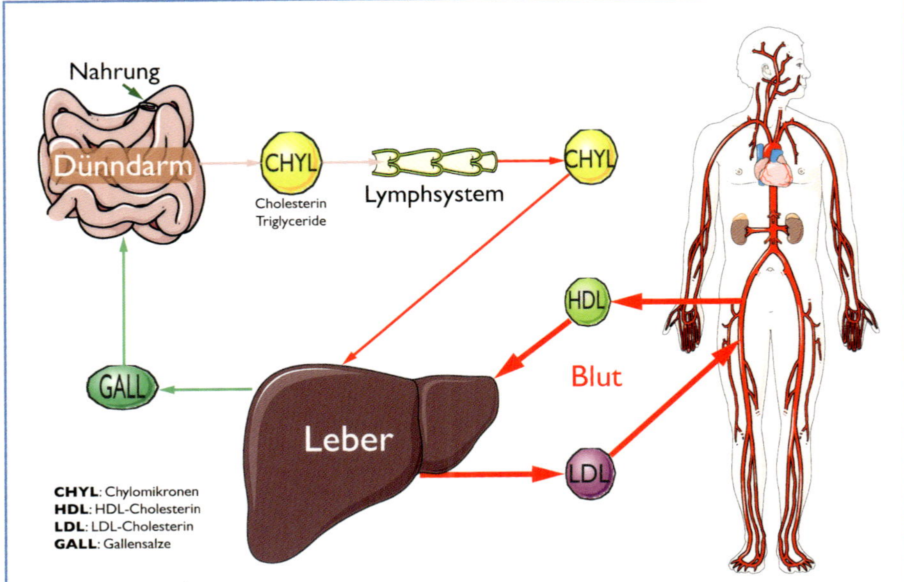

Cholesterin-Stoffwechsel

Die mit der omnivoren Ernährung zugeführten Fettstoffe (Cholesterin, Triglyceride) werden aus dem Dünndarm von Chylomikronen aufgenommen und via Lymphe/Blut in die Leber transportiert. Von hier aus setzen sich alle Lipoproteine (HDL-, LDL-Cholesterin u. a.) in Bewegung:

- LDL-Cholesterin gelangt ins Blut und in alle Körpergewebe.
- HDL-Cholesterin gelangt vom Blut zur Leber zurück.

Die Leber produziert zudem Gallensalze, die in den Darm abgegeben werden.

Jenseits von Gut und Böse

Ist LDL-Cholesterin deshalb „böse", weil es die Peripherie (auch Blutgefäße) mit Fett beliefert? Ist HDL-Cholesterin deshalb „gut", weil es Cholesterin zur Leber zurückbringt? Ist die Sache wirklich so einfach?

Letztendlich beruht diese Brandmarkung auf Beobachtungen in Studien, die gezeigt haben, dass niedrige HDL- und hohe LDL-Cholesterinspiegel mit einem erhöhten Herzinfarktrisiko assoziiert sind. Umgekehrt sollen höhere HDL- und niedrigere LDL-Cholesterin-Spiegel mit geringeren Herzinfarktrisiko verbunden sein. Ein kleines HDL/LDL-Verhältnis wäre demnach günstig. Ein Faktor/Indikator und eine Ursache sind aber zwei verschiedene Dinge.

HDL/LDL-Verhältnis?

• Bei Rauchern ist LDL-Cholesterin oftmals hoch und HDL-Cholesterin niedrig – ein ungünstiger Risikowert ist die Folge. Man kann aber auch gleich den Cholesterinquotienten vergessen und behaupten: Rauchen *per se* ist ungesund – auch fürs Herz.

• Wenn Sie Übergewicht abbauen, sinkt Ihr Cholesterinwert um etwa 10 Prozent – allerdings nur der LDL-Wert. HDL steigt an und das HDL/LDL-Verhältnis verbessert sich. Ein Grund für diesen positiven Effekt kann aber nicht der Fettstoffwechsel alleine sein: Der Zuckerstoffwechsel, Ernährung, Bewegung und der Lebensstil spielen auch wichtige Rollen.

• Körperliche Aktivität senkt das Herzinfarktrisiko. Ausdauertraining macht das Herz weniger anfällig für KHK. Sitzende Lebensweise erhöht das Risiko für Herz und Kreislauf. Aber gleichzeitig findet man bei Bewegungsmuffeln und auch bei hohem Blutdruck niedrige, als günstig eingestufte HDL/LDL-Quotienten! Also alles in Ordnung? Mitnichten. Was hier fehlt, ist beispielsweise der Beitrag permanent erhöhter Stressbelastung!

Es wäre zu schön, um wahr zu sein, wenn man allein durch „bessere" Cholesterinwerte das Herzrisiko bannen könnte. Das kann nicht klappen. Es gibt einfach zu viele Krankheitsfaktoren.

HDL-Cholesterin?

Mit den Eigenschaften von „gutem" HDL-Cholesterin haben sich unzählige Studien befasst. Hätte HDL tatsächlich den behaupteten Herzschutzeffekt, wäre es längst bewiesen. Der genaue Blick auf eine Studie mit 7000 Briten enthüllte beispielsweise, dass männliche Herzinfarktpatienten vor allem deshalb niedrige HDL-Werte hatten, weil ihr Blutdruck höher war, weil sie rauchten, weil sie älter und dicker waren als Männer ohne Herzinfarkt. [Pocock 1986]

Führt man saubere Analysen von Cholesterinstudien mit Einbezug aller Risikofaktoren durch, ergibt sich kein statistisch relevanter (signifikanter) Prognosewert für HDL-Cholesterin. Die risikobezogene Aussagekraft von HDL ist geringer als von Gesamtcholesterin – zumindest für die KHK-Wahrscheinlichkeit. [Medalie 1973]

Wenn HDL-Cholesterin so gut fürs Herz ist, warum sind dann in Nordkarelien, wo man extrem hohe HDL-Werte beobachtete, mehr Männer am Herzinfarkt gestorben als in Helsinki, wo die Männer deutlich niedrigere HDL-Werte hatten? [Keys 1970] Wird die Bedeutung von HDL-Cholesterin überschätzt?

LDL-Cholesterin?

Ja, stimmt: Das Herzinfarktrisiko ist bei hohen LDL-Cholesterinwerten erhöht – aber eben auch bei Übergewichtigen, Diabetikern, Stubenhockern, Rauchern, Hochdruckpatienten und gestressten Zeitgenossen.

Erstaunlicherweise sind nur wenige Analysen zum „bösen" LDL publiziert worden – obwohl dieser Laborwert in zahllosen Studien zweifelsfrei gemessen worden war. *Diet and Health*, der maßgebliche Bericht des *National Research Council* in Washington, nennt nur vier Arbeiten (die erste von 1973). [National Research Council 1989]

• Erwartungsgemäß zeigte sich, dass Studienteilnehmer mit den höchsten Cholesterinwerten häufiger einen Herzinfarkt bekamen. Der Unterschied zu Vergleichspersonen war aber nicht sehr ausgeprägt. Trotz gegenteiliger Behauptungen erwies sich nicht LDL-Cholesterin, sondern der Gesamtcholesterinwert als stärker mit Herzinfarkten assoziiert. [Medalie 1973]

• Eine andere Studie bezeichnete LDL-Cholesterin als einen „Risikofaktor von marginaler Bedeutung" für Männer und Frauen über 50 Jahre. [Gordon 1977] Eine weitere Studie bestätigte den Vorhersagewert von LDL-Cholesterin nur für Männer im Alter von 35 bis 49 Jahren und für Frauen zwischen 40 und 44 Jahren. [Medalie 1973]

Man kann feststellen, dass von der zentralen ursächlichen Bedeutung von LDL in Bezug auf das Herzrisiko wenig zu sehen ist. Geschweige denn kann man von einer direkten Beziehung zur KHK-Häufigkeit sprechen. LDL-Cholesterin ist demnach kein starker Risikofaktor. Die Bedeutung von LDL wird überschätzt.

Wunderstoff: Cholesterin

Cholesterin gehört zu den wichtigsten Grundbaustoffen tierischer Organismen. Aus dem recht einfach gebauten Cholesterinmolekül können zahlreiche Stoffe und Strukturen hergestellt werden, die gesundheitliche Bedeutung haben. Cholesterin muss möglichst konstant verfügbar sein. Cholesterin wird biologisch höher bewertet als Vitamine und essenzielle Aminosäuren.

• Im Körper befinden sich etwa 150 Gramm Cholesterin, davon 5 bis 10 Gramm im Blut. Cholesterin gehört damit zu den am häufigsten vorkommenden Einzelstoffen.

• Cholesterin wird zum Großteil (80–90 Prozent) im Körper selbst hergestellt. Ein kleiner Teil wird mit der Nahrung aufgenommen. Ein weiterer Teil wird über Galle und Darm ausgeschieden.

• Cholesterin ist eine unverzichtbare Komponente von Zellmembranen. Es macht die Zellwände wasserdicht und elastisch. Mehrfach ungesättigte Fettsäuren verflüssigen, gesättigte Fettsäuren verfestigen sie.

• Strukturen des Gehirns, Nervenzellen und Nervenfasern enthalten besonders viel Cholesterin. Cholesterin unterstützt auch die isolierende Wirkung von Nervenhüllen. Beispielsweise benötigt das „Glückshormon" Serotonin Cholesterin, damit die zugehörigen Rezeptoren im Gehirn funktionieren.

• Cholesterin ist Grundstoff für Hormone. Für das Stresshormon Cortisol, für Aldosteron (das den Natrium-Kalium-Stoffwechsel und den Wasserhaushalt reguliert) und Sexualhormone (Östrogen, Progesteron, Testosteron).

• Cholesterin ist ein Basisstoff der Vitamin-D-Produktion. Das Sonnenhormon ist für fast alle Zellen lebenswichtig. Es beeinflusst den Knochenstoffwechsel und hat krebsschützende Eigenschaften. [Wormer 2017a]

• Cholesterin ist Grundsubstanz für Gallensäuren, die in der Leber gebildet werden und für die Verdauung wichtig sind. Ohne Gallensäuren könnten keine fettlöslichen Vitamine (A, D, E, K) aus der Nahrung aufgenommen werden. Auch flüssige Galle enthält Cholesterin.

• Körpereigene Fettstoffe (wie Triglyceride) sind Bestandteil von Energiereserven in Form von Fettdepots im Körper. Eine Anpassungsleistung, um Hungerzeiten zu überstehen.

• Die Konzentrationen von Cholesterin betragen beim Menschen in den Nebennieren rund 3 Prozent, im Hirn 10 Prozent (der Trockensubstanz) und 24 Prozent im Hautfett. Cholesterin kommt außerdem in der Milz, in den Eierstöcken, im Blutserum (Plasmacholesterin) und in roten Blutkörperchen (Erythrozyten) vor.

Cholesterin im Blut

Fettstoffe (Lipide) gehören zu den mit der Nahrung aufgenommenen Energieträgern. Das Nahrungsfett wird im Darm mit Gallensäuren in einen verwertbaren Zustand umgewandelt. Langkettige Fettsäuren werden im

Blut an Eiweißkörper gebunden. Manche Fett-Eiweißkörper (Lipoproteine) können als Laborwert bestimmt werden. Abnorme Blutfettwerte und Fettstoffwechselstörungen gelten neben den Risikofaktoren Bluthochdruck, Rauchen, Übergewicht, Diabetes und Stress als Hinweis auf Gefäßerkrankungen – vor allem für die koronare Herzkrankheit.

Die absolute Höhe der Blutfettwerte ist zur Abschätzung des Herz-Kreislauf-Risikos nicht ausschlaggebend. Wie hoch die Werte bei einem Menschen sein dürfen, damit langfristig keine Schäden entstehen, muss mit Hilfe weiterer Risikofaktoren beurteilt werden: Bluthochdruck, Diabetes, Rauchen, Alkohol, Übergewicht.

Darüber hinaus reicht die Bestimmung der Cholesterinwerte allein nicht aus. Es sollten immer alle Blutfettwerte betrachtet werden: Gesamtcholesterin, HDL-Cholesterin, LDL-Cholesterin, Triglyceride und Lipoprotein (a).

Die Cholesterinwerte dienen etwa der Risikoabschätzung für Herzerkrankungen und zur Kontrolle einer Cholesterinsenkertherapie. Die Cholesterinwerte steigen mit dem Alter an. Ihre Bedeutung als Risikoindikator nimmt konsekutiv ab.

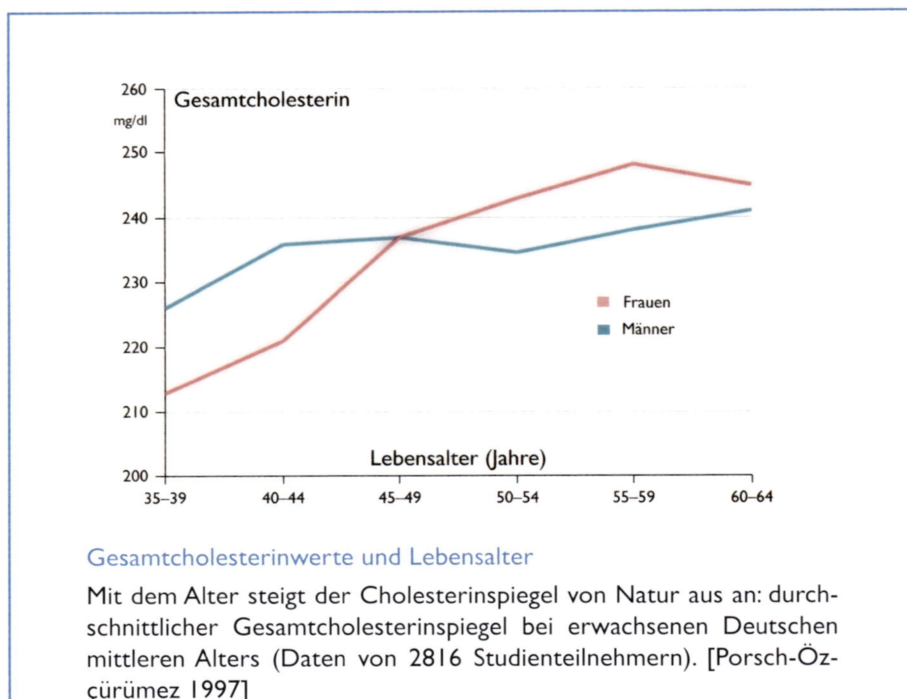

Gesamtcholesterinwerte und Lebensalter

Mit dem Alter steigt der Cholesterinspiegel von Natur aus an: durchschnittlicher Gesamtcholesterinspiegel bei erwachsenen Deutschen mittleren Alters (Daten von 2816 Studienteilnehmern). [Porsch-Özçürümez 1997]

Cholesterinbalance

• Aufgrund der überragenden Bedeutung von Fett als Energieträger, Membranbestandteil und Speicherlipid haben Organismen gelernt, Cholesterin aus einfachen Basisstoffen selbst herzustellen. Die Cholesterinsynthese beginnt mit Dimethylallyphosphat und verläuft über Mevalonate und 18 Zwischenstufen bis zum Endprodukt Cholesterin. Die körpereigene Cholesterinproduktion findet überwiegend in der Leber und der Darmschleimhaut statt. Auch viele andere Gewebezellen können Cholesterin herstellen. Da Cholesterin die Blut-Hirn-Schranke nicht überwinden kann, stellt das Gehirn das benötigte Cholesterin komplett selbst her.

• Um die Balance zwischen dem Bedarf sowie dem selbst hergestellten und mit der Nahrung aufgenommenen Cholesterin aufrechtzuerhalten, sind zahlreiche Mechanismen wirksam. Das Schlüsselenzym der Cholesterin-Biosynthese ist die HMG-CoA-Reduktase (HMGCR, Abkürzung für 3-Hydroxy-3-Methylglutaryl-Coenzym-A-Reduktase). Die Produkte der Cholesterinsynthese hemmen sozusagen ihr eigenes Enzym – negative Rückkopplung. Das verhindert, dass Cholesterin unkontrolliert produziert wird. Cholesterinsenker wie Statine hemmen die HMG-CoA-Reduktase.

• Wie hoch der Cholesterinspiegel im Blut ist, hängt vor allem von der körpereigenen Produktion ab. Erst in zweiter Linie ist die Cholesterinzufuhr über die Nahrung relevant. Darüber hinaus gibt es zahlreiche genetisch bedingte Zustände mit besonders hohen Cholesterinspiegeln (familiäre Hypercholesterinämie).

• Cholesterin wird im Körper exakt in der benötigten Menge produziert: etwa 500 bis 1000 mg pro Tag. Menschen nehmen aber auch Cholesterin über die Nahrung auf, meist aus tierischen Produkten wie Fleisch und Wurst, Milch, Sahne, Butter, Joghurt oder Eiern.

• Kommt Cholesterin aus der Nahrung, wird die körpereigene (endogene) Produktion gedrosselt. Dieser Regelmechanismus sorgt beim gesunden Menschen für ausgewogene Cholesterinspiegel. Er hat stets ausreichend Cholesterin zur Verfügung, wenn Eigenproduktion und Zufuhr über die Nahrung ausbalanciert sind.

• Bei ansteigender Zufuhr wird durch Drosselung der Cholesterin-Eigenproduktion das Gleichgewicht gewahrt. Steigt sie stark an, wird ein Teil des Überschusses in der Leber abgebaut. Ein gesunder Organismus schafft das problemlos.

• Extrem hohe und sehr niedrige Cholesterinwerte sind ein Alarmsignal! [Cowan 1990]

Laborwerte nicht überschätzen!

In den letzten Jahrzehnten ist die Bedeutung bzw. der Vorhersagewert der Blutfettwerte für Herz-Kreislauf-Risiken zunehmend in Frage gestellt worden. Tatsächlich hat sich gezeigt, dass HDL und LDL für die Arteriosklerose weniger bedeutsam sind, als behauptet wird. In vielen Studien erwies sich der Gesamtcholesterinwert als aussagekräftiger.

Lassen Sie sich von Ihren Cholesterinwerten nicht verunsichern – egal wie hoch sie sind! Ihr persönliches Wohl ist nicht vom Cholesterinwert abhängig, sondern von zahlreichen Risikofaktoren, die zusammenwirken.

Wenn Sie Gesamtcholesterinwerte von 200 bis 290 mg/dl haben, sind Sie nicht „automatisch" für den Herzinfarkt prädestiniert. Im Gegenteil: Ihr Körper ist bestrebt, Ihre ganz individuelle Cholesterinbalance aufrechtzuerhalten – und die kann bei 180 oder bei 260 mg/dl liegen. In den meisten Fällen ist das gut so und kein Grund zur Beunruhigung.

Darüber hinaus gibt es zahlreiche Erkenntnisse, die die Bedeutung der Cholesterinwerte für die Risikoabschätzung doch deutlich in Frage stellen:

- Mit zunehmendem Lebensalter büßen die Cholesterinwerte an Aussagekraft ein.
- Die Gesamtcholesterinspiegel steigen altersabhängig an, bei Frauen stärker als bei Männern.
- Die Mehrheit der gesunden, über 50-jährigen Bevölkerung hat Cholesterinwerte über 200 mg/dl – und lebt größtenteils gesund und munter.
- Studien haben gezeigt, dass die Aussagekraft von HDL und LDL in Bezug auf Herz-Kreislauf-Risiken eher gering ist und meist überschätzt wird.
- Sehr hohe, aber auch sehr niedrige Cholesterinspiegel können auf Gesundheitsprobleme hinweisen.
- Laborwerte können Indikatoren eines erhöhten Herz-Kreislauf-Risikos sein. Hohe Cholesterinwerte sind aber niemals die Ursache von Herzinfarkt und Co.
- Nur zusammen mit weiteren Risikofaktoren (Rauchen, Bluthochdruck u. a.) können Cholesterinwerte Hinweise auf die individuelle Gefährdung geben.
- Echte Cholesteringrenzwerte, die ein Risiko zuverlässig anzeigen, gibt es nicht.
- Lassen Sie nicht zu, dass Sie nur wegen hoher Cholesterinwerte – ohne Einschätzung Ihres persönlichen Gesamtrisikos – mit Cholesterinsenkern behandelt werden!

Gesamtcholesterin

Da Cholesterin im Blutplasma schlecht löslich ist, wird es in Eiweißkörper verpackt transportiert, überwiegend als LDL sowie in geringerem Umfang auch als HDL und VLDL. Der Gesamtcholesterinwert entspricht annähernd der Summe von HDL- und LDL-Cholesterin plus weiteren Lipoproteinen.

Mit dem Alter steigt auch der Gesamtcholesterinspiegel an. Mit 35 bis 65 Jahren haben Deutsche im Durchschnitt einen Cholesterinwert von 236 mg/dl, zwei Drittel haben 190 bis 290 mg/dl.

Gesamtcholesterin: „Normalwert“

- Erwachsene < 200 mg/dl
- In der Schwangerschaft ist der Gesamtcholesterinspiegel meistens erhöht.
- Abnorm hohe Cholesterinwerte können auf ein erhöhtes Risiko für Herz-Kreislauf-Erkrankungen hinweisen (Durchblutungsstörungen, koronare Herzkrankheit, Herzinfarkt, Schlaganfall, Herztod) oder auf eine familiäre Hypercholesterinämie.
- Abnorm niedrige Cholesterinwerte waren in Studien nicht mit einer verringerten Gesamtsterblichkeit assoziiert und machten zudem für Verhaltensstörungen anfällig (z. B. Aggressivität). [Zhang 2005]

LDL-Cholesterin

LDL (*low density lipoproteins)* ist ein Transporteiweiß niedriger Dichte und ein Cholesterinester. LDL transportiert im Blut bevorzugt Cholesterin zu peripheren Körperzellen. Da oxidiertes LDL mit Zellen der arteriellen Blutgefäße reagieren und Fettablagerungen an den Gefäßwänden begünstigen kann, gelten erhöhte LDL-Werte als Risikoindikator für Arteriosklerose.

Mit zunehmendem Lebensalter steigen auch die LDL-Cholesterinspiegel an, bei Frauen stärker als bei Männern. Die LDL-Durchschnittswerte der deutschen Bevölkerung im Alter von 35 bis 65 Jahren betragen 164 (± 44) mg/dl bei Frauen und 168 (±43) mg/dl bei Männern.

LDL-Cholesterin: Referenzwert

- Erwachsene < 160 mg/dl

HDL-Cholesterin

HDL (*high density lipoproteins)* ist ein Transporteiweiß hoher Dichte und ein Cholesterinester. HDL-Cholesterin transportiert im Blut unlösliches Cholesterin aus den Körperzellen zur Leber. HDL kann überschüssiges Cholesterin aufnehmen. Körperliche Bewegung und sportliche Aktivität lassen den HDL-Spiegel ansteigen.

Ab etwa 55 Jahren sinken die HDL-Cholesterinspiegel bei beiden Geschlechtern. Die HDL-Durchschnittswerte der deutschen Bevölkerung im Alter von 35 bis 65 Jahren betragen 45 (± 12) mg/dl bei Frauen und 37 (±11) mg/dl bei Männern.

HDL-Cholesterin: Referenzwerte

- Männer ≥ 40 mg/dl
- Frauen ≥ 45 mg/dl

Triglyceride

Für die normale Funktion von Hormonen und Körperzellen brauchen wir Cholesterin. Den „Brennstoff" des Lebens liefern aber Triglyceride, auch „Neutralfette" genannt. Sie dienen Zellen als Vorrat für den Energie- und Betriebsstoffwechsel. Es sind diejenigen Stoffe, die in Fettzellen gespeichert werden. Sie können aktiviert und zur Energiegewinnung genutzt werden. Triglyceride werden wie Cholesterin teilweise im Körper selbst produziert.

Triglyceride sind Gemische von Fettstoff (Lipide), das heißt mit drei Fettsäuren veresterte Glycerole. Durch Bestimmung der Triglyceridwerte im Blut plus weitere Risikofaktoren können das Arterioskleroserisiko abgeschätzt, Fettstoffwechselstörungen diagnostiziert/klassifiziert und die Cholesterinsenkung geprüft werden (gesunde Ernährung, Cholesterinsenker). Wenn zu viele Lipoproteine im Blut sind (Hyperlipoproteinämie), steigt das Risiko möglicherweise an.

Triglyceride sind in tierischen und pflanzlichen Nahrungsmitteln enthalten – in Fleisch, Wurst, Milch, Käse, Sahne, Nüssen und Backfetten. Darüber hinaus werden aus Kohlenhydraten wie Brot, Mehl, Teigwaren und Zucker Triglyceride gebildet. Fett und kohlenhydrathaltige Mahlzeiten sowie Alkohol lassen die Triglyceridwerte im Blut ansteigen. Überschüssige Triglyceride lagern sich im Fettgewebe als Depotfett ab.

Praxistipp: Triglyceride senken

• Abnehmen und mehr körperliche Aktivität senken die Triglycerid- und LDL-Spiegel im Blut.

• Verzichten Sie möglichst auf alkoholische Getränke.

• Seien Sie äußerst zurückhaltend bei Zucker und Süßigkeiten.

• Bei kohlenhydrathaltigen Speisen wie Nudeln, Kartoffeln oder Brot ist Mäßigung angesagt. Vermeiden Sie vor allem die „leeren" Kohlehydrate industriell hergestellter Nahrung. Essen Sie vollwertige Lebensmittel, die Ballaststoff-Sattmacher enthalten, Triglyceride senken und beim Abnehmen helfen.

• Bevorzugen Sie eiweißhaltige Lebensmittel. Bei pflanzlichen Lebensmitteln sind Hülsenfrüchte (Soja, Bohnen, Linsen, Erbsen), Pilze, grünes Blattgemüse (Grünkohl, Brokkoli), Nüsse, Getreide, glutenfreies Pseudogetreide (Amaranth, Quinoa, Buchweizen, Hirse) hervorragende Proteinquellen. Tierische Nahrungsmittel wie Fisch, Fleisch und Eier, enthalten viel Eiweiß und einfach ungesättigte Fettsäuren.

• Verwenden Sie hochwertige, kaltgepresste Fette/Öle, die Omega-3- (Rapsöl, Hanföl, Sesamöl, Leinöl, Nüsse u.a.) und Omega-6-Fettsäuren (Olivenöl) enthalten.

Triglyceride zirkulieren nicht frei im Blut, da sie wasserunlöslich sind. Für den Transport verbinden sie sich mit Proteinen und anderen Stoffen. Beispielsweise heften sich Triglyceride bevorzugt an VLDL, das sich später in LDL verwandelt.

Fettreiche Triglyceride übernehmen im Körper wichtige Aufgaben:

• Fett isoliert hervorragend, z. B. signalführende Nervenstränge. Unterhautfettgewebe schützt vor Auskühlung.

• Fett ist ein ausgezeichneter Energiespeicher: in 10 Kilogramm Körperfett stecken 70 000 Kilokalorien Energie. Pro Kilogramm Übergewicht kommen weitere 7000 Kilokalorien hinzu. Die Fähigkeit, Fett zu speichern und bei Bedarf Energiereserven zu mobilisieren, ist ein klarer Überlebensvorteil für den Menschen. In prähistorischer Zeit war Übergewicht möglicherweise nicht vorgesehen. Heute ist es ein Krankheitsfaktor.

• Alle Organe, außer dem Gehirn, können aus Triglyceriden Energie gewinnen.

• Fettgewebe fungieren als Speicher für essenzielle Fettsäuren und Vitamine (z. B. Vitamin D).

Triglyceride: Referenzwert

• Erwachsene ≤ 150 mg/dl

• Erhöhte Werte können auf eine erbliche Fettstoffwechselstörung oder Übergewicht hindeuten.

• Bei Schilddrüsenunterfunktion (Hypothyreose) und Nierenerkrankungen sind erhöhte Werte zu beobachten.

• Hohe Werte beeinflussen das Risiko für Arteriosklerose ungünstig und gelten als eigenständiger Risikomarker – vor allem dann, wenn außerdem die Werte von LDL-Cholesterin erhöht und/oder HDL-Cholesterin vermindert sind.

• Niedrige Werte kommen bei Hungerzustand, Lebererkrankungen, Schilddrüsenüberfunktion und Verdauungsstörungen vor.

Noch ein Laborwert: Lipoprotein (a)

Lipoprotein (a) (Lp(a)) gehört zu den Blutfetten und ähnelt stark LDL-Cholesterin. Wie viel sich davon im Blut befindet, ist Veranlagungssache. Die Lp(a)-Blutspiegel sind genetisch bedingt vorgegeben.
Erhöhte Werte von Lp (a) gelten als unabhängiger Risikofaktor für den Herzinfarkt und KHK. Der Laborwert von Lp (a) ist vor allem bei erhöhtem Herz-Kreislauf-Risiko und bei Herzpatienten sinnvoll. Sind gleichzeitig auch die LDL-Werte erhöht, vervielfacht sich das Risiko (Herzinfarkt, Schlaganfall). Bei Frauen über 65 Jahre ist Lp (a) in Bezug auf das Herz-Kreislauf-Risiko von geringer Bedeutung.

Lipoprotein (a): Grenzwert

• Erwachsene < 30 mg/dl

• Beträgt der Wert mehr als 30 mg/dl, kann eine Gefährdung des Herzens vorliegen.

Energiefutter: Fettsäuren

Energiereiches Fett in Nahrungsmitteln und Körperfett besteht überwiegend aus Fettsäuren. Die Fettsäuren selbst bestehen aus verketteten Kohlenstoffatomen, wobei freie Bindungsstellen mit Wasserstoffatomen besetzt sind. Natürliche Fette und Öle sind Mischungen aus unterschiedlichen Fettsäuren. So enthält Butter hunderte verschiedene Fettsäuren. In pflanzlichen Samenölen finden sich bis zu 400 unterschiedliche Fettsäuren.

Bei den Fettsäuren unterscheidet man gesättigte und ungesättigte Fettsäuren – je nachdem, ob alle verfügbaren Kohlenstoffbindungsstellen mit Wasserstoffatomen besetzt sind. Als essenzielle Fettsäuren werden mehrfach ungesättigte Fettsäuren bezeichnet, die der Körper braucht, aber nicht selbst herstellen kann. Solche Fettsäuren haben eine oder mehrere Doppelbindungen an höheren Positionen als Kohlenstoff (C)-9. Für den Menschen sind vor allem Linolsäure und Alpha-Linolensäure essenziell.

Fettsäuren werden als Triglyceride im Fettgewebe gespeichert – das heißt, an einem Glycerinmolekül hängen drei Fettsäuren. Bei Bedarf können diese Fettsäuren mobilisiert werden (Lipolyse). Die freien Fettsäuren gelangen dann via Blutkreislauf zu den Zellen, die Energie aus Fett beziehen. In Mitochondrien, den Kraftwerken der Zelle, findet die Energiegewinnung durch Oxidation der Fettsäuren statt. Umgekehrt kann der Körper auch Fettsäuren selbst herstellen, was im Zellplasma vor sich geht. Alle höheren Tiere können das unter Mitwirkung von Enzymen (Fettsäure-Synthase) bewerkstelligen.

So viel steht fest: Fett ist lebenswichtig – die Mischung und Qualität machen den Unterschied. Gesunde Ernährung enthält eine gesunde Mischung aller Arten von Fettsäuren. Die hochgelobten mehrfach ungesättigten Fettsäuren in hochwertigen Pflanzenölen sind dann das i-Tüpfelchen der gesunden Küche. Ungünstige Fette sind vor allem in vorverarbeiteten Lebensmitteln enthalten. Vermeiden sie gehärtetes Fett (behandelte und hocherhitzbar gemachte Fette und Öle zum Braten). Sie enthalten schädliche Transfettsäuren!

Es ist an der Zeit, unsere Angst vor Fett endlich abzulegen! Der Fettgehalt von Lebensmitteln und Ernährungsweisen ist einfach keine sinnvolle Maßeinheit, um die langfristigen gesundheitlichen Vor- und Nachteile zu beurteilen. [Mozaffarian 2016]

Fette und Öle im Angebot

Gesättigte Fettsäuren Rind-, Schweine-, Lammfleisch, Milch, Butter, Käse, Sahne, Eis, Eigelb, Schweineschmalz, Rindertalg, Kokosfett, Palmöl, Kakaobutter

Einfach ungesättigte Fettsäuren Olivenöl, Rapsöl, Avocados, Erdnüsse, Erdnussbutter, Mandeln, Nüsse, Ölsaaten

Mehrfach ungesättigte Fettsäuren fetter Fisch (Lachs, Makrele, Hering, Sardinen), Schalentiere, Nüsse, Ölsaaten, Pflanzenöle (Sonnenblumen-, Mais-, Leinsamen-, Raps-, Distel-, Sojabohnenöl)

• Fett macht nicht dick – wenn es das richtige Fett ist. Eine Studie aus Spanien widerlegt den Mythos vom Dickmacher Fett. In der PREDIMED-Studie legten die Teilnehmer (7447 Männer und Frauen, 55–80 Jahre), die mediterrane Kost mit viel Fett in Form von Olivenöl oder Nüssen konsumierten, nicht stärker an Gewicht zu als diejenigen, die sich fettarm ernährten. Studienleiter Ramón Estruch betonte: „Unsere Ergebnisse zeigen, dass eine Erhöhung des Konsums von pflanzlichem Fett im Rahmen einer mediterranen Kost bei älteren Menschen – zu Studienbeginn meist übergewichtig oder adipös – nicht zur Gewichtszunahme oder Verstärkung der zentralen Adipositas führt." Die Wissenschaftler beobachteten sogar deutliche Gewichtsabnahmen und eine geringere Zunahme des Taillenumfangs im Vergleich zur Kontrollgruppe, die sich fettarm ernährte. [Estruch 2016]

• Eine Studie mit über 135 000 Personen ohne Herz-Kreislauf-Erkrankung (35–70 Jahre; 18 Länder; 7 Regionen) ergab, dass nicht Fett sondern Kohlenhydrate die Sterblichkeit ungünstig beeinflussen. Es zeigte sich, dass eine hohe Kohlenhydratzufuhr die Gesamtsterblichkeit erhöht. Wer am meisten Kohlenhydrate konsumierte, hatte ein um 28 Prozent höheres Sterberisiko als diejenigen, die am wenigsten Kohlenhydrate aßen. Umgekehrt war der Gesamtfettverzehr und jede Art von Fett mit einer niedrigeren Gesamtsterblichkeit assoziiert – bei vermehrter Aufnahme ungesättigter Omega-3-Fettsäuren auch mit einem geringeren Schlaganfallsrisiko. [Deghan 2017]

Gesättigte Fettsäuren

Gesättigte Fettsäuren sind reine Kalorienspender und kein unverzichtbarer Nahrungsbestandteil. Diese Art Fett erhöht den Cholesterinspiegel und ist möglicherweise ungesund für Herz und Kreislauf, falls zu viel davon aufgenommen wird. Auch das Darmkrebsrisiko könnte steigen, wenn man sich überwiegend von Wurst und rotem Fleisch ernährt.

Von den gesättigten Fettsäuren wirken vor allem Laurin-, Myristin- und Palmitinsäure cholesterinerhöhend. In westlichen Ländern werden meist zu viel gesättigte Fettsäuren konsumiert, was Übergewicht plus hohe Cholesterin- und Triglyceridwerte begünstigen könnte. Eine Ausnahme ist die gesättigte Fettsäure Stearinsäure, die in ungesättigte Ölsäure verwandelt werden kann.

Da gesättigte Fettsäuren aus Kohlenhydraten selbst produziert werden können, gilt kohlenhydratreiche Ernährung (Zucker, Softdrinks, Weißmehlprodukte) als nicht optimal: Aus überschüssigen Kohlenhydraten entstehen reichlich gesättigte Fettsäuren, die zum Anstieg der Cholesterinwerte und zu weiteren Problemen beitragen (Übergewicht, Diabetes, Bluthochdruck).

Ungesättigte Fettsäuren

Einfach ungesättigte Fettsäuren kann der menschliche Körper selbst herstellen. Wer statt Fleisch und Milchprodukten einfach ungesättigte Fettsäuren (wie die Ölsäure) in Oliven- und Rapsöl bevorzugt, lebt besonders gesund.

Man bekommt zusätzlich antioxidativ wirksames Vitamin E. Einer Studie zufolge sind einfach ungesättigte Fettsäuren pflanzlichen Ursprungs im Vergleich zu Fettsäuren aus tierischen Quellen besonders wirksam, wenn es um die Vorbeugung tödlicher Herzkrankheiten geht. [Guasch 2018]

Mehrfach ungesättigte Fettsäuren sind Bausteine von Zellmembranen. Sie sind auch für Botenstoffe erforderlich, die den Blutdruck, Entzündungsprozesse, die Blutgerinnung und den Fettstoffwechsel regulieren. Die Vitamine A, D, E und K werden in Verbindung mit Fett besonders gut aufgenommen, weil sie fettlöslich sind.

• Bevor es moderne Pflanzenöle gab, nahm die Menschheit solche Fettsäuren frisch und naturbelassen nur in geringer Menge auf. Demnach sollten die besonders wertvollen mehrfach ungesättigten Fettsäuren auch nur die krönende Gesundheitszugabe sein und nicht inflationär eingesetzt werden.

• Mehrfach ungesättigte Fette sind hitze-, sauerstoff- und lichtempfindlich. Speiseöle werden bei der Herstellung oft hohen Temperaturen ausgesetzt. Sie denaturieren und verderben dann leichter. Pflanzenöle mit mehrfach ungesättigten Fettsäuren eignen sich deshalb in der Küche nicht zum Kochen, Backen und Braten.

Fettkunde

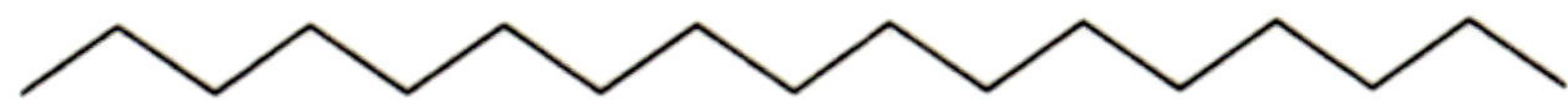

Gesättigte Fettsäuren Alle verfügbaren Bindungen an Kohlenstoffatomen sind mit Wasserstoffatomen besetzt. Gesättigte Fette sind äußerst stabil und haben bei Raumtemperatur feste oder relativ feste Konsistenz. Sie können zum Kochen und Braten benutzt werden. Butter, Ghee, Speck, Talg, Schmalz oder Kokosöl enthalten gesättigte Fettsäuren.

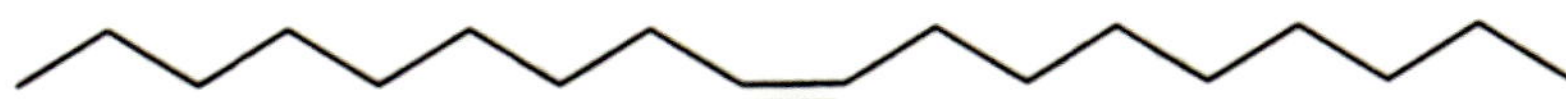

Einfach ungesättigte Fettsäuren Sie haben eine Doppelbindung zwischen zwei Kohlenstoffatomen, also zwei Wasserstoffatome weniger. Sie sind relativ stabil und bei Raumtemperatur meist flüssig. Sie können zum Kochen und Braten verwendet werden. Der Körper kann für unterschiedliche Zwecke einfach ungesättigte Fettsäuren aus gesättigten Fettsäuren herstellen. Am häufigsten kommt die Ölsäure als einfach ungesättigte Fettsäure in unseren Nahrungsmitteln vor. Ölsäure ist vor allem in Olivenöl, aber auch in Mandelöl, Pekan-, Cashew- und Erdnüssen, Avocados und Palmöl enthalten. Tierische Fette wie Schweineschmalz, Hühnerfett und Rindertalg enthalten gleichfalls Ölsäure.

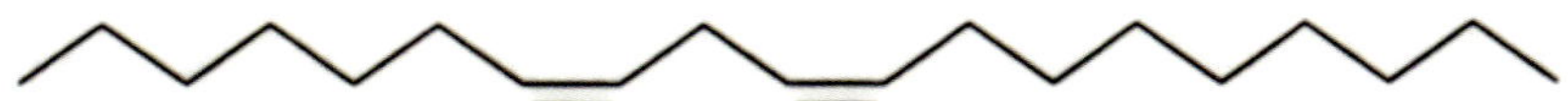

Mehrfach ungesättigte Fettsäuren Sie haben zwei oder mehr Doppelbindungen (cis-Konfiguration). Am häufigsten kommen die zweifach ungesättigte Fettsäure Linolsäure (Distel-, Sonnenblumen-, Soja-, Walnuss-, Hanf- und Traubenkernöl) und die dreifach ungesättigte Fettsäure Alpha-Linolensäure (Lein- und Hanföl) in Nahrungsmitteln vor. In Bezug auf die Position der ersten Doppelbindung unterscheidet man Omega-3- und Omega-6-Fettsäuren. Solche Fettsäuren bleiben auch bei Kühlschranktemperaturen flüssig. Da sie reaktionsfreudig sind und leicht oxidieren (durch Luftsauerstoff), werden sie rasch ranzig.

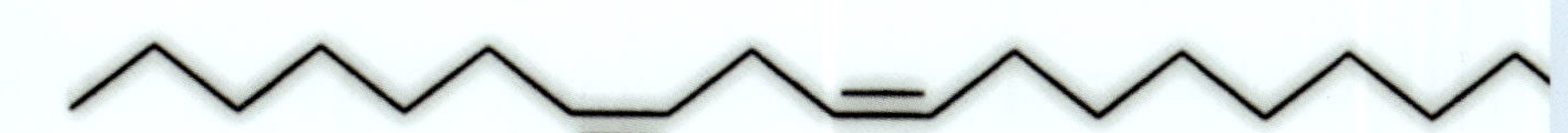

Transfettsäuren Bei diesen Fettsäuren sind die Wasserstoffatome an der Doppelbindung gegenüberliegend angeordnet (trans-Konfiguration), was die räumliche Molekülstruktur und die biologischen Wirkungen verändert. Solche Fettsäuren entstehen bei der Fetthärtung, etwa bei der Herstellung von Margarine. Mehrfach ungesättigte Fettsäuren (cis-Konfiguration) in Pflanzenölen verwandeln sich ab Temperaturen von 130 °C in Transfettsäuren.

Gut zu wissen: Kalt gepresstes Kokosöl

Kokosöl ist ein kulinarischer Genuss. Es wird aus dem Fleisch der Kokosnuss gewonnen und enthält 92 Prozent gesättigtes Fett. Allerdings ist dieses gesättigte Fett in der Kokosnuss nicht mit den gesättigten Fetten in tierischen Lebensmitteln wie Fleisch und Milch vergleichbar. Den Unterschied machen mittelkettige Fettsäuren, die als gesund gelten. Mittelkettige Fettsäuren in kalt gepresstem Kokosöl wirken sich positiv auf den Cholesterinspiegel aus. Es ist hitzebeständig (Rauchpunkt: 234 °C) und bestens geeignet zum Kochen und Braten.

Fett in der Küche

• Gesättigte Fettsäuren sind reichlich in kaltgepresstem Kokosöl enthalten. Es ist hitzestabil, gesund und eignet sich sehr gut zum Backen und Frittieren. Sie können auch Ghee (Form von Butterschmalz) verwenden, wie die ayurvedische Küche. Allerdings sind gesättigte Fettsäuren reine Energiespender.

• Einfach ungesättigte Fettsäuren in Olivenöl (Rauchpunkt 130 bis 175 °C) und Rapskernöl (Rauchpunkt ca. 140 °C) sind nur bedingt wärmestabil. Sie sollten nicht zu stark erhitzt werden. Ein Salatdressing mit solchen Ölen ist lecker und gesund. Verwenden Sie Oliven- oder Rapsöl, auch zum Backen.

• Mehrfach ungesättigte Fettsäuren sind besonders hitzeempfindlich. Kurze Garzeiten bei geringer Temperatur sind deshalb bei Fisch und Meeresfrüchten empfehlenswert. Native Pflanzenöle wie Leinöl, Kürbiskernöl, Distelöl, Chiaöl etc. nie erhitzen, nur kalt verwenden.

• Für Ofengerichte brauchen Sie weniger Fett als bei gebratenen Speisen.

• Nehmen Sie Walnüsse, Zedernnüsse, Kürbiskerne, Sonnenblumenkerne, Esskastanien u. a. als Zutat für kreative Menükompositionen.

• Essenzielle mehrfach ungesättigte Fettsäuren sind Omega-3-Fettsäuren (wie Alpha-Linolensäure) und Omega-6-Fettsäuren (wie Linolsäure). Sie helfen bei der Bekämpfung von Toxinen, Bakterien, Viren, Schadstoffen, Allergenen und schützen die Körperzellen. Sie liefern Vorstufen der Prostaglandine, die für Gehirn, Auge, Nebennieren und Hoden unverzichtbar sind.

• Langkettige Omega-3-Fettsäuren sind zur Energieversorgung des Auges und des Gehirns nötig. Fettes Öl vom Hochseefisch enthält Omega-3-Fettsäuren und gilt als Mittel, um Herzinfarkt und Schlaganfall vorzubeugen. Auch Eicosapentaensäure (EPA) und Docosahexaensäure (DHA) gehören zur Omega-3-Gruppe und finden sich vor allem in Meeresfischen wie Makrele, Thunfisch, Lachs und Hering. Leider sind Meeresfische heute nicht mehr uneingeschränkt zum Verzehr zu empfehlen, sie können stark belastet sein – mit Schwermetallen, Antibiotika, Hormonen und Mikroplastik. Samen, Nüsse und hochwertige Pflanzenöle sind hervorragende alternative Quellen von Omega-3-Fettsäuren.

• Omega-6-Fettsäuren sind vor allem in Borretsch- und Nachtkerzenöl, in Sonnenblumen-, Distel- und Maisöl enthalten, in geringer Menge auch in Fleisch und Milchprodukten.

Transfettsäuren

Transfettsäuren gelten als ungünstige, schädliche Nahrungsfette. Ein heftig umstrittenes Thema, gerade weil sie in so vielen Nahrungsmitteln enthalten sind. Bei natürlichen ungesättigten Fettsäuren liegen die Wasserstoffatome der Kohlenstoff-Doppelbindung auf derselben Seite (cis-Konfiguration). Bei Transfettsäuren sind die Atome an der Doppelbindung gegenüberliegend angeordnet (trans-Konfiguration, siehe S. 57). Das verändert die räumliche Struktur und die biologische Funktion.

Transfettsäuren können zwar zur Energiegewinnung, nicht aber für andere Aufgaben genutzt werden. Man hat folgende Wirkungen beobachtet:

• In Zellmembranen verhalten sich Transfettsäuren als gesättigte Fettsäuren, wirken also eher (ungünstig) verfestigend statt verflüssigend.

• Sie verstärken die Gerinnungsneigung von Blutplättchen.

• Sie werden langsamer verstoffwechselt, was im Notfall nachteilig ist.

Fettsäuren in Pflanzenölen

Pflanzenöl	Alpha-Linolensäure dreifach ungesättigt	Linolsäure zweifach ungesättigt	Ölsäure einfach ungesättigt
Leinöl	58 %	14 %	19 %
Chiaöl	55 %	18 %	6 %
Sojabohnenöl	7 %	50 %	26 %
Rapsöl	7 %	30 %	54 %
Walnussöl	5 %	51 %	28 %
Weizenkeimöl	5 %	50 %	25 %
Distelöl	–	75 %	13 %
Sonnenblumenöl	–	65 %	23 %
Sesamöl	–	45 %	42 %
Erdnussöl	–	29 %	47 %
Mandelöl	–	17 %	78 %
Olivenöl	–	8 %	76 %
Avocadoöl	–	10 %	70 %
Hanföl	20 %	60 %	12 %

- Sie beeinflussen die Synthese wichtiger Prostaglandine ungünstig.
- Sie erhöhen Gesamtcholesterin und LDL-Cholesterin, und senken HDL.
- Ob Transfettsäuren krebsfördernd wirken, ist unklar.

Hohe Temperaturen bei der Ölproduktion oder beim Braten in der Küche können Transfett generieren. Ab einer Temperatur von 160 °C entstehen Transfette, über 200 °C haben sich fast alle ungesättigten Fette in Transfette verwandelt. Bevorzugen Sie kalt gepresste Pflanzenöle. Ungehärtetes Pflanzenöl enthält keine Transfettsäuren.

Margarine? Gesund oder ungesund? Bei der Härtung von Pflanzenölen entstehen Transfettsäuren. Margarine ist gehärtetes Fett. Deutsche Margarine soll maximal 10 Prozent, Reform- und Diätmargarine 5 Prozent Transfett enthalten. Transfettsäuren stören den Fettstoffwechsel und die Cholesterinbalance. Darauf können Sie verzichten.

Fett in Lebensmitteln

Fettsäuren	Lebensmittel	Anteil an der Gesamtfettaufnahme (maximal 30 % des Kalorienbedarfs)	Empfehlung für die Ernährung
Gesättigt	Rind-, Schweine-, Lammfleisch, Hühnerhaut, Milch, Butter, Käse, Sahne, Eis, Eigelb, Schweineschmalz, Rindertalg, Kokosfett, Palmöl, Kakaobutter	7 bis 10 Prozent	tierische Fette, Geflügel
Einfach ungesättigt	Olivenöl, Rapsöl, Avocado, Erdnüsse, Erdnussbutter, Mandeln, Nüsse, Ölsaaten	10 bis 16 Prozent	Olivenöl für die Küche
Mehrfach ungesättigt	Nüsse, Ölsaaten, Pflanzenöle (Sonnenblumen-, Mais-, Leinsamen-, Raps-, Distel-, Sojabohnenöl), fetter Fisch (Lachs, Makrele, Hering, Sardinen), Schalentiere	7 bis 10 Prozent	Ein bis zwei Mal pro Woche
Transfett (teilweise gehärtetes Pflanzenfett)	Kuchen- und Keks-Fertigprodukte, Chips, Pommes, Mikrowellenpopcorn, Fertigsaucen (Pulver), Kuchenmischungen	–	nicht empfehlenswert
Gehärtetes Pflanzenfett	Margarine u. a.	–	nicht empfehlenswert

Risikofaktor: Cholesterin?

Sind hohe Cholesterinwerte im Blut eine Krankheit? Hypercholesterinämie? Die herrschende Doktrin bejaht diese Frage und empfiehlt bei Bedarf Cholesterinsenker, zum Beispiel Statine. Manch einer bezweifelt, dass das noch zeitgemäß ist.

Hypercholesterinämie verursacht zunächst keine Beschwerden wie Bluthochdruck, Diabetes im Anfangsstadium oder Übergewicht. Betroffene fühlen sich lange Zeit gesund. Somit gibt es auch keinen Leidensdruck. Das ist gut und schlecht zugleich.

Einen Beweis dafür, dass Hypercholesterinämie Organschäden oder Krankheiten verursacht, gibt es nicht. Möglicherweise haben hohe Cholesterinwerte und Herz-Kreislauf-Risiken gewisse Bezugspunkte. Im Einzelfall kann aber niemand voraussagen, ob sich ein theoretisches Risiko auch bemerkbar machen wird. Welchen Sinn hat es dann, Angst vor dem Herzinfarkt zu schüren und zweifelhafte Cholesterinsenker zu verordnen?

Bei hohen Cholesterinwerten kann man schlechterdings nicht präzise zwischen Krankheit und Gesundheit, „normal" oder „krankhaft verändert" (pathologisch), unterscheiden. Der „Graubereich" zwischen „gesund" und „krank" reicht mindestens von 190 mg/dl bis 290 mg/dl Gesamtcholesterin. Zuverlässige und belastbare Grenzwerte für ein Risiko durch hohe Cholesterinwerte sind bis heute nicht definiert. Vor diesem Hintergrund ist es nicht vertretbar, hohe Cholesterinwerte flächendeckend mit Cholesterinsenkern zu behandeln – wenn deren Sicherheit und Nutzen für Anwender nicht hinreichend belegt sind.

Fritten-Chips-Margarine-Test: Durchgefallen!

In New York führte man 2007 strenge Auflagen für Transfettsäuren in Restaurants, Bäckereien und Großküchen ein. Eine Studie zeigte, dass es nach etwa drei Jahren weniger Klinikeinweisungen wegen Herzinfarkt oder Schlaganfall gegeben hatte. Seit 2018 dürfen Transfettsäuren in den USA in industriellen Nahrungsmitteln nur noch mit Genehmigung eingesetzt werden. [Brandt 2017]

Dennoch sollen Sie auffallend hohe Cholesterinwerte nicht einfach ignorieren! Sie können zusammen mit einem Bündel weiterer Risikofaktoren auf Handlungsbedarf hinweisen. Das ist gut, wenn es dazu beiträgt, dass Sie sich für einen gesünderen Lebensstil entscheiden. Ob tatsächlich Medikamente nötig sind, bestimmt nicht nur Ihr Cholesterinwert. Insofern betrachten Sie Ihren aktuellen Cholesterinwert zunächst als „normalen" Wert.

Dass niedrigere Cholesterinwerte gesünder sind als hohe, trifft nicht zu. Im Gegenteil sprechen Studienergebnisse eher dafür, dass höhere Cholesterinwerte vorteilhaft sind, beispielsweise bei über 60-Jährigen. Darüber hinaus beobachtete man bei niedrigen Werten unerwünschte Begleiterscheinungen. Die Sterblichkeit wurde keineswegs positiv beeinflusst. Nach wie vor sterben die meisten Deutschen an Herz-Kreislauf-Krankheiten – trotz Cholesterinsenkern.

Geistig fit mit hohen Cholesterinwerten!

• Forscher beobachteten neun Jahre lang mehr als 6000 Frauen (> 55 Jahre). Hohe Cholesterinspiegel waren im Vergleich zu niedrigen seltener mit einer Parkinson-Erkrankung assoziiert. Je höher der Cholesterinspiegel, desto geringer das Risiko. [de Lau 2006]

• Forscher aus den USA und Schweden fanden in einer Studie mit 382 älteren Menschen heraus, dass diejenigen mit den höchsten Cholesterinwerten (> 265 mg/dl) im Vergleich zur Kontrollgruppe 10 Jahre später seltener an Demenz erkrankten. [Mielke 2005]

• Eine Analyse von Daten der *Framingham Heart Study* wies nach, dass es einen direkten Zusammenhang zwischen geistiger Leistungsfähigkeit und der Höhe des Cholesterinspiegels gibt: Je höher der Cholesterinwert, desto fitter im Kopf. [Elias 2005]

Der Cholesterinwert ist, wie er ist. Er ist weder gut noch böse. Ihr Cholesterinwert ist eine Momentaufnahme der bestmöglichen Balance des Fettstoffwechsels. Nehmen Sie Ihren Cholesterinwert gelassen zur Kenntnis. Bestenfalls weist er darauf hin, Ihre Gesundheit im Auge zu behalten.

Familiäre Hypercholesterinämie

Die familiäre Hypercholesterinämie ist eine seltene erbliche Fettstoffwechselstörung. Sie wird durch Veränderung (Mutation) desjenigen Gens verursacht, das für die Bildung der LDL-Rezeptoren zuständig ist. Durch extrem hohe LDL-Cholesterinspiegel können sich Lipide in der Haut und den Sehnen ablagern, wobei gelbliche knotige Fettablagerungen entstehen (Xanthome). Lagern sich Fettstoffe in den Arterienwänden ab, kann es schon in jungen Jahren zur Arteriosklerose kommen. Man unterscheidet mischerbige (heterozygote) und reinerbige (homozygote) Hypercholesterinämien.

Von hohen Cholesterinwerten profitieren!

Hohe Cholesterinwerte …

- … beeinflussen das Herzinfarktrisiko von Männern nicht ungünstig. [Böttiger 1983]
- … sind kein Risikofaktor für Diabetiker. [Chan 2005]
- … sind kein Risikofaktor für Patienten mit Nierenversagen. [Bellomo 2003]
- … sind kein Risikofaktor für Patienten mit familiärer Hypercholesterinämie. [Neil 2004]
- … sind kein Risikofaktor für Schlaganfall. [PSC 1995]
- … sind kein Risikofaktor für eine periphere Gefäßerkrankung. [Shestov 1993]
- Frauen mit hohen Cholesterinwerten leben länger als Frauen mit niedrigen Werten. [Jacobs 1992]
- Cholesterin ist kein Risikofaktor für Patienten mit koronarer Herzkrankheit. [Behar 1997]

• Bei der mischerbigen Form haben Kinder von ihren Eltern nur ein defektes Gen geerbt, was zu Fehlfunktionen des LDL-Rezeptors führt. Jedes Kind hat eine Chance von 50:50, eine Hypercholesterinämie zu bekommen. Die mischerbige Form kommt bei etwa einem von 500 Kindern vor. Weniger als 0,5 Prozent der Menschheit sind betroffen.

• Tragen beide Elternteile ein defektes Gen, erben drei Viertel ihrer Kinder mindestens ein solches Gen. Das Risiko, dass beide Gene vererbt werden, beträgt 1:4. In diesem Fall entwickelt sich dann die schwere Form der reinerbigen Hypercholesterinämie. Die Häufigkeit beträgt etwa 1:1 Million.

• Kennzeichen der familiären Hypercholesterinämie sind Gesamtcholesterinwerte von 650 bis 1000 mg/dl und LDL-Cholesterinwerte von > 500 mg/dl bereits in früher Jugend. Herz-Kreislauf-Krankheiten machen sich dann vorzeitig bemerkbar („frühe Arteriosklerose").

Allerdings steht die Frage im Raum, ob hohe Cholesterinspiegel hier wirklich die Ursache der Arteriosklerose sind. Um diese Frage zu klären, muss man früh verstorbene Patienten pathologisch untersuchen. Solche Studien zeigten, dass die Gefäßveränderungen bei reinerbiger Hypercholesterinämie durchaus anders beschaffen waren als bei „früher Arteriosklerose". [Stehbens 1991]

• Englische Forscher stellten fest, dass Menschen mit familiärer Hypercholesterinämie (FH) mindestens genauso lange leben wie nicht betroffene Menschen! Man findet bei FH zwar mehr Todesfälle durch Herzinfarkt, aber weniger durch Krebserkrankungen. Hypercholesterinämie-Patienten leben sogar länger als Menschen ohne defektes LDL-Gen, wenn sich in Herzkranzgefäßen keine Fettstoffe ansammeln. [Neil 2005]

• Eine finnische Studie beobachtete 100 Personen mit unbehandelter familiärer Hypercholesterinämie 17 Jahre lang. Es zeigte sich, dass die LDL-Cholesterinwerte der Gruppe der verstorbenen Patienten mit den Werten der überlebenden Patienten vergleichbar waren – zudem hatten 67 Prozent der Verstorbenen geraucht, von den Überlebenden waren nur 41 Prozent Raucher. [Miettinen 1988] Diese Befunde wurden von anderen Studien bestätigt. Exklusiv hohe Cholesterinwerte scheiden demnach als Ursache von Herzkrankheiten aus.

• Da Arteriosklerose alle Arterien des Körpers be fallen kann, sollte man glauben, auch in Hirnarterien gefährliche Fettablagerungen zu finden, wenn eine FH vorliegt. Das ist durchaus nicht der Fall, wie italienische Studien zeigten. Trotz sehr hoher Cholesterinwerte waren die Hirnarterien in genau so gutem Zustand wie bei einer Vergleichsgruppe mit deutlich niedrigeren Werten. [Postiglione 1991]

Vielleicht muss man nach anderen Ursachen für Arteriosklerose und KHK suchen – Infektionen oder Veränderungen der Blutgerinnung oder hohe Homocysteinspiegel. Darauf weisen auch große Studien mit Cholesterinsenkern hin, die trotz niedriger Cholesterinwerte keinen Einfluss auf die Sterblichkeit nachweisen konnten.

Manche Menschen erkranken bereits in früher Jugend an KHK. Menschen mit Herzproblemen haben aber nicht zwangsläufig höhere Cholesterinwerte als Menschen ohne Herzprobleme! Da Cholesterin nicht die Ursache der Herzprobleme ist, bringt die medikamentöse Absenkung des Cholesterinspiegels auch keinen wirklichen Nutzen.

Individuelles Risiko abschätzen

Wir können davon ausgehen, dass hohe Cholesterinwerte nicht die Ursache von Arteriosklerose, koronarer Herzkrankheit, Herzinfarkt und Schlaganfall sind. Hohe Cholesterinwerte sind bestenfalls einer von vielen Risikofaktoren, mindestens aber ein Risikoindikator.

Wer sein persönliches Herz-Kreislauf-Risiko abschätzen möchte, sollte mehrere Faktoren berücksichtigen. Eine solche Einschätzung ist mit einer Tabelle der *European Heart Foundation* möglich, die die wichtigsten Risikofaktoren enthält: Alter, Geschlecht, Raucher/Nichtraucher, systolischer Blutdruck und Gesamtcholesterinwert. Die Tabelle (siehe S. 66) liefert Anhaltspunkte dafür, wie hoch Ihr Risiko ist, bei unverändertem Lebensstil innerhalb von 10 Jahren an einer Herz-Kreislauf-Erkrankung zu sterben.

Cholesterinsenker: Mit Vorsicht zu genießen

Cholesterinsenker (Blutfettsenker, Lipidsenker) sind Medikamente, die „entgleiste“ Blutfettwerte rasch „normalisieren“ sollen. Sie waren als ultimative Waffe gedacht, um den als „Übeltäter“ ausgemachten Cholesterinwert zu senken. Das Medizinestablishment und Pharmahersteller propagie-

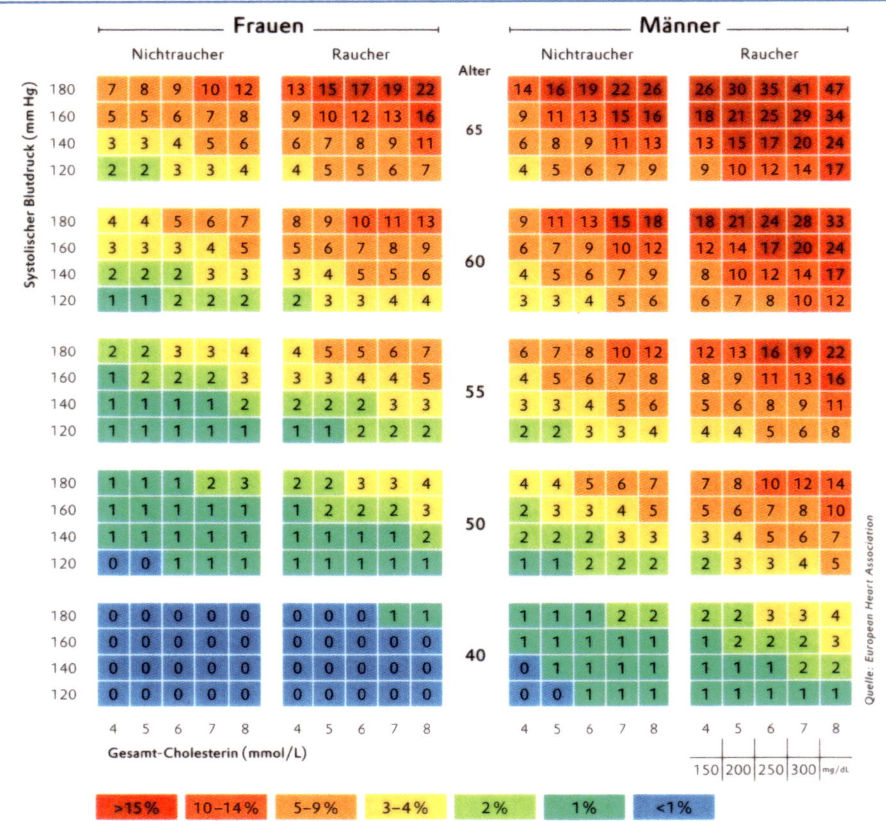

Frauen

Alter	Systolischer Blutdruck (mm Hg)	Nichtraucher 4	5	6	7	8	Raucher 4	5	6	7	8
65	180	7	8	9	10	12	13	15	17	19	22
	160	5	5	6	7	8	9	10	12	13	16
	140	3	3	4	5	6	6	7	8	9	11
	120	2	2	3	3	4	4	5	5	6	7
60	180	4	4	5	6	7	8	9	10	11	13
	160	3	3	3	4	5	5	6	7	8	9
	140	2	2	2	3	3	3	4	5	5	6
	120	1	1	2	2	2	2	3	3	4	4
55	180	2	2	3	3	4	4	5	5	6	7
	160	1	2	2	2	3	3	3	4	4	5
	140	1	1	1	1	2	2	2	2	3	3
	120	1	1	1	1	1	1	1	2	2	2
50	180	1	1	1	2	3	2	2	3	3	4
	160	1	1	1	1	1	1	2	2	2	3
	140	1	1	1	1	1	1	1	1	1	2
	120	0	0	1	1	1	1	1	1	1	1
40	180	0	0	0	0	0	0	0	0	1	1
	160	0	0	0	0	0	0	0	0	0	0
	140	0	0	0	0	0	0	0	0	0	0
	120	0	0	0	0	0	0	0	0	0	0

Männer

Alter	Systolischer Blutdruck (mm Hg)	Nichtraucher 4	5	6	7	8	Raucher 4	5	6	7	8
65	180	14	16	19	22	26	26	30	35	41	47
	160	9	11	13	15	16	18	21	25	29	34
	140	6	8	9	11	13	13	15	17	20	24
	120	4	5	6	7	9	9	10	12	14	17
60	180	9	11	13	15	18	18	21	24	28	33
	160	6	7	9	10	12	12	14	17	20	24
	140	4	5	6	7	9	8	10	12	14	17
	120	3	3	4	5	6	6	7	8	10	12
55	180	6	7	8	10	12	12	13	16	19	22
	160	4	5	6	7	8	8	9	11	13	16
	140	3	3	4	5	6	5	6	8	9	11
	120	2	2	3	3	4	4	4	5	6	8
50	180	4	4	5	6	7	7	8	10	12	14
	160	2	3	3	4	5	5	6	7	8	10
	140	2	2	2	3	3	3	4	5	6	7
	120	1	1	2	2	2	2	3	3	4	5
40	180	1	1	1	2	2	2	2	3	3	4
	160	1	1	1	1	1	1	2	2	2	3
	140	0	1	1	1	1	1	1	1	2	2
	120	0	0	1	1	1	1	1	1	1	1

Gesamt-Cholesterin (mmol/L): 4 | 5 | 6 | 7 | 8 — 150 | 200 | 250 | 300 mg/dL

>15 % | 10–14 % | 5–9 % | 3–4 % | 2 % | 1 % | <1 %

Quelle: European Heart Association

Die farbigen Tabellen (Frauen/Männer) zeigen das altersbezogene Risiko für eine tödlich verlaufende Herz-Kreislauf-Erkrankung unter der Annahme, dass der Lebensstil nicht verändert wird. So können Sie Ihr Herz-Kreislauf-Risiko abschätzen:

- Wählen Sie Ihr Geschlecht und Ihre Altersgruppe.
- Ordnen Sie sich der Gruppe „Raucher“ oder „Nichtraucher“ zu.
- Wählen Sie Ihren systolischen Blutdruckwert (mmHg) aus der linken Zahlenbeschriftung.
- Wählen Sie Ihren Cholesterinwert (mmol/l) aus der Zahlenbeschriftung unter der Tabelle. Rechts unten befindet sich eine Umrechnungstabelle für die Einheit mg/dl.

Die sich am Ende ergebende Zahl entspricht der statistischen Wahrscheinlichkeit in Prozent, innerhalb der nächsten zehn Jahre an einer Herz-Kreislauf-Erkrankung zu sterben.

Hohe Cholesterinwerte: Überlebensvorteil!

Nicht nur in früheren Zeiten vermittelten hohe Cholesterinwerte Schutzwirkungen. Holländische Forscher untersuchten die Lebensgeschichten von Menschen mit familiärer Hypercholesterinämie über einen Zeitraum von 200 Jahren. Mithilfe von Stammbäumen fanden sie 412 Personen, die mit 50%iger Wahrscheinlichkeit von Hypercholesterinämie betroffen waren. Die Analyse der zugehörigen Sterbetafeln ergab, dass die Lebenserwartung mit defektem LDL-Gen in der Zeit vor 1900 nicht kürzer war als bei der Allgemeinbevölkerung, sondern länger! Damals gehörten Infektionskrankheiten zu den häufigsten Todesursachen. [Sijbrands 2001] Fazit: Hohe Cholesterinspiegel schützen vor Infektionen.

ren Cholesterinsenker nach wie vor als schnelle, (für Ärzte und Patienten) bequeme und wirksame Option – um vermeintliche Risiken in den Griff zu bekommen. Leider ist weder die ursächliche Rolle hoher Cholesterinspiegel hinreichend nachgewiesen, noch der sterblichkeitsmindernde Effekt von Cholesterinsenkern hieb- und stichfest.

Im Gegenteil erwiesen sich zu stark abgesenkte Cholesterinwerte als zwiespältige und problematische Errungenschaft. Die Medikamente haben Nebenwirkungen und Kontraindikationen, die man nicht ignorieren kann. So gibt es beispielsweise Anhaltspunkte dafür, dass eine starke Absenkung des LDL-Cholesterinwerts Alzheimer-Demenz und Parkinson-Erkrankung begünstigen könnte. Studienteilnehmer mit LDL-Werten von 70 mg/dl hatten im Vergleich zu solchen mit 155 mg/dl ein höheres Parkinson-Risiko. Auch Cholesterinsenker könnten solche Nebenwirkungen haben. [Benn 2017]

Cholesterinsenker sollten vom Arzt nur gut begründet verordnet werden, was häufig nicht der Fall ist. Der Patient muss wissen, worauf er sich einlässt. Hohe Cholesterinwerte allein sind kein hinreichendes Argument für die Verordnung von Cholesterinsenkern.

Statine

Statine oder CSE (Cholesterinsyntheseenzym)-Hemmer gelten als zeitgemäße Medikation. Zu dieser Stoffklasse gehören Atorvastatin, Fluvastatin, Lovastatin, Pravastatin, Simvastatin u. a. Statine hemmen das Enzym der körpereigenen Cholesterinproduktion, die HMG-CoA-Reduktase. Statine senken nicht nur den LDL-Cholesterinspiegel, sondern auch die Triglyceridwerte. Im Durchschnitt nehmen Gesamt- und LDL-Cholesterin um bis zu 50 Prozent, Triglyceride um etwa 30 Prozent ab. Der HDL-Wert ändert sich nicht. Statine werden vor allem bei familiärer Hypercholesterinämie eingesetzt.

Seit 2005 gab es keine klinische Studie mehr zu Statinen, die irgendeinen Nutzen gezeigt hätte.

• Eine Studie zeigte, dass ältere Patienten mit mäßig hohen Cholesterinspiegeln und Bluthochdruck, die vorbeugend Statine bekommen, aus der Behandlung mit Pravastatin keinen Nutzen ziehen. Es war sogar eine nicht signifikante Tendenz zur erhöhten Sterblichkeit unter Pravastatin bei über 75-Jährigen zu beobachten. [Han 2017]

• Eine Studie mit knapp 10 000 Patienten fand heraus, dass ältere Menschen von der längerfristigen Behandlung mit Statinen zur Vorbeugung von Herz-Kreislauf-Ereignissen (Herzinfarkt, Schlaganfall) nicht profitieren: Senioren (ohne Herzkrankheit), die Statine einnahmen, schnitten nicht besser ab als Senioren ohne Cholesterinsenker. [Huesch 2018] Selbstverständlich gibt es auch Studien, die das Gegenteil „beweisen".

Mögliche Nebenwirkungen: Verstopfung, Blähungen, Kopfschmerzen, Hautausschlag, Müdigkeit, erhöhte Leberwerte, verminderte Libido, Nierenprobleme, Muskel-, Rückenschmerzen, Gelenkprobleme, schlimmstenfalls eine toxische Muskelerkrankung (Rhabdomyolyse). Solche Nebenwirkungen sind gerade bei älteren Menschen problematisch. Statine, die die Blut-Hirn-Schranke passieren können, können auch Denkstörungen verursachen, die dann im Alter zur Sturzanfälligkeit beitragen.

US-Analysen zeigten, dass sich der Anteil von Statinverordnungen zur „Vorbeugung" bei über 79-Jährigen (ohne Herzerkrankkheit) von 1999 bis 2012 mehr als verdreifacht hat! [Curfman 2017] Eine beunruhigende Entwicklung.

Cholesterinresorptionshemmer

Der Wirkstoff Ezetimib blockiert die Aufnahme von Cholesterin aus dem Darm und senkt so den LDL-Cholesterinspiegel im Blut. Das Medikament gilt als Alternative zu Statinen bei Patienten mit familiärer Hypercholesterinämie.

Mögliche Nebenwirkungen Kopfschmerzen, Bauchschmerzen, Durchfall, Anstieg der Leber- und Muskelenzymwerte.

Fibrate

Wirkstoffe wie Clofibrat, Fenofibrat und Gemfibrozil setzen an verschiedenen Stellen des Fettstoffwechsels an. Sie erhöhen die Verstoffwechselung von Fett und beschleunigen die Entfernung von VLDL aus dem Blut. Sie senken die Triglyceridwerte um etwa 40 Prozent, die Gesamtcholesterin- sowie LDL-Spiegel um 10 bis 15 Prozent. Die Anwendung von Fibraten ist umstritten. Sie gelten als Mittel zweiter Wahl.

Mögliche Nebenwirkungen Durchfall, Übelkeit, Blähungen, Bauchschmerzen, Allergie, erhöhte Leberwerte, Muskelentzündung, Gallensteine, Herzrhythmusstörungen und Impotenz.

Gallensäurebinder

Ionenaustauscherharze oder Gallensäurebinder (Colestyramin, Colestipol) sind feste unlösliche Stoffe, die Gallensäuren im Darm binden und dem Stoffwechsel entziehen. Die Medikamente stimulieren die Leber, die dann mehr Galle aus Cholesterin (LDL-Cholesterin im Blut) produziert. Der LDL-Spiegel sinkt um etwa 20 bis 25 Prozent.

Mögliche Nebenwirkungen Verstopfung, Bauchschmerzen, Übelkeit, Blähungen, Erhöhung der Triglyceridspiegel, erhöhte Leberwerte.

Bewusste Irreführung?

Auch ich habe meinen Patienten Statine verschrieben, sogar meiner Familie. Ich konnte große klinische Studien nicht einfach in Frage stellen. Es erschien mir undenkbar, dass die Forscher sich irren – oder womöglich bewusst die gesamte Ärzteschaft täuschen könnten. Schließlich werden Studien, die in einer großen Fachzeitschrift erscheinen, zuvor von Experten überprüft. Die Ergebnisse mussten also glaubwürdig sein. […] Mitte der 2000er-Jahre stellte sich plötzlich heraus, dass die Pharmaindustrie und die für sie tätigen Wissenschaftler die Öffentlichkeit bewusst täuschen können. […] Seit 2005 gab es keine klinische Studie mehr zu Statinen, die irgendeinen Nutzen gezeigt hätte. Michel de Lorgeril [zit. Georget 2016]

Vom Pestizid zum Cholesterinsenker

In Frankreich geschieht etwas sehr Interessantes. Es kommt zu einer Vergiftung mit Pestiziden, die auf den Feldern versprüht wurden. Viele Landwirte, die diese Produkte eingeatmet haben, sind krank geworden. In den Kliniken wird unter anderem festgestellt, dass ihr Cholesterinspiegel äußerst niedrig ist. Dies fällt einem französischen Wissenschaftler auf, der darüber mit einem Freund spricht, der für ein britisches Pharmaunternehmen namens ICI arbeitet. Er erklärt: »Wir sind da vielleicht auf etwas gestoßen. Du versuchst doch schon lange vergeblich einen Cholesterinsenker zu entwickeln.«

Der befreundete Wissenschaftler Michael Oliver macht sich also daran, auf der Basis dieses Pestizids, ein Medikament zu entwickeln, das den Cholesterinspiegel senken soll. Die Weltgesundheitsorganisation beauftragt Oliver mit einer großen europäischen Studie, bei der zigtausend Männer nach dem Zufallsprinzip in zwei Gruppen aufgeteilt werden. Der einen Hälfte wird der Cholesterinsenker Clofibrat verabreicht. Die andere Hälfte bekommt Placebo. Dann wird mehrere Jahre abgewartet. Und so kommt es zu einer weiteren Katastrophe. Es gibt nicht nur keinerlei Rückgang der Herz-Kreislauf-Erkrankungen, sondern man stellt auch fest, dass in der behandelten Gruppe mehr Gallensteine und sogar mehr Krebsfälle auftreten. Fibrate sind ein totaler Flop.

Aber das französische Unternehmen Laboratoires Fournier hat eine Idee. Es beschließt, die Studie für sein Produkt erst gar nicht durchzuführen. Statt einer erfolglosen Studie widmet sich das Unternehmen lieber dem Marketing für die cholesterinsenkende Wirkung seines Medikaments. Das Geld wird in Kardiologenkongresse und Werbung investiert, so dass das Produkt zum marktführenden Medikament in Europa aufsteigt. Das zeigt, wie anfällig die medizinische Wissenschaft ist.

Dieses Produkt ist tausendfach verschrieben worden, ohne dass je bewiesen wurde, dass es die Infarktrate auch nur geringfügig senkt.

Dominique Dupagne, Arzt und Medizinjournalist [zit. Georget 2016]

Antikörper: PCSK9-Hemmer

Die neueste Errungenschaft der Cholesterinsenkerpartei sind superteure monoklonale Antikörper, die PCSK9 (Proproteinconvertase Subtilisin/Kexin Typ 9) hemmen, was zur dramatischen Absenkung der LDL-Spiegel führt. PCSK9-Hemmer wie Evolocumab, Canakinumab oder Alirocumab sind gegen Interleukin-1β wirksame monoklonale Antikörper mit antientzündlichen Eigenschaften. Ist das wirklich medizinischer Fortschritt?

Canakinumab Die Ergebnisse der CANTOS-Studie (*Canakinumab Antiinflammatory Thrombosis Outcome Study*) mit mehr als 10 000 Herzpatienten werden als Beweis der Endothel-Entzündungs-Theorie gefeiert (siehe S. 26). [Shah 2018] Allerdings bekamen die Teilnehmer vier Jahre lang vierteljährlich Statine in hoher Dosis zur Cholesterinsenkung, zusätzlich Placebo oder den Entzündungshemmer Canakinumab. Der Erfolg des Antikörpers hält sich in Grenzen – Schlagzeile: CANTOS kann es nicht. [ACC 2018]

Der Charité-Kardiologe Ulf Landmesser bemerkt: „Das Neue an der CANTOS-Studie ist, dass nun erstmals bei Patienten zu sehen ist, dass die spezifische Entzündungshemmung die weitere klinische Progression der [Herz-Kreislauf-] Erkrankung aufhalten kann." Der praktische Nutzen der PCSK9-Inhibitoren ist aber fragwürdig: Eine Einzeldosis Canakinumab kostet derzeit 13 540 Euro, die Jahrestherapiekosten liegen im sechsstelligen Eurobereich. Der Hersteller (*Novartis*) plant, „die Ergebnisse der Studie mit den Gesundheitsbehörden zu diskutieren und die Daten hinsichtlich der kardiovaskulären Ergebnisse zur Zulassung einzureichen". Die langfristige Anwendungssicherheit ist bislang nicht belegt. Na denn.

Evolocumab Das Versprechen lautet: LDL-Cholesterin-Senkung mit Evolocumab verringert bei Patienten Herzinfarkte, Schlaganfälle und kardiovaskulären Tod um weitere 50 bis 60 Prozent zusätzlich zur intensiven Statintherapie und ist dabei sicher – laut Hersteller *Amgen*, der mehrere große Studien mitfinanzierte. Evolocumab sei bei den wichtigsten Parametern Placebo überlegen gewesen, so Amgen. In der FOURIER-Studie erwies sich der Antikörper umso wirksamer, je niedriger die Entzündungswerte (hsCRP) und die LDL-Werte waren. [Bohula 2018]

Evolocumab ist zur Behandlung der familiären Hypercholesterinämie sowie bei Unverträglichkeit/Unwirksamkeit von Statinen zugelassen. Das Mittel kann mit Statinen oder anderen Lipidsenkern kombiniert werden.

Alirocumab Die Ergebnisse der ODYSSEY-Outcomes-Studie (*Cardiovascular Outcomes with Alirocumab After Acute Coronary Syndrome*) zeigen, dass bei Patienten, die kürzlich ein akutes Koronarsyndrom (ACS) erlitten hatten, durch zusätzliche LDL-Senkung mit dem Entzündungshemmer Alirocumab Herzinfarkt & Co. um 15 Prozent seltener auftreten als unter Placebo. [ACC 2018] Auch die Sterblichkeit war nach knapp drei Jahren um 15 Prozent niedriger. Die Studie wurde vom Hersteller (Sanofi/Regenron) unterstützt. Alirocumab ist kombiniert mit einem Statin in der EU zugelassen, mit oder ohne weiteren Cholesterinsenker – und zwar nur bei Patienten, die mit Statinen die LDL-Zielwerte nicht erreichen, sowie bei Statin-Unverträglichkeit/-Kontraindikation. Die Jahrestherapiekosten liegen im fünfstelligen Eurobereich.

Nikotinsäure

Niacin (Nikotinsäure, Nikotinsäureamid) ist für die Verstoffwechselung von Kohlenhydraten, Fett und anderen Stoffen im Körper nötig. Hochdosiertes Niacin eignet sich zur Absenkung hoher Blutfettspiegel. Es hemmt die Freisetzung von Fett im Gewebe und reduziert das Angebot an Fett an die Leber bzw. die Produktion von VLDL-Cholesterin.

Mögliche Nebenwirkungen Hautrötung, Hitzewallungen, Juckreiz, Verdauungsstörungen, Geschwüre, erhöhte Leberwerte, Gicht, erhöhte Blutzuckerspiegel.

Fischölkapseln

Zur Absenkung von Cholesterin im Blut sind Omega-3-Fettsäuren nur sehr begrenzt geeignet.

Mögliche Nebenwirkungen: Hemmung der Blutgerinnung hochdosiert. Besser, Sie nutzen Omega-3-Fettsäuren in Pflanzenölen und Ölsaaten.

Status quo: Freispruch für LDL-Cholesterin!

LDL-Cholesterin verursacht keine Herz-Kreislauf-Erkrankungen. Das ergab eine sorgfältige Prüfung der derzeitigen Fachliteraur. Weltweit führende Cholesterin- und Homocysteinforscher hatten sich mit den wichtigsten, seit Jahrzehnten umstrittenen Fragen befasst: Verursachen hohe Cholesterinspiegel Arteriosklerose und Herz-Kreislauf-Krankheiten? Verursachen hohe LDL-Cholesterinspiegel Arteriosklerose und Herz-Kreislauf-Krankheiten? Verringern Cholesterinsenker das Herz-Kreislauf-Risiko? Kann man anhand der familiären Hypercholesterinämie beweisen, dass LDL-Cholesterin Herz-Kreislauf-Krankheiten verursacht? Haben Statine die Herz-Kreislauf-Sterblichkeit verringert?

Die Autoren einer Übersichtsarbeit beantworten die aufgeworfenen Fragen wie folgt: [Ravnskov 2018]

- Unzählige Beobachtungen und Experimente belegen, dass die Fett-Cholesterin-Theorie falsch ist: Hohe Cholesterin- und LDL-Spiegel verursachen weder Arteriosklerose noch Herz-Kreislauf-Krankheiten.
- Die meisten Forscher, die an die Fett-Cholesterin-Theorie glauben, ignorieren die Tatsache, dass hohe LDL-Spiegel zur Langlebigkeit beitragen.
- Die Behauptung, dass die Statintherapie gerechtfertigt ist, wurde von Leuten propagiert, die negative Studienergebnisse ignoriert und Statistiken manipuliert haben.
- Dass die Statintherapie viele schwerwiegende Nebenwirkungen hat, wurde von Leuten verharmlost, die irreführende Studiendesigns verwendeten und Berichte unabhängiger Forscher ignorierten.
- Dass hohe LDL-Cholesterinspiegel bei familiärer Hypercholesterinämie Herz-Kreislauf-Krankheiten verursachen, ist zweifelhaft. Die LDL-Spiegel von unbehandelten Hypercholesterinämie-Patienten mit und ohne Herz-Kreislauf-Krankheit unterscheiden sich nicht.
- Weltweit nehmen Millionen Menschen Statine ein – viele davon haben keine Herz-Kreislauf-Probleme. Derzeit werden PCSK9-Hemmer zur Ab-

Cui bono: Wer profitiert?

85 Prozent unserer klinischen Studien und sogar 97 Prozent der einflussreichsten Studien werden von der Pharmaindustrie finanziert. Bei diesen Studien ist die Wahrscheinlichkeit, dass der Arzneistoff des Sponsors gut abschneidet, fünfmal höher als bei einer nicht kommerziellen Studie vom selben Medikament.

John Abramson [zit. Georget 2016]

senkung von LDL-Cholesterin propagiert, trotz schwerer Nebenwirkungen und des nicht belegten Nutzens.

- „Wir schlagen vor, dass sich die klinische Medizin von der Anwendung von Statinen und PCSK9-Hemmern verabschiedet – und stattdessen die eigentlichen Ursachen von Herz-Kreislauf-Erkrankungen identifiziert und aktiv angeht.“ [Ravnskov 2018]

Zwischenruf: Schlechte Presse!

Dass Medizin und Pharma auf Kurs bleiben („Cholesterin verursacht Arteriosklerose"), verdeutlichen Meinungsbekundungen in der Standespresse. Man pickt sich „schlechte" Studienergebnisse heraus und leitet daraus die Unwirksamkeit konkurrierender, preiswerter B-Vitamine ab.

Homocystein ist mehr oder weniger ein „unbeschriebenes Blatt".

Das apodiktische Urteil der Meinungsbildner, destilliert aus den Ergebnissen von vier Studien mit knapp 14 000 Teilnehmern, sieht dann so aus:

Deutsches Ärzteblatt: *In der Sekundärprävention des Schlaganfalls sind moderne Antihypertensiva und Atorvaststatin wirksam. … Die Behandlung einer Hyperhomocysteinämie mit B-Vitaminen und Folsäure ist nicht wirksam.* [Diener 2007]

Das widerspricht wissenschaftlicher Evidenz und wird dennoch verbreitet. Vitamin B & Co. sind unerwünscht. Solche Aussagen zementieren Ressentiments der Ärzteschaft gegenüber Vitalstoffen, deren Bedeutung für die Gesundheit nachgewiesen ist. Patienten haben leider das Nachsehen.

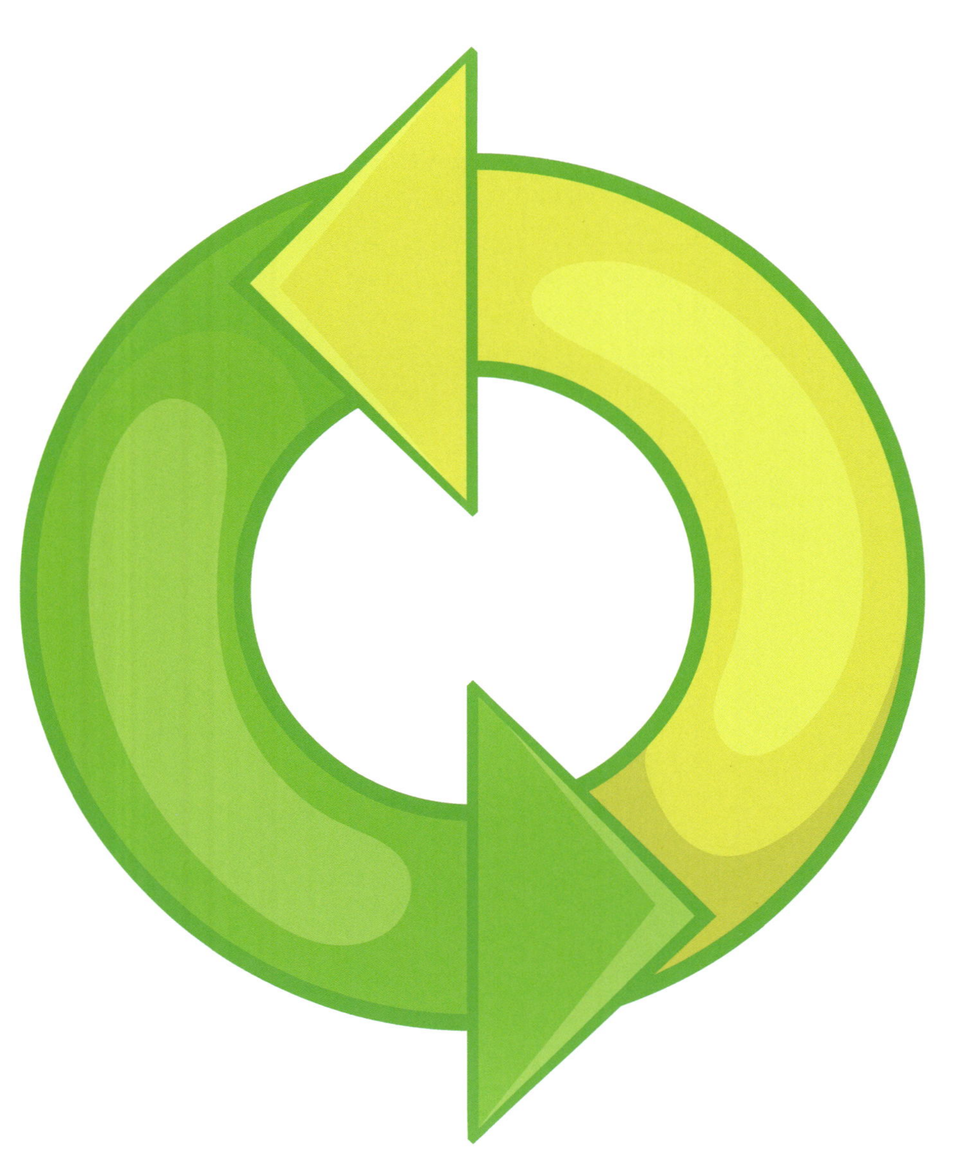

GESUNDHEITSFAKTOR: HOMOCYSTEIN

Wir wären alle nicht hier, hätten unsere Vorfahren nicht die Fähigkeit besessen, Krankheiten abzuwehren und sich selbst zu heilen. [Sheldrake 2012]

Weder die Gegner noch die Befürworter von Arteriosklerose-Theorien werden abstreiten, dass gesunde Ernährung, Bewegung und Entspannung wirksame Mittel sind, um sich vor Herz-Kreislauf-Krankheiten zu schützen. Vom gesunden Lebensstil profitiert der ganze Mensch, lebenslang. McCullys Beiträge offenbarten der wissenschaftsgläubigen Welt, dass daran nicht zu rütteln ist.

Die Homocysteinforschung liefert Belege dafür, dass Herzkrankheiten mit massentauglichen Medikamenten nicht geheilt werden können. Stattdessen zeigten McCullys Arbeiten die Gefahren von Vitalstoffmangel auf. Eine Errungenschaft des modernen Lebensstils: Bewegungsmangel, ungesunde Ernährung und Stress.

Hohe Homocysteinwerte im Blut sind typisch für B-Vitaminmangel. B-Vitamine, allen voran Vitamin B12, sind unverzichtbar für Hirn, Herz und Kreislauf. Angesichts eines möglicherweise weit verbreiteten Vitamin-B-Defizits in der Bevölkerung, wundert sich niemand über die unverändert hohe Sterblichkeit an Herz-Kreislauf-Krankheiten – mit oder ohne Cholesterinsenker.

Homocystein gehört zuallererst zu einem naturgemäß optimierten Stoffwechselprozess. Es ist ein Produkt des Methionin-Homocystein-Stoffwechsels, der in Jahrmillionen als wichtige Komponente von Zellen entwickelt und für die Erfordernisse des Überlebens von Organismen perfektioniert wurde. In nicht einmal 4000 Jahren hat sich der Lebensstil des Menschen aber so radikal verändert, dass sich dieser Molekularmotor im Zusammenspiel mit Vitamin-Cofaktoren und Enzymen in so kurzer Zeit nicht auf die neuen Anforderungen einstellen konnte.

Vor allem der moderne Lebensstil – industrielle Nahrungsmittel, Vitaminmangel, Giftbelastungen, zu wenig Bewegung – verursacht Betriebsstörungen des Aminosäuren-Motors, die zum Anfall des Stoffwechselprodukts Homocystein im Blut führen. Das kann durchaus „böse“ Folgen haben.

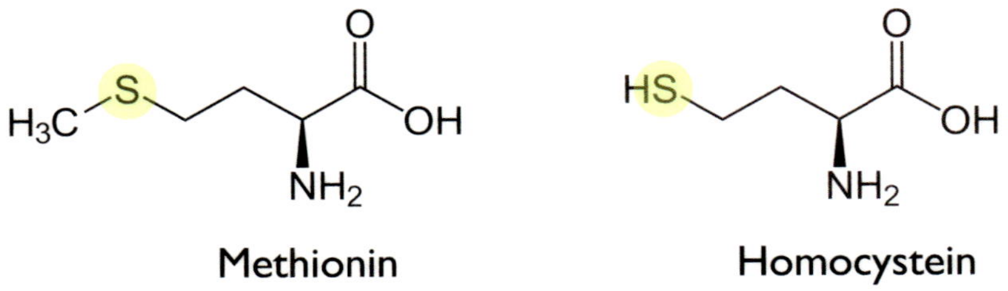

Methionin

Homocystein

Methionin und Homocystein

Zwei schwefelhaltige Aminosäuren (S = Schwefel):

- Methionin ist eine essenzielle Aminosäure, die in eiweißhaltigen Nahrungsmitteln, sowohl tierischen als pflanzlichen Ursprungs, vorkommt und zur Synthese von Proteinen verwendet wird.
- Homocystein ($C_4H_9NO_2S$) ist ausschließlich ein Zwischenprodukt des Methionin-Homocystein-Stoffwechsels.

Was ist Homocystein?

Homocystein ist eine schwefelhaltige Aminosäure, die nicht an der Bildung von Eiweißen (Proteine) beteiligt ist. Sie hat nichts anderes zu tun, als ein Zwischenprodukt des Methionin-Stoffwechsels zu sein.

Für Homocystein im Blut hat man bislang keine weitere physiologische Funktion finden können. Bekannt ist, dass es ein starkes Zellgift ist. Homocystein hat im Blut mehr oder weniger nichts zu suchen. Das heißt, je niedriger der Homocysteinspiegel, desto besser. Heute gelten erhöhte Homocysteinwerte im Blut (Hyperhomocysteinämie) als eigenständiger Risikofaktor für Herz-Kreislauf- und neurodegenerative Erkrankungen wie Demenz.

Homocystein entsteht im Körper – genauer: in Körperzellen – aus der Aminosäure Methionin. Methionin in Fleisch, Käse und anderem Nahrungseiweiß (z. B. Nüsse, Hülsenfrüchte) gehört zu unserem „täglich Brot".

Wozu wird Homocystein gebraucht? Die erste und wichtigste Antwort: Homocystein nimmt an einem fundamentalen Vorgang teil, der *Methylierung* genannt wird. Homocystein ist ein wichtiger Bestandteil des zellulären

Energie- und Informationsnetzes. In jeder Zelle findet ständig ein Recyclingvorgang statt. In dessen Verlauf wird die Aminosäure Methionin in die Aminosäure Homocystein verwandelt und anschließend wieder in Methionin. Das Recycling läuft nur mit ausreichend B-Vitaminen reibungslos. Zweck: Methylierung u. a.

Allzweckwaffe: Methylierung

Methylierung bedeutet in der organischen Chemie die Übertragung von Methylgruppen bei einer chemischen Reaktion von einem Molekül auf ein anderes (Geber-Nehmer-Prinzip). Methylgruppen (CH_3) bestehen aus einem Kohlenstoffatom und drei Wasserstoffatomen. Methylierung macht die Umwandlung von einem biochemischen Stoff in einen anderen möglich. Dieser Vorgang wird beispielsweise dafür benötigt, um Grundbausteine der Erbsubstanz (DNA) abzuändern (epigenetische Modifikation). Durch Übertragung von Methylgruppen können Informationen in der DNA auf Umwelteinflüsse angepasst werden.

Methylierungen finden in jeder Sekunde milliardenfach im Körper statt: Methylgruppen werden von einem Reaktionspartner abgegeben und von einem anderen aufgenommen. Auf diese Weise sind rasche Anpassungsreaktionen auf Veränderungen möglich, beispielsweise wenn Gefahr im Verzug ist und mehr Adrenalin für „Kampf oder Flucht" gebraucht wird.

Aminosäuren-Motor: Immer in Bewegung

Methionin ist eine essenzielle schwefelhaltige Aminosäure. Der Mensch kann diese Aminosäure nicht selbst herstellen und bezieht sie deshalb aus der Nahrung. Methionin ist der wichtigste Methylgruppenlieferant.

- Methionin ➡ Homocystein: Mit Beteiligung von Vitamin B12 (Cobalamin) wird Methionin in den, für den Zellstoffwechsel wichtigsten Methylgruppendonator SAM (S-Adenosylmethionin) verwandelt. Hat SAM seine Methylgruppe für Methylierungsreaktionen abgegeben, entsteht SAH (S-Adenosylhomocystein). Da SAH Methylierungen hemmt, muss es zwingend zu Homocystein abgebaut werden. Ist das Homocystein-Recycling in Richtung Methionin gestört (z. B. durch B12-Mangel), kommt es folglich zu Methylierungsstörungen (via SAH).

- Homocystein ➡ Methionin: Die Umwandlung von Homocystein in Methionin unter Beteiligung von Vitamin B12 (Methylcobalamin) findet im Zellplasma statt. Nachdem Cobalamin via Transcobalamin (TC)-Rezeptor in die Zelle aufgenommen wurde, übergibt es seine Methylgruppe an Homocystein – vom Enzym Methioninsynthase vermittelt. Homocystein wird anschließend durch das Enzym Homocystein-Methyl-Transferase mit Methylcobalamin als Cofaktor plus Remethylierung durch Folsäure (5-Methyl-THF) wieder zu Methionin recycelt – eine Kreislaufbewegung.

Dieser Stoffwechselzyklus dient der Regenerierung von Methionin für wichtige Methylierungsreaktionen, die unter anderem für die Produktion von Nervenbotenstoffen (Neurotransmitter) und Hormonen sowie für die Modifikation von Grundbausteinen der Erbsubstanz (DNA) einer Zelle von Bedeutung sind. Sowohl Vitamin B12 als auch Folsäure sind für diesen wichtigen Reaktionszyklus absolut nötig.

Bei B-Vitaminmangel ist das Methionin-Recycling, nicht aber die Homocystein-Synthese, unterbrochen. Homocystein fällt dann vermehrt an und gelangt ins Blut. Deshalb sind hohe Homocystein-Konzentrationen im Blut ein Anzeichen für Vitamin-B-Mangel.

Motoröl: Cofaktoren und Enzyme

Aus der Darstellung des Methionin-Homocystein-Stoffwechsels ist ersichtlich, dass es zwei Stoffwechselwege für Homocystein gibt.

Weg 1 Homocystein wird unter Mitwirkung der Cofaktoren Folsäure und Vitamin B12 durch Zugabe einer Methylgruppe (Remethylierung) zu Methionin recycelt. Der Aminosäurenmotor läuft rund. Das heißt, das Stoffwechselprodukt Homocystein verbleibt in der Zelle – gut für die Gesundheit. Für die Remethylierung von Homocystein werden zwei Enzyme benötigt: die Homocystein-Methyltransferase (Zugabe einer Methylgruppe) und die MTHFR (Methylentetrahydrofolat-Reduktase), die die Verwandlung in Methionin und via S-Adenosylmethionin-Synthase in den wichtigsten Methylgruppenspender SAM ermöglicht.

Weg 2 Homocystein wird durch das schwefelhaltige Enzym CBS (Cystathionin-β-Synthase) in Cystathionin verwandelt (Transsulfurierung), ein Zwischenprodukt der Synthese von Cystein (halbessenzielle Aminosäure). Durch Einwirkung eines weiteren Enzyms, der Cystathion-β-Lyase, entsteht dann antioxidatives Glutathion. Vitamin B6 fungiert als Cofaktor.

Glutathion ist das beste körpereigene Mittel, um freie Radikale und Giftstoffe unschädlich zu machen. Läuft der Molekularmotor wie geschmiert, profitieren wir vom antioxidativen Schutz vor Stressoren jeder Art. Niedrige Glutathionspiegel sind wie erhöhte Homocysteinwerte im Blut mit einem erhöhten Sterberisiko (jeder Ursache) assoziiert.

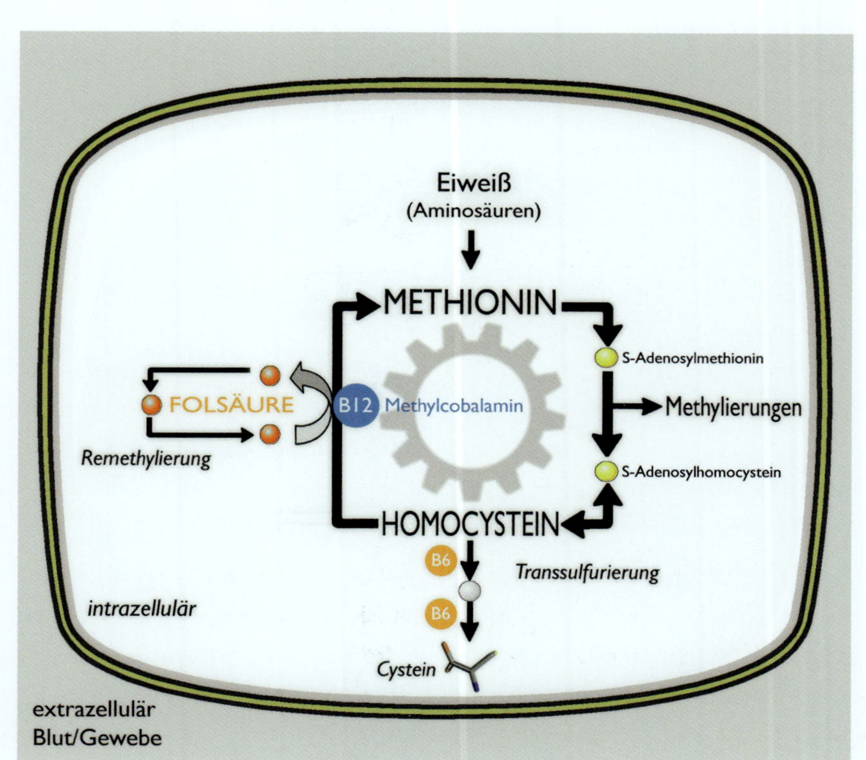

Methionin-Homocystein-Stoffwechsel

Die essenzielle Aminosäure Methionin ist in Nahrungseiweiß (Protein) enthalten und gelangt via Verdauung ins Blut. Für den Methionin-Homocystein-Stoffwechsel sind folgende Vitamine erforderlich: [Wormer 2017a]

- Vitamin B12: Methylcobalamin als Coenzym der Methionin-Synthase
- Vitamin B6: Cystein-Synthese via Transsulfurierung von Homocystein
- Folsäure: Remethylierung von Methionin

Motorschaden: Cofaktorenmangel und Enzymdefekte

Am häufigsten ist B-Vitaminmangel der Grund dafür, dass der Motor ins Stottern kommt – und übermäßig viel Homocystein im Blut auftaucht.

Cofaktorenmangel Kommt es zum Mangel an Vitamin B12 oder allen drei B-Vitaminen (B12, B6, Folsäure), fällt die Remethylierung von Methionin aus. Dies bremst das Recycling von Homocystein aus. Homocystein häuft sich an. Da Homocystein die Zellwand überwinden kann, gelangt es (extrazellulär) ins Blut. Man findet dann hohe Homocysteinspiegel (Hyperhomocysteinämie) – ein Risikofaktor für Herz und Kreislauf und neurodegenerative Erkrankungen. Auch ein Anzeichen dafür, dass wichtige Methylierungen ausfallen: DNA, RNA, Myelinscheiden, Zellmembranen und Neurotransmitter stehen dann nicht mehr ausreichend zur Verfügung. [Herrmann 2012a]

Enzymdefekte Die bahnbrechende Entdeckung der Bedeutung von Homocystein für die Gesundheit ist mit der Entdeckung erblicher Enzymdefekte verbunden, die zu tödlichen Homocysteinvergiftungen bei Kindern führten (siehe S. 95). Auffälligste Kennzeichen der Erkrankung sind die Ausscheidung von Homocystin mit dem Urin (Homocystinurie) und extrem hohe Homocysteinwerte im Blut (Hyperhomocysteinämie). Das war der Anlass zur Erforschung des Homocysteinstoffwechsels.

- Sind beide Gene der CBS (Cystathionin-β-Synthase) defekt, kommt es zur seltenen reinerbigen (homozygoten) Homocystinurie. Die Symptome sind Missbildungen, geistige Entwicklungsstörungen, Thrombosen, Krämpfe und Arteriosklerose. Betroffene erleiden vor dem 25. Lebensjahr einen Herzinfarkt. Die Erkrankung wird mit methioninarmer Ernährung, Vitamin-B6- und Cystein-Supplementierung behandelt. [Herrmann 2012b]
- Ist nur ein CBS-Gen defekt, kommt es zur gemischterbigen (heterozygoten) Homocystinurie. Davon ist jeder 70. bis 290. Europäer betroffen.

Die beunruhigende Nachricht: Der Enzymdefekt zählt zu den häufigen Ursachen vorzeitiger Arteriosklerose!

Ein Defekt (C677T-Mutation) von MTHFR führt zu erhöhten Homocystein-Konzentrationen im Blut, vor allem wenn kaum Folsäure verfügbar ist. Sind beide MTHFR-Gene defekt (reinerbig), ist das Risiko für degenerative Herz-Kreislauf-Krankheiten um bis zu 23 Prozent erhöht.

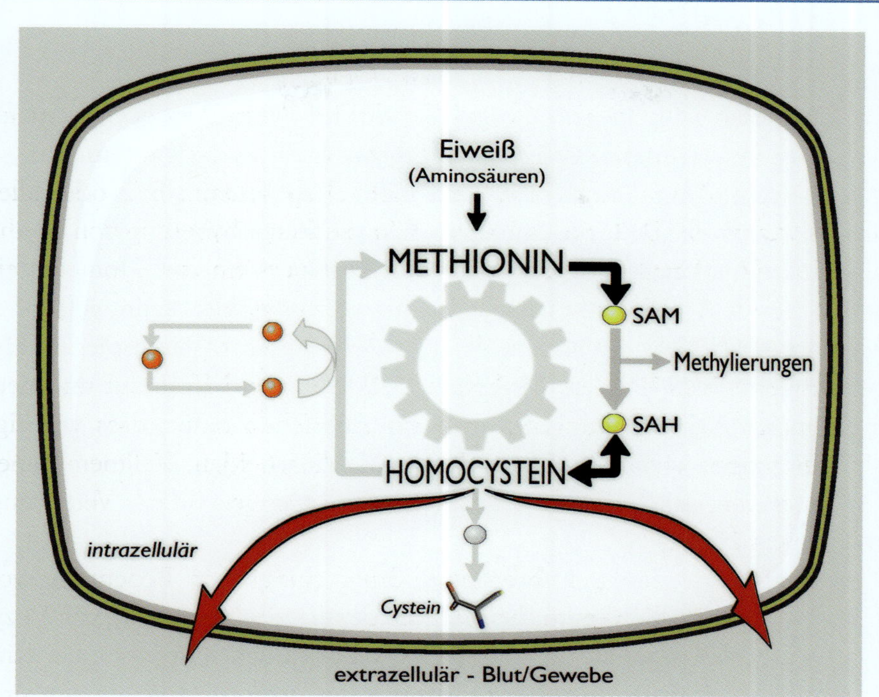

B-Vitaminmangel: Methionin-Homocystein-Stoffwechselstörung

Fällt die Versorgung mit den drei B-Vitaminen (B12, B6, Folsäure) vollständig aus, kommt es zur Störung des Abbaus bzw. nicht mehr zum Recycling von Homocystein (in Richtung Methionin). (SAM: S-Adenosylmethionin; SAH: S-Adenosylhomocystein) [Wormer 2017a]

- Vermehrt anfallendes Homocystein gelangt ins Blut und das Risiko für Herz-Kreislauf-Schäden steigt (Arteriosklerose u. a.).
- Die durch SAH-Anhäufung blockierten Methylierungen erhöhen bei anhaltendem B-Vitaminmangel das Risiko für neurologische Erkrankungen (Demenz u. a.).

Störfaktoren

Der Homocysteinspiegel im Blut gilt derzeit als zuverlässiger Indikator für bedrohliche Gesundheitsrisiken durch Störungen des Methionin-Homocystein-Stoffwechsels. Durch Homocysteinbelastungen kann die Anfälligkeit für Arteriosklerose, Thrombosierung, Nervenschäden, Bluthochdruck,

Durchblutungsstörungen, Herzinfarkt, Schlaganfall, Nierenschäden, Augenschäden, Demenz und psychische Störungen (z. B. Depression) dramatisch ansteigen.

Oxidativer Stress Hohe Homocysteinspiegel im Blut erzeugen starken oxidativen Stress durch freie Radikale. Zudem verringert sich bei B6-Mangel die Produktion von antioxidativem Glutathion – schlecht für die Gesundheit, für das Herz und für Blutgefäße. Chronische oxidative Stressbelastung gilt als Beschleunigungsfaktor von Alterungsprozessen. Auch das Immunsystem wird geschwächt, wenn es an antioxidativem Glutathion fehlt. Gifte aus der Umwelt, Alkohol, Zigarrettenrauch, Drogen, Allergene oder Viren können dann nicht hinreichend unschädlich gemacht werden.

> Die beunruhigende Nachricht: Erkältungsanfälligkeit, Gelenk- und Muskelschmerzen, Erschöpfung, Reizbarkeit und Stimmungsschwankungen sind typische Stressfolgen.

Störungen der Methylierung Dies betrifft die Produktion von Botenstoffen des Gehirns (Neurotransmitter) und Hormonen. Der Ausfall von Methylierungen gilt als wichtigste Ursache von neurologischen Erkrankungen. Die Informationsverarbeitung im Gehirn ist dann massiv beeinträchtigt.

Störung der Zellteilung B12-Mangel ist mit Folsäuremangel und Homocysteinbelastung assoziiert, was die Produktion und Vervielfältigung von Erbinformationenen (DNA) beeinträchtigt. Die Regeneration von Gewebeschäden und die Abheilung von Wunden verschlechtern sich.

> Die beunruhigende Nachricht: Nach Verletzungen oder Operationen dauert der Heilungsprozess länger.

Arterienschäden Hohe Homocysteinspiegel verändern das Cholesterin im Blut in eine gefährliche oxidierte Form von LDL-Cholesterin, das die arterielle Gefäßwand attackiert. Die Homocystein-Theorie beschreibt solche Veränderungen (siehe S. 31). Zellen im Blut heften sich leichter an die Arterienwand an, wenn die Homocysteinspiegel hoch sind. [Silverman 2002] Auch das Risiko für Thrombosen steigt. Die Arterien beginnen unter schädlichem oxidativen Stress zu versteifen („Arterienverkalkung“) und der Blutdruck kann gefährlich hoch ansteigen. Homocystein kompromittiert zudem den Gefäßelastizitätsfaktor Stickstoffmonoxid (NO) – gute Voraussetzungen für Herzinfarkt und Schlaganfall. [Li 2002]

> Die beunruhigende Nachricht: Das Risiko für gefährliche Herz-Kreislauf-Ereignisse steigt bei hohen Homocysteinspiegeln um bis zu 70 Prozent an!

Nervensystem Denkstörungen, Depression und Demenz können sich über Monate und Jahre entwickeln. B-Vitaminmangel und Homocysteinbelastung sind treibende Kräfte hierfür. Die Bildung und Regenerierung von Nervenscheiden (Myelin) verschlechtern sich. Somit steigt das Risiko für neurodegenerative Erkrankungen und psychische Störungen langfristig an. [Herrmann 2007d]

> Die beunruhigende Nachricht: Homocystein wirkt direkt neurotoxisch! [Obeid 2006]

Entzündungen und Schmerz Entzündungsneigung lässt sich bei Homocysteinbelastung durch Labormarker nachweisen (Prostaglandine, Arachidonsäure) und ist ein Kennzeichen zahlreicher chronisch-degenerativer Erkrankungen (Demenz, Krebs, Autoimmunerkrankungen).

> Die beunruhigende Nachricht: Hohe Homocysteinspiegel begünstigen Entzündungen und Schmerzprobleme. [Signorello 2002]

Hormonstörungen Hohe Homocysteinspiegel sind mit Östrogenmangel assoziiert, vor allem nach den Wechseljahren. Dies würde die größere Anfälligkeit von Frauen für Herzinfakt und Schlaganfall in dieser Lebensphase erklären. [Dimitrova 2002]

Im Anhang finden Sie eine erstaunlich umfangreiche Liste von Erkrankungen/Zuständen, die mit hohen Homocysteinspiegeln assoziiert sind (siehe S. 234). Es sollen mehr als 100 sein!

Homocystein im Labor

Die Wissenschaft betrachtet inzwischen Homocystein im Blut als einen der besten und empfindlichsten Parameter für intrazellulären B-Vitaminmangel: Vitamin B12, Vitamin B6 und Folsäure. Man hat herausgefunden, dass es eine umgekehrte Beziehung der Blutkonzentration jedes einzelnen Vitamins mit dem Homocysteinspiegel gibt: Je stärker der Vitaminmangel, desto stärker steigt der Homocysteinspiegel an. [Joosten 1993] Es hat sich auch gezeigt, dass Homocystein schon im unteren Normwertbereich der B-Vitaminkonzentrationen im Blut stark ansteigt – nicht erst bei offensichtlichem Mangel. [Selhub 1993] Besonders ausgeprägt ist der Homocysteinanstieg bei Folsäuremangel.

Leider ist der preiswerte Homocystein-Labortest keine Kassenleistung, sondern gilt in den Augen der meisten Mediziner bestenfalls als „Wellnessparameter“, Abteilung „individuelle Gesundheitsleistung“ (IGeL). Die Kosten für den Test betragen je nach Arzt bzw. Labor 20 bis 38 Euro und werden von Krankenkassen nicht übernommen. Für die Blutabnahme müssen Sie nüchtern sein (12-stündiger Nahrungsverzicht), um korrekte Werte zu bekommen. Es ist wirklich erstaunlich, dass dieser wichtige Laborwert in der ärztlichen Praxis kaum bekannt ist!

Ein Referenz-/Normalwertbereich im üblichen Sinn ist für Homocystein nicht definiert, da die Dosis-Wirkungsbeziehung zwischen dem (ab 8 µmol/l) ansteigenden Homocysteinspiegel und dem ansteigenden Herz-Kreislauf-/Demenzrisiko linear zunimmt. [Nygard 1997]

Für die Praxis sinnvoller ist die Definition von Risikozonen, aus denen der jeweilige Handlungsbedarf abgeleitet wird. Das ist in den meisten Fällen eine Vitamin-B-Supplementierung. [Herrmann 2012a]

Die Bedeutung von Homocystein im Blut ist mittlerweile gut erforscht:

- Höchstens 1 bis 2 Prozent schädliches freies Homocystein sind normalerweise im Blut zu finden. Der überwiegende Rest ist an Eiweiß (Protein) gebunden.
- Mit dem Lebensalter erhöht sich auch die Homocystein-Konzentration im Blut, etwa um 1 µmol/l pro 10 Lebensjahre. [Till 2013]
- Mit jedem Anstieg des Homocysteinspiegels (ab einem Wert von 10 µmol/l) um 1 µmol/l steigt das Herz-Kreislauf-/Demenzrisiko um 6 bis 7 Prozent. [Bots 1999]
- Der „gesunde“ Homocysteinwert liegt definitiv bei 8 µmol/l. Alle höheren Werte sind in der Regel ein Anzeichen mangelhafter B-Vitaminversorgung!

Im Labor: Nur Homocystein oder alle B-Vitamine?

Ein hoher Homocysteinwert im Blut ist zuallererst ein Hinweis auf Vitamin-B-Mangel. Wer es genau wissen will, lässt zusätzlich die Werte der jeweiligen Einzelparameter bestimmen: Vitamin B12 (Holo-TC, siehe S. 135, und MMA, siehe S. 136), Vitamin B6 (Cystathion) und Vitamin B9 (Erythrozyten-/RBC-Folat, siehe S. 105). Die drei B-Vitamine sind von Natur aus eng miteinander verknüpft.

Risikozonen: Homocystein im Blut

Risikozone	Laborwert (µmol/l)	Kommentar
geringstes Risiko	unter 6	• ein fantastischer Wert! • höchstens jeder Zehnte hat solche Werte
	6-8,9	• ein sehr guter Wert mit geringem Krankheitsrisiko • etwa jeder Dritte hat solche Werte
mittleres Risko	9-12	• kein optimaler Wert mit mäßigem, aber signifikantem Risiko für Erkrankungen, die vorbeugend behandelt werden können • etwa jeder Fünfte hat solche Werte
	12-15	• ein bedenklicher Wert mit überdurchschnittlichem Risiko für Erkrankungen, die vorbeugend behandelt werden können • etwa jeder Fünfte hat solche Werte
höchstes Risiko	15-20	• ein Hochrisikowert mit mehr als 50 Prozent erhöhter Wahrscheinlichkeit für Herzinfarkt, Schlaganfall, Krebs oder Alzheimer-Demenz • etwa jeder Zehnte hat solche Werte
	über 20	• ein Extremrisikowert mit erhöhter Erkrankungsanfälligkeit oder bereits vorliegenden, Homocystein-Folgeerkrankungen • etwa jeder Zwanzigste hat solche Werte

[nach Braly 2003]

• Homocysteinwerte über 10 µmol/l sind ein eigenständiger Risikofaktor für alle in diesem Buch angesprochenen Erkrankungen. Sie weisen auf B12-Mangel oder kombinierten B-Vitaminmangel hin (B12, B6, Folsäure).

• Homocystein selbst wirkt direkt gesundheitsschädlich, wenn zu viel davon im Blut zirkuliert.

Fazit Herz-Kreislauf-Erkrankungen (Arteriosklerose) und Demenz entwickeln sich über Jahre und Jahrzehnte, ohne dass sich Symptome oder Störungen bemerkbar machen müssen. Die gegenwärtige „Demenzepidemie“ kann nur dann wirksam bekämpft werden, wenn Risiken wie Vitamin-B-Mangel und Homocysteinbelastung anerkannt, frühzeitig bemerkt und entschärft werden.

Methioninbelastungstest?

Nicht zur Routinediagnostik gehört der orale Methioninbelastungstest, mit dem sich eine Anfälligkeit für Hyperhomocysteinämie erkennen lässt. Bei diesem Test trinkt der Proband 0,1 g/kg Körpergewicht Methionin in 200 Millilitern Fruchtsaft. Der Homocystein-Normalwert liegt nach 4 bis 6 Stunden unter 38 µmol/l. Erhöhte Werte werden bei Folsäure- und B6-Mangel beobachtet. Der Test kann beispielsweise für die Diagnose einer gemischterbigen (heterozygoten) Homocystinurie hilfreich sein.

Homocystein im Blut

Kennen Sie Ihren Homocysteinwert? Nein. Möchten Sie einschätzen, ob er vielleicht zu hoch sein könnte? Lassen Sie ihren Homocysteinwert im Labor bestimmen. Je früher hohe Homocysteinwerte erkannt werden, desto leichter können Sie Beschwerden beseitigen, Mangelzustände erkennen und zukünftigen Erkrankungen vorbeugen.

Wie Sie Ihre Homocysteinwerte auf einen gesundheitlich unbedenklichen Wert bringen, erfahren Sie auf S. 191. Im Anhang S. 231 finden Sie eine Checkliste der häufigsten Faktoren, die mit einem Risiko für erhöhte Homocysteinwerte im Blut und Symptomen und Erkrankungen verbunden sind.

Erbliche Homocystinurie

Gendefekte der am Methionin-Homocystein-Stoffwechsel beteiligten Enzyme können hohe Blutspiegel mit Ausscheidung von Homocystin im Urin verursachen. Es kommt dann oft schon im Kindesalter zu Augenproblemen (Kurzsichtigkeit, Linsenluxation, Katarakt, Glaukom), zu Knochenwachstumsstörungen, Gefäßschäden (Thrombosen, Embolien, Schlaganfall) und Entwicklungsstörungen des Gehirns. Die häufigsten Gendefekte:

CBS (Cystathionin-β-Synthase)-Mangel Zwei defekte Gene (reinerbig, selten), ein defektes Gen (mischerbig, häufiger).

MTHFR (Methylentetrahydrofolat-Reduktase)-Mangel MTHFR C677T-Mutation.

Das gemeinsame Merkmal dieser Homocystinurien sind extrem hohe Homocysteinspiegel im Blut (≥ 400 µmol/l). Die Behandlung besteht in der Supplementierung mit B-Vitaminen. Untersuchungen zeigten, dass die

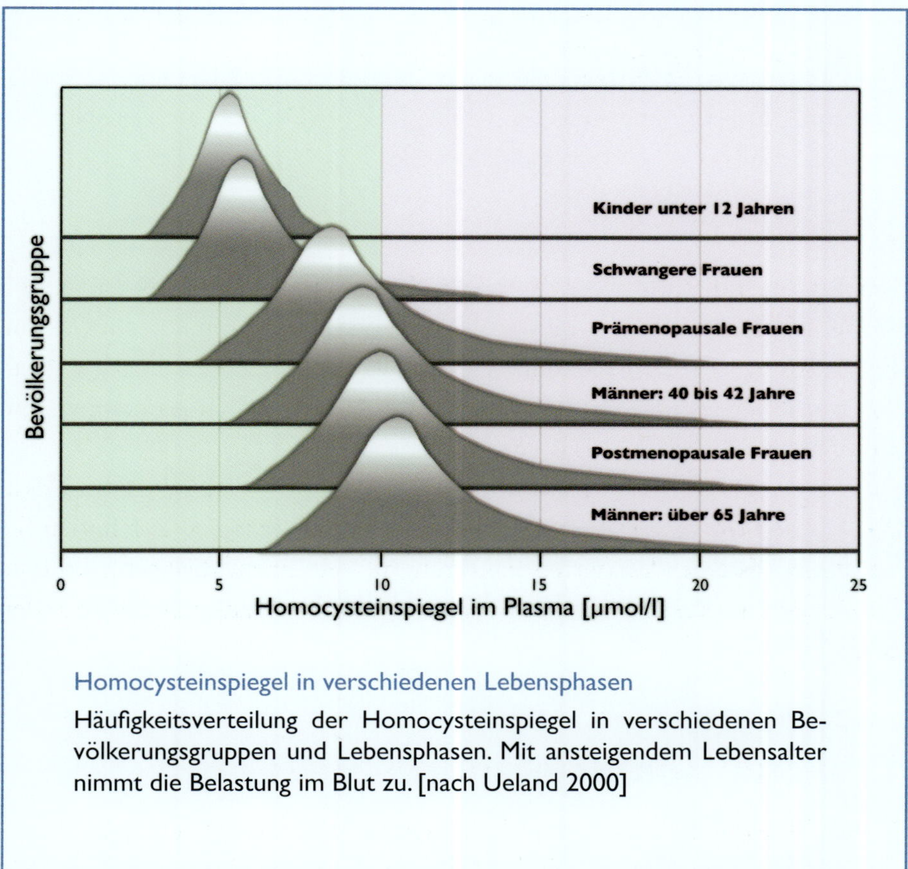

Homocysteinspiegel in verschiedenen Lebensphasen

Häufigkeitsverteilung der Homocysteinspiegel in verschiedenen Bevölkerungsgruppen und Lebensphasen. Mit ansteigendem Lebensalter nimmt die Belastung im Blut zu. [nach Ueland 2000]

Absenkung der Homocysteinspiegel sehr wirksam vor arteriosklerotischen Komplikationen schützt. In einer Studie mit 158 Patienten mit CBS-Mangel und insgesamt 2822 Behandlungsjahren kam es nur zu 17 Herz-Kreislauf-Ereignissen statt der „erwarteten" 112. [Yap 2001]

In Deutschland, Österreich und der Schweiz haben 5 bis 15 Prozent der Bevölkerung zwei mutierte MTHFR-Gene (homozygote Träger). Die Enzymaktivität ist dann auf 30 Prozent reduziert. Liegt zusätzlich Folsäuremangel vor, sind die Homocysteinspiegel im Durchschnitt um 25 Prozent erhöht. [Herrmann 2003c] Menschen mit reinerbiger (homozygoter) MTHFR-Mutation müssen mit einem um 16 bis 23 Prozent erhöhten Risiko für degenerative Herz-Kreislauf-Erkrankungen rechnen – auf Grund hoher Homocysteinspiegel im Blut und/oder Folsäuremangel. [Wald 2002]

Wenn Sie erstgradige Verwandte haben, die von den nachfolgend gelisteten Erkrankungen/Zuständen betroffen sind/waren, könnte bei Ihnen eine erbliche Anfälligkeit für hohe Homocysteinwerte vorliegen: Herzerkrankungen (vor dem 50. Lebensjahr), Schlaganfall, Alzheimer-Demenz, abnorme Blutgerinnungsneigung, Krebs, schwere Depression (vor allem bei Frauen), abnorm hohe Homocysteinspiegel.

Das *European Network and Registry for Homocystinurias and Methylation Defects* (www.e-hod.org) sammelt Langzeitdaten in einem Register, prüft länderspezifische Programme zum Neugeborenen-Screening auf Homocystinurie und entwickelt Therapieleitlinien (siehe S. 284). [Blom 2017, Baric 2017, Huemer 2017, Huemer 2015, Morava 2016].

Diagnose: Herzinfarkt mit 27?

Ein ansonsten gesunder sportlicher 27-jähriger Mann bekam plötzlich Brustschmerzen und andere Beschwerden. Sieben Stunden später hatte er eine klinische Diagnose: Herzinfarkt. Labortests ergaben Hinweise auf Vitamin-B12-/Folsäuremangel. Der Homocysteinwert betrug knapp 15 µmol/l. Sein jüngerer Bruder hatte gleichfalls einen hohen Homocysteinwert (19,58 µmol/l). [Zaidi 2005]

Wann sollten Sie Ihren Homocysteinwert im Blut bestimmen lassen?

• Im frühen Erwachsenenalter, wenn andere Risikofaktoren erkannt und kontrolliert werden sollen (Übergewicht, hoher Blutdruck, Blutzucker-, Cholesterinwerte).

• Ab dem 40. bis 50. Lebensjahr, da Herz-Kreislauf-Erkrankungen und Demenz dann noch rechtzeitig vorgebeugt werden kann.

• Altersunabhängig, wenn es in der Familie Hinweise auf Erkrankungen mit Hyperhomocysteinämie gibt.

• 6 Wochen nach einer B-Vitamin-Supplementierung sollte der Homocysteinwert erneut kontrolliert werden.

• Bei Homocysteinwerten von 8 bis 10 µmol/l und unverändertem Lebensstil: Homocysteinspiegel nach einem oder mehreren Jahren erneut kontrollieren.

Verdacht: Hohe Homocysteinwerte?

• Fühlen Sie sich häufig müde und erschöpft? ☐

• Fühlen Sie sich generell körperlich geschwächt? ☐

• Fällt es Ihnen schwer, Ihr Körpergewicht stabil zu halten? ☐

• Leiden Sie häufiger an Schmerzen (Gelenke, Muskulatur, Migräne?) ☐

• Sind Sie für Erkältungen anfällig? ☐

• Lässt Ihr Sehvermögen nach? ☐

• Ist die Klarheit des Denkens/Konzentrationsfähigkeit beeinträchtigt? ☐

• Leiden Sie unter Schlafstörungen? ☐

• Haben Sie Probleme mit Ihrem Gedächtnis? ☐

• Leiden Sie häufiger an depressiven Verstimmungen? ☐

• Trinken Sie mehr als ein/zwei Alkoholika pro Tag? ☐

• Trinken Sie mehr als drei Tassen Kaffe oder Tee pro Tag? ☐

• Rauchen Sie? ☐

• Ernähren Sie sich vegetarisch oder vegan? ☐

• Essen Sie mehr als ein Mal täglich rotes Fleisch? ☐

• Nehmen Sie Medikamente ein (Antirheumatika, Antidiabetika, Kortison, Antiepileptika, Immunsuppressiva, L-Dopa, Cholesterinsenker? ☐

Ergebnis Wenn Sie 5 oder mehr Fragen bejaht haben, können Sie davon ausgehen, dass Ihr Homocysteinwert mäßig bis stark erhöht ist: 9 bis 15 µmol/l oder höher. Lassen Sie Ihren Homocysteinwert im Labor bestimmen.

B-Vitaminmangel

Vitaminmangelzustände sind die führende Ursache hoher Homocysteinspiegel im Blut.

Mangel an Vitamin B12 betrifft insbesondere Risikogruppen: bis zu 40 Prozent der älteren Menschen können nicht mehr genügend Vitamin B12 aus dem Darm absorbieren. Auch Allesesser (Omnivoren), Vegetarier und Veganer könnten betroffen sein (siehe S. 138). B12 aus tierischen Lebensmitteln allein garantiert keine ausreichende Versorgung!

Mangel an Vitamin B6, das in Fleisch, Milch, Getreide, Kartoffeln, Obst und Gemüse vorkommt. Werden weniger als 1,4 mg Vitamin B6 pro Tag aufgenommen, steigt der Homocysteinspiegel im Blut signifikant an (siehe S. 119). [Selhub 1993]

Mangel an Folsäure kommt in Europa am häufigsten vor, bedingt durch mangelhafte Versorgung mit frischem Obst und Gemüse sowie durch Folatverluste (bis zu 90 Prozent) bei der industriellen Verarbeitung von Getreideprodukten und Lebensmitteln (siehe S. 108).

Medikamente

Für manche Medikamente sind Homocystein erhöhende Wirkungen nachgewiesen worden:

Ciclosporin (z. B. *Cicloral, Immunosporin, Ikervis* und Generika) (Immunsuppressiva) werden als Immunblocker eingesetzt, insbesondere bei Transplantatpatienten.

Colestyramin (z. B. *Lipocol, Quantalan, Vasosan* und Generika) (Cholesterinsenker) werden zur Behandlung hoher Cholesterinwerte eingesetzt (Hypercholesterinämie).

Fibrate (z. B. *Cedur, Lipidil, Gevilon* und Generika) (Cholesterinsenker) werden zur Behandlung hoher Cholesterin-/Triglyceridwerte bei Diabetikern eingesetzt.

Kortison (Kortikosteroide) werden bei entzündlichen Erkrankungen inklusive Asthma und Arthritis eingesetzt.

L-Dopa/Levodopa (z. B. *Levopar, Madopar, PK-Levo, Restex, Duodopa, Stalevo* und Generika) werden bei Parkinson-Erkrankung eingesetzt. Wer mit L-Dopa behandelt wird, muss mit seinem Arzt über eine Vitamin-B12-Supplementierung sprechen!

Metformin (z. B. *Diabesin, Diabetase, Glucophage, Mediabet, Meglucon* und Generika) (Antidiabetika) wird bei Diabetes mellitus verordnet. Metformin kann Vitamin-B12-Mangel verursachen. [Tung 2014, Aroda 2016] Wer mit Metformin behandelt wird, muss mit seinem Arzt über eine Vitamin-B12-Supplementierung sprechen!

Methotrexat (z. B. *Bendatrexat, Lantarel, Metex, Neotrexat* und Generika) ist ein Folsäure-Antagonist. Es wird zur Behandlung der Schuppenflechte (Psoriasis), bei bestimmten Krebs- und entzündlichen Erkrankungen (z. B. rheumatoide Arthritis) eingesetzt. Wer mit Methotrexat behandelt wird, muss mit seinem Arzt über eine Folsäure-/Vitamin-B12-Supplementierung sprechen!

Phenytoin (z. B. *Epanutin, Phenhydan* und Generika) Phenobarbital (z. B. Luminal) oder Primidon (z. B. *Mylepsinum* und Generika) werden bei Epilepsie eingesetzt. Wer mit Phenytoin behandelt wird, muss mit seinem Arzt über eine Vitamin-B12-Supplementierung sprechen!

Proteaseinhibitoren werden als Antivirenmittel zur Behandlung von HIV-Infektionen eingesetzt.

Sulfasalazin (z. B. *Azulfidine, Colo-Pleon, Pleon RA* und Generika) wird bei Arthritis eingesetzt.

Ein weltweites Problem

Schaut man genauer hin, zeigt sich, dass hohe Homocysteinwerte weit verbreitet sind. Millionen Menschen sind weltweit von bedrohlich hohen Homocysteinwerten betroffen.

- In Chile hatten 10 bis 20 Prozent von sogenannten „gesunden“ Menschen, die getestet wurden, hohe Homocysteinspiegel. [Bunout 1998]

- In Argentinien hatten 70 Prozent der älteren Menschen hohe Homocysteinspiegel. [Janson 2002]

- Die Mehrheit der US-Amerikaner hat Homocysteinwerte über 10 µmol/l. [Andreotti 1999]

- 44 Prozent der kanadischen Herzpatienten hatten hohe Homocysteinwerte. In der Allgemeinbevölkerung waren es nur 10 Prozent. [Dalery 1995]

- 25 Prozent der männlichen US-Amerikaner asiatischer Abstammung hatten hohe Homocysteinspiegel. [Carmel 2002]

- In Japan hatten fast 40 Prozent der Herz- und Diabetespatienten hohe Homocysteinspiegel. [Okada 1999]

- Vergleichsweise hatten Stadt-, Land- und Slumbewohner der Region Pune (Indien) niedrige B12-Serumwerte (63–107 pg/ml) und hohe Homocysteinwerte (14,2–23,7 µmol/l) sowie eine bemerkenswerte Anämieanfälligkeit. [Yajnik 2006]
- In Großbritannien liegen die Homocysteinwerte im Durchschnitt bei 10 bis 12 µmol/l.
- In Deutschland hatten 8 Prozent der Untersuchten sehr hohe Homocysteinspiegel (> 15 µmol/l). [Rauh 2001]
- In Spanien hatte die Hälfte der älteren Bevölkerung erhöhte Homocysteinwerte (durchschnittlich 12 µmol/l). [Ortega 2002]
- Eine Querschnittstudie mit 1698 über 65-jährigen Türken ergab im Vergleich zu den USA ebenfalls niedrige B12-Werte (174 pg/ml) und deutlich höhere Homocysteinwerte (17 µmol/l). [Halil 2008]
- Israelische Männer – mit vermutlichem B12-Mangel – hatten merklich höhere Homocysteinwerte als US-Amerikaner (23 vs. 14 µmol/l). [Kark 2002]
- In Puerto Rico und der Dominikanischen Republik beobachtete man bei 40 Prozent der älteren Bevölkerung hohe Homocysteinspiegel. [Kwan 2002]
- 15 Prozent der Bewohner Pekings zwischen 35 und 64 Jahren hatten hohe Homocysteinspiegel. [Wang 2002] Eine Studie mit 827 über 60-Jährigen in Shanghai ergab, dass jeder Fünfte B12-Mangel hatte (< 102 pg/ml) sowie erhöhte Homocysteinwerte (> 15 µmol/l) mit begleitenden neurologischen Störungen. [Wang 2009]
- Bei australischen Aborigines sind die Homocysteinwerte im Vergleich zur Bevölkerung westlicher Abstammung im Durchschnitt 3 µmol/l höher. [Rowley 2001] In einem Kollektiv von 2901 älteren australischen Männern betrug die Häufigkeit niedriger B12-Serumwerte 6,3 Prozent. Bei der Hälfte der Männer war zudem der Homocysteinspiegel abnorm hoch. [Flood 2006]

Diese Auswahl zeigt, dass bei großen Teilen der Bevölkerungen mit gefährlich hohen Homocysteinwerten und B-Vitaminmangel zu rechnen ist. Unerkannt und unbehandelt – eine tickende Zeitbombe. Kein Wunder, dass Herz-Kreislauf-Erkrankungen die Sterbestatistiken anführen.

Die Homocystein-Story

Bahnbrechende Entdeckungen handeln häufig von Irrungen und Wirrungen, glücklichen Zufällen und erbitterten Kämpfen. Wenn neue Erkenntnisse etablierte Fakten in Frage stellen, fühlt sich das Establishment meist angegriffen und versucht mit allen Mitteln, ihre (nun überholten) „Wahrheiten" zu retten. Das blieb auch dem Homocystein-Pionier Kilmer McCully nicht erspart. Er verfolgte aber seine wissenschaftliche Arbeit weiter, ließ sich nicht kaufen oder unter Druck setzen.

Die Homocystein-Story zeigt einmal mehr, dass echte Fortschritte, von denen jeder Mensch profitiert, auf Dauer nicht unterdrückt werden können. Heute befassen sich hunderte Forscher mit Homocystein.

Ein Bakteriologe der *Columbia University* in New York entdeckte 1922 in einer Bakterienkultur die Aminosäure Methionin. [Mueller 1922] Zehn Jahre später erkannte der US-Biochemiker Vincent du Vigneaud (1901–1978), dass Methionin ein wichtiger Methylgruppenlieferant im tierischen Organismus ist. Er beschrieb auch den Abbau von Methionin zu Cystin, Taurin und Sulfat sowie Homocystein als Demethylierungsprodukt von Methionin. [Butz 1932]

Damals war bereits bekannt, dass Homocystein das Wachstum von Tieren fördert, wenn Methionin in der Nahrung fehlt – aber nur, wenn genügend Cholin und Betain verfügbar sind. Betain wird aus Cholin gebildet und kann eine Methylgruppe abgeben, mit der Homocystein in Methionin umgewandelt wird. Seit 1950 war klar, dass Methionin eine für die Ernährung unentbehrliche (essenzielle) Aminosäure ist.

THE FORMATION OF A HOMOLOGUE OF CYSTINE BY THE DECOMPOSITION OF METHIONINE WITH SULFURIC ACID*

BY LEWIS W. BUTZ AND VINCENT DU VIGNEAUD

(From the Laboratory of Physiological Chemistry, University of Illinois, Urbana)

(Received for publication, October 15, 1932)

• Kinderärzte in Belfast befassten sich 1959 mit zwei Schwestern (5 und 7 Jahre alt), die geistig und körperlich unterentwickelt waren, Augen- und Hautprobleme hatten und an Krampfanfällen litten. Mit den damaligen Methoden gelang 1962 der Nachweis von Cystin im Urin der Kinder. Etwa zeitgleich untersuchten Ärzte in den USA einen Säugling mit einer ähnlichen Erkrankung, der mit 12 Monaten verstorben war. Die Obduktion ergab Lungenembolien/-infarkte.

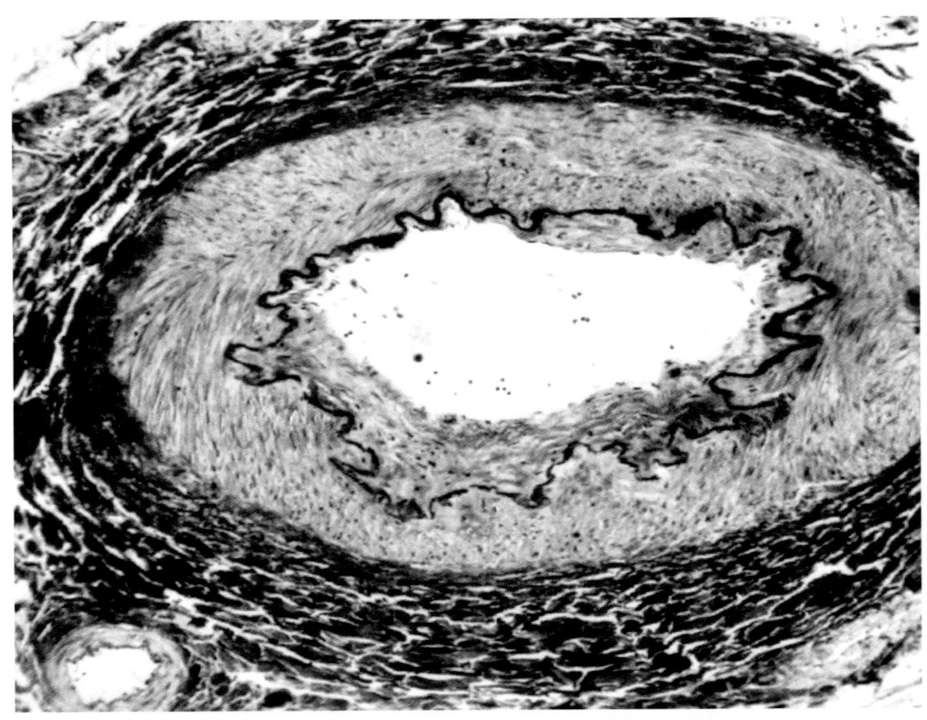

Massiv arteriosklerotisch verdickte und verengte Arterie bei einem Kind mit Hyperhomocysteinämie. [McCully 1969]

Später wurden mehr junge Patienten identifiziert, die an Herzinfarkt, Thrombose und Schlaganfall vor dem 30. Lebensjahr verstorben waren.

• James Finkelstein und Harvey Mudd vom *National Institute of Health*, USA, beschrieben 1965 den Methionin-Stoffwechsel. Sie hatten einen genetischen Defekt des Enzyms CBS (Cystathionin-β-Synthase) bei einem 8-jährigen Mädchen mit Homocystinurie sowie extrem hohe Homocysteinspiegel im Serum und Urin entdeckt. Vitamin B6 ist ein Cofaktor der CBS. Diese Befunde waren der erste Hinweis auf den Zusammenhang zwischen Vitaminen und dem Methioninstoffwechsel. [Finkelstein 1964]

• Irische Ärzte fanden bei Patienten mit Homocystinurie und geistiger Behinderung niedrige Folsäurespiegel im Blut. Sie beobachteten auch, dass die Homocystinausscheidung durch hochdosierte Folsäuregaben verringert wird.

• 1969 wurde erstmals bei einem verstorbenen Kind eine Remethylierungsstörung nachgewiesen: Mangel an Methioninsynthase wegen eines B12-Stoffwechseldefekts. Der Pathologe Kilmer McCully führte die Obduktion durch und verglich die Befunde mit den Befunden eines Kinds, das an CBS-Mangel verstorben war. In beiden Fällen fand McCully arteriosklerotische Gefäßschäden. Studien zeigten, dass solche Schäden nur dann vorkamen, wenn die Homocysteinspiegel sehr hoch waren (Hyperhomocysteinämie). [McCully 1969]

Schlussfolgerung: Hohe Homocysteinspiegel können frühzeitig Gefäßschäden verursachen. Diese Erkenntnis führte zur Homocystein-Theorie der Arteriosklerose (siehe S. 31).

• McCullys Theorie wurde Mitte der 1970er-Jahre durch den Nachweis von Gefäßschäden, Defekten im Nervensystem (Vitamin-B12-Mangel), Hyperhomocysteinämie und Homocystinurie bei einem 10-jährigen Kind mit MTHFR-Mutation bestätigt. 1976 zeigte eine Studie erstmals, dass auch ein nur gering erhöhter Homocysteinspiegel ein KHK-Risikofaktor sein könnte. [Wilcken 1976]

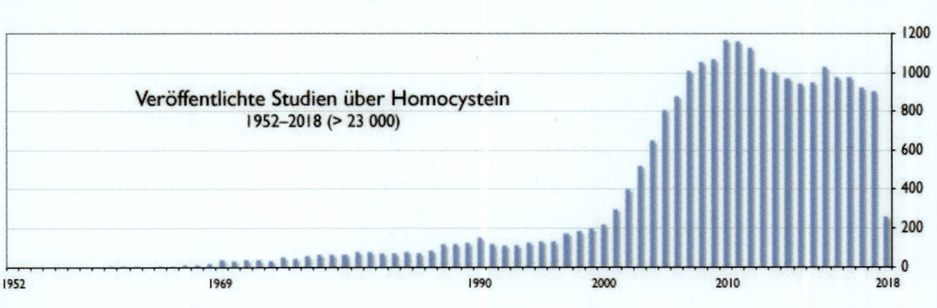

• Seit den 1990-er Jahren hat die Erforschung von Homocystein stetig zugenommen. Seit Mitte der 2010er-Jahre werden pro Jahr 900 bis 1000 Studien veröffentlicht.

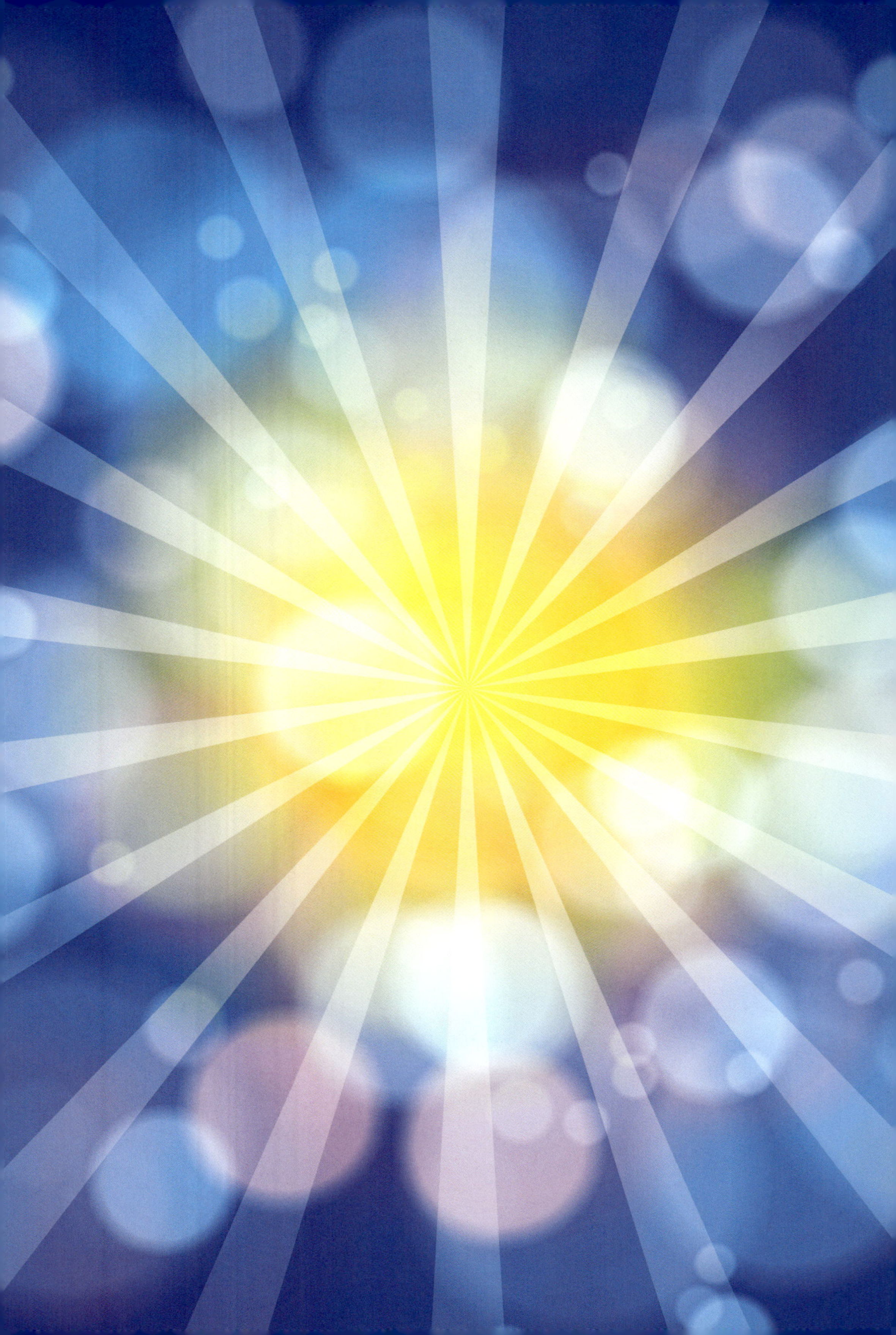

VITALFAKTOREN: B-VITAMINE

So viel ist klar: B-Vitamine sind lebenswichtig. Eine ganz besondere Rolle für die Gesundheit und im Fall von Mangelzuständen für Gesundheitsprobleme spielt der cobalthaltige Cofaktor Vitamin B12 (Cobalamin). Das Supervitamin B12 im Verbund mit seinen nahen Verwandten Vitamin B6 (Pyridoxin) und Folsäure (Vitamin B9) vermittelt zwar nur wenige Enzymreaktionen – die haben es aber in sich.

B-Vitaminmangel ist weit verbreitet und richtet wahrscheinlich mehr Schaden an, als wir denken – vor allem am Herzen sowie im Gefäß- und Nervensystem. Ist B-Vitaminmangel eine Ursache der vielbeschworenen „Demenzepidemie"? Vieles spricht dafür. Mindestens seit Mitte der 1990er -Jahre ist bekannt, dass Vitamin-B-Mangel das Denkvermögen ungünstig beeinflusst. [Hutto 1997] Heute müssen wir „altersbedingte" Vergesslichkeit, Denkstörungen und Demenzprobleme mit anderen Augen sehen. Wir wissen, dass der Vitamin-B-Status große Bedeutung hat.

Vitamin B12, B6 und Folsäure sind am Methionin-Homocystein-Stoffwechsel beteiligt (siehe S. 81). Ist der Stoffwechselzyklus von Methionin beeinträchtigt, taucht unweigerlich mehr Homocystein im Blut auf. Anhaltend hohe Homocysteinspiegel sind ein bekannter Risikofaktor für Herz-Kreislauf-Erkrankungen und Demenz. Die Forschung hierzu ist in den letzten 25 Jahren geradezu explodiert. Im Fokus stehen drei B-Vitamine: Vitamin B12, Folsäure und Vitamin B6. Über alle B-Vitamine erschienen seit 1921 mehr als 146 000 wissenschaftliche Arbeiten, davon 1400 Studien zum Thema Demenz. Das Stichwort *homocysteine* erzielt knapp 24 000 Treffer, darunter 6600 zu Herz-Kreislauf-Erkrankungen, etwa 1000 zur Demenz (Stand: Februar 2019).

Den häufig unbeachteten B-Mangelzuständen und damit verbundenen Risiken sowie psychischen und neurologischen Problemen können Sie durch Vitamin-Supplementierung vorbeugen (siehe S. 210). Es wird empfohlen, ab dem 40. bis 50. Lebensjahr zumindest den B12-Status und Homocysteinwert zu kennen und einen möglichen Mangel zu beseitigen – bevor irreversible Schäden entstehen. B-Vitamin-Supplementierung kann sich jeder leisten – bei teuren schulmedizinischen Therapien wird das nicht so sein. Handeln Sie, schützen Sie sich vor Arteriosklerose und Demenz.

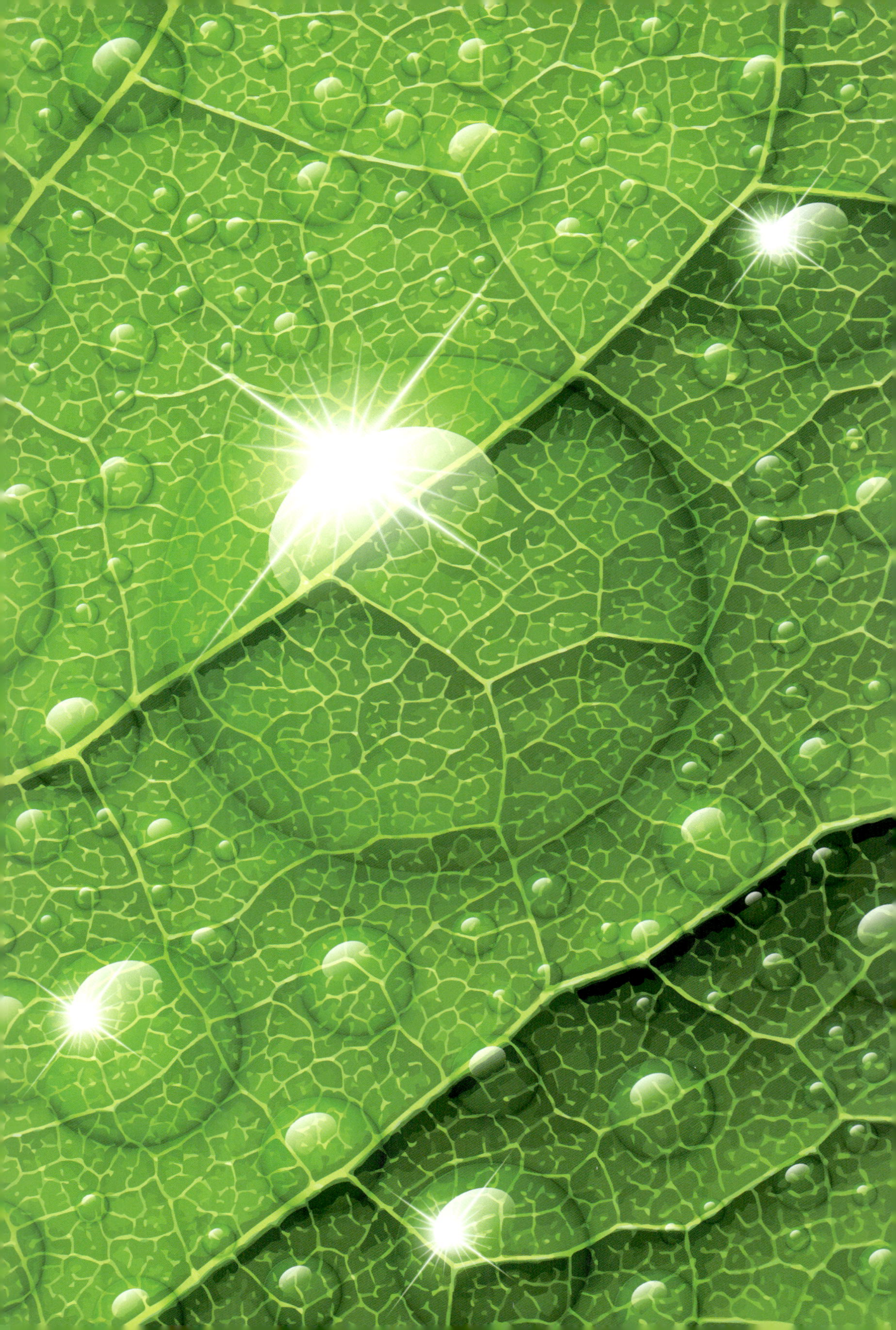

BLATTGRÜN: FOLSÄURE

Folsäure (abgeleitet von lat. *folium* = Blatt) wird auch Vitamin B9 genannt. Folsäure ist ein hitze- und lichtempfindliches B-Vitamin. Es wurde 1941 in Spinatblättern entdeckt. Folsäure fungiert als Coenzym für wichtige Aufgaben: Sie ist zusammen mit Vitamin B6 und B12 am Methionin-Homocystein-Stoffwechsel beteiligt (siehe S. 81). Sie ist für die Synthese von DNA-Grundbausteinen (Purine, Pyrimidine) zuständig, für die Genexpression und für das Zellwachstum und die Zellteilung unverzichtbar. Dies erklärt auch die Anfälligkeit ungeborener Kinder für Entwicklungsstörungen, falls in der Schwangerschaft Folsäuremangel herrscht. Fast alle Lebensformen profitieren von Folsäure.

Was ist Folsäure?

Der Begriff *Folsäure* kennzeichnet eine stabile Reinsubstanz (Pteroylmonoglutamat). Eine synthetische Form von Vitamin B9, die für Supplemente und zur Nahrungsmittelanreicherung verwendet wird – und ein Massenprodukt der chemischen Industrie. Der Begriff „Folat" bezeichnet die Summe aller folatwirksamen Verbindungen.

Folsäure besteht aus drei Komponenten: 1. Pteridin, 2. PABA (p-Aminobenzoesäure) und 3. Glutamat (Glutaminsäure). Sind mehrere Glutamatreste an das Molekül angehängt, spricht man von Polyglutamaten.

Natürliche Folsäureformen, die in Nahrungsmitteln enthalten sind, unterscheiden sich chemisch von Pteroylmonoglutamat: Sie haben bis zu neun Glutamatreste und können am 1-Kohlenstoff (1C)-Stoffwechsel teilnehmen. Der Pteridinring ist zunehmend hydriert. Im Darm müssen Polyglutamate vorverarbeitet werden und sind erst dann verwertbar. Ein Enzym im Bürstensaum des Zwölffingerdarms und im oberen Dünndarm spaltet Glutamatreste von Polyglutamaten ab. Es entstehen Monoglutamate.

Ausschließlich Folsäure-Monoglutamate überwinden die Darmbarriere und werden via Schleimhautzellen aufgenommen. Anschließend wird Folsäure zu THF (5,6,7,8-Tetrahydrofolsäure) hydriert – diese Folatform gilt als Grundsubstanz aller Folat-Coenzyme. 5,6,7,8-THF wird schließlich via Pfortader in die Leber transportiert. Zu den wichtigsten Coenzym-Folaten gehören 5-Methyl-THF (wird in der Leber gebildet), 5,10-Methylen-THF, 5,10-Methenyl-THF, 5-Formyl-THF und 10-Formyl-THF.

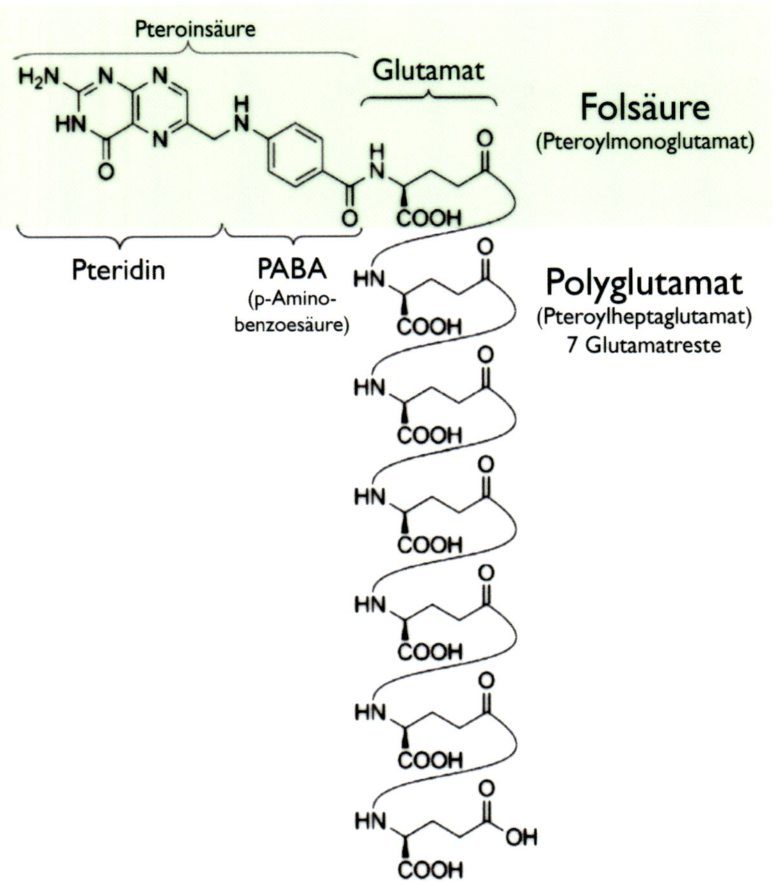

Das Blut transportiert bevorzugt an Eiweiß gebundenes 5-Methyl-THF. Über Rezeptoren und Transportmechanismen kann Folsäure dann in die Zielzellen geschleust werden. Im Zellinneren verwandelt sich Folsäure wieder in ein Polyglutamat. Mit dem primär in der Zelle vorhandenen 5-Methyl-THF ist das kaum möglich. Aus diesem Grund wird es in 5,6,7,8-THF umgewandelt. Für diese Reaktion wird Vitamin B12 gebraucht.

Die beunruhigende Nachricht: Sind die Zellen mangelhaft mit Vitamin B12 versorgt, kann Folsäure nicht ausreichend verwertet werden –

selbst dann, wenn reichlich Folsäure mit der Nahrung zugeführt wird! Fehlt Folsäure längere Zeit im Nahrungsangebot, liefert die Leber noch etwa drei bis vier Wochen lang Folate, um normale Folsäurespiegel im Blut aufrechtzuerhalten. [Till 2013]

Folsäurefunktionen

Nur die Folsäureformen THF und THF-Derivate sind biologisch aktiv, nicht Folsäure selbst. Polyglutamate, die sich in der Zelle befinden (5,6,7,8-THF und andere THF-Folate) fungieren als Coenzyme, die 1C (1-Kohlenstoff)-Verbindungen abgeben oder aufnehmen können. Für die Biosynthese von DNA-Bausteinen (Nukleotide) und den Aufbau von Aminosäuren (1C-Stoffwechsel) sind diese Coenzyme in einen Verbund von Reaktionen integriert. Der 1C-Stoffwechsel vollzieht sich im Zellplasma, in Mitochondrien und im Zellkern. [Stover 2011] Alle Formen von Folsäure sind an essenziellen Prozessen der lebenden Zelle beteiligt.

Zellplasma Im Plasma vermitteln Folat-Coenzyme die Übertragung von 1C-Verbindungen, die zur Produktion von DNA-Komponenten (Purin- und Pyrimidinbasen) erforderlich sind, damit sich eine Zelle teilen kann. Zudem mischt 5-Methyl-THF im Homocystein-Stoffwechsel mit, da Folate für die Bereitstellung von Methionin gebraucht werden. Methionin ist der Grundstoff für zahlreiche Methylierungsreaktionen (siehe S. 79, 159), die DNA, Eiweiß (Protein), Zellmembranbestandteile (Phospholipide), Hormone und Neurotransmitter betreffen. Das Methionin-Homocystein-Recycling ist auf Vitamin B12, B6 und Folsäure angewiesen, wenn es störungsfrei funktionieren soll (siehe S. 81).

Mitochondrien enthalten bis zu 40 Prozent der gesamten intrazellulären Folsäure und Folat-Polyglutamate. Hier wird Folat-Coenzym für die Aktivierung der Eiweißproduktion benötigt.

Zellkern Etwa zehn Prozent aller Folate befinden sich im Zellkern von Leberzellen.

Folsäurebedarf

Mindestens 50 µg Folsäure pro Tag müssen zugeführt werden, damit es nicht zur Blutarmut kommt (makrozytäre Anämie). Wer die eigene Ge-

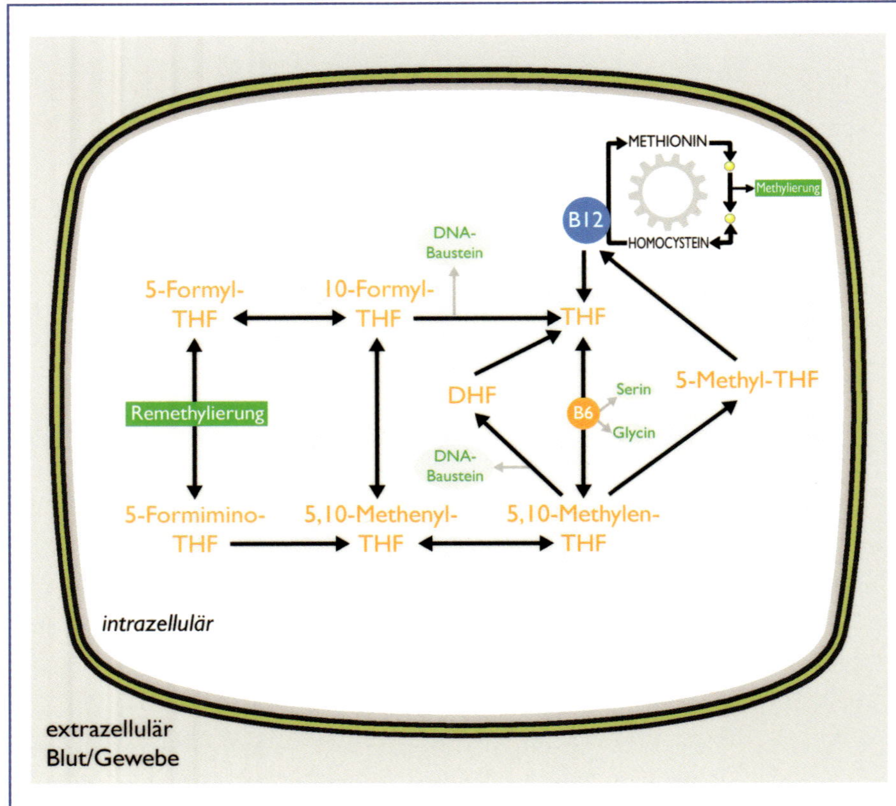

Folsäure in der Zelle

Der Folsäure-Stoffwechsel in der Zelle ist eng mit den Vitaminen B12 und B6 vernetzt. DNA-Bausteine, Aminosäuren, Methylierung und Remethylierung sind lebenswichtige, folsäureabhängige Reaktionen (grau hinterlegt). (THF = 5,6,7,8-Tetrahydrofolsäure; DHF = 5,6-Dihydrofolsäure) [Wormer 2017a]

sundheit stärken, Krankheiten vorbeugen und fit bleiben möchte, braucht selbstverständlich sehr viel mehr Folsäure. Folate in Nahrungsmitteln sind instabil, anfällig für Oxidation durch Hitze und Licht – und werden relativ schlecht resorbiert. Synthetische Folsäure (ein stabiles Provitamin) als Supplement oder angereicherter Zusatzstoff in Nahrungsmitteln hat keine solchen Nachteile.

Folsäureäquivalent ist der Vergleichsmaßstab für die Zufuhr von Nahrungsfolaten:

1 µg (Mikrogramm) Folsäureäquivalent = 1 µg Nahrungsfolat = 0,5 µg Folsäure

Das heißt, im Vergleich zur synthetischen Folsäure müsste die doppelte Menge an natürlichen Folaten zugeführt werden, um eine ausreichende Versorgung zu gewährleisten.

Die Ernährungsgesellschaften im deutschsprachigen Raum (D/A/CH) empfehlen die tägliche Zufuhr folgender Folsäuremengen:

- ab 10 Jahre/Erwachsene: 400 µg Folsäure pro Tag
- Schwangere/Stillende: 600 µg Folsäure pro Tag

Folsäure in Nahrungsmitteln

Grüngemüse und Salat sind gute Folsäurequellen. Folate sind in pflanzlichen und tierischen Nahrungsmitteln enthalten. Hefen und Vollkorngetreide (z. B. Weizenkeime) sind besonders ergiebig. Hülsenfrüchte (z. B. Linsen) enthalten bis zu 200 µg, Kalbs-/Geflügelleber, dunkle Blattgemüse, Eigelb und Sonnenblumenkerne bis zu 100 µg sowie Spargel, Spinat, Tomaten, Blumenkohl, Orangen, Rind-/Kalbfleisch bis zu 50 µg Folsäure pro 100 Gramm.

Hitze, Licht und Luftsauerstoff setzen der Folsäure in Nahrungsmitteln durch Oxidation zu. Wenn Gemüse gewaschen und erhitzt wird, können 30 bis 90 Prozent des Folsäuregehalts verloren gehen. In gedünstetem Gemüse ist nur noch ein Viertel und in gekochtem Gemüse nur noch die Hälfte der ursprünglichen Folsäure vorhanden. Wenn Sie Ihren Tagesbedarf decken möchten, müssten Sie ein halbes Kilo Spinat oder mehr als ein Kilo Kopfsalat essen – kaum machbar.

Deshalb misslingt die Folsäureversorgung ausschließlich über die Ernährung. Die Bevölkerung Mitteleuropas ist demzufolge mit Folsäure unterversorgt. Durchschnittlich werden nur 230 bis 280 µg Folsäure pro Tag zugeführt. [Flynn 2009]. Folsäure-Supplementierung wird grundsätzlich empfohlen.

Folsäurestatus im Labor

Zur Beurteilung der Folsäureversorgung misst man die Folatwerte im Serum (zentrifugiertes Vollblut) und in roten Blutkörperchen (Erythrozyten, RBC-Folat; siehe Infoservice S. 281).

Folsäure in Nahrungsmitteln

Nahrungsmittel	Folsäureäquivalente (µg/100 g)
Tierische Nahrungsmittel	
Rinder-/Schweineleber gebraten	520/120
Rindersteak-/Schweineschnitzel gebraten	3/9
Schinken geräuchert	3
Bierschinken/Leberwurst/Salami	2/59/2
Hering TK/geräuchert	8/8
Seelachs frittiert	5
Tintenfisch TK, frittiert	11
Hühnerei gekocht	59
Milch 1,5 % Fett, UH	5
Joghurt 1,5 % Fett	13
Quark 30 % Fett	28
Frisch-/Hartkäse 50 % Fett	17/10
Bitterschokolade	24
Pflanzliche Nahrungsmittel	
Kartoffel geschält, gekocht	8
Möhre roh/gekocht	17/9
Weißkohl roh/gegart	27/17
Blumenkohl roh/gekocht	52/26
Erbsen grün, roh/gedünstet/getrocknet, gekocht	159/105/31
Linsen getrocknet, gekocht	39
Zucchini/Spinat gedünstet	7/94
Sauerkraut roh	31
Kopfsalat, Essig/Öl	30
Tomate roh	33
Gurke roh	15
Bäckerhefe	293
Walnüsse/Erdnüsse	73/170
Apfel/Birne/Erdbeere	5/14/44
Orange/Melone/Banane	22/9/14
Weißbrot/Mischbrot	22/27
Weizen-/Roggenvollkornbrot	29/14
Haferflocken/Weizenkeime	85/300

Folsäure im Serum Mit dem Serumwert (5-Methyl-THF) kann die Versorgung der Zellen nicht sicher eingeschätzt werden. Zudem kommt es bei B12-Mangel zum intrazellulären Folsäuremangel – unabhängig von der Zufuhr und den im Serum gemessenen Folatwerten. Vollblut liefert bessere Ergebnisse. Der Folsäure-Referenzwert im Serum beträgt bei Erwachsenen in Europa 1,8 bis 9 µg/l (4–20 nmol/l).

Folsäure in Erythrozyten (RBC-Folat) Der Laborwert RBC eignet sich gut zur Kontrolle der intrazellulären Folsäure-Versorgung. Erythrozyten haben im Schnitt eine Lebensdauer von etwa 120 Tagen.

Folsäure-Referenzwert in Erythrozyten (RBC) bei Erwachsenen
> 200 µg/l [150–450 µg/l (340–1022 nmol/l)]

Um möglichen Mangel zu erkennen und zu bewerten, werden die Laborwerte von Vitamin B12 (siehe S. 134) und Homocystein (siehe S. 87) mitberücksichtig. Das hilft bei der Beurteilung verschiedener Stadien von Folsäuremangel: von der frühen Unterversorgung über Stoffwechselstörungen bis hin zum anhaltend schweren Folsäuremangel mit bleibenden Schäden.

Nahrungsmittel	Folsäureäquivalente (µg/100 g)
Getränke	
Mehrfruchtsaft	7
Bier Pils, hell	6
Weizenbier	4
Weiß-/Rotwein	7

Quelle: Bundeslebensmittelschlüssel 3.02 (www.blsdb.de)

Folsäure in der Küche

Kurze Garzeiten sichern den Folsäuregehalt von Nahrungsmitteln.

Gemüse	Garzeiten
Brokkoli und Blumenkohl	3 Minuten
Grüne Bohnen	3 Minuten
Kohl und andere Grüngemüse	2 Minuten
Spinat	1 Minute

Risiko: Folsäuremangel

Der menschliche Körper speichert 12 bis 28 mg Folate, etwa die Hälfte davon in der Leber. Das über die Galle ausgeschiedene Folat wird fast vollständig zurückgewonnen. Der Vorrat an Folsäure reicht maximal 100 Tage. Spätestens nach vier Wochen kommt es zu Veränderungen im Blut, die auf Mangel hinweisen, wenn die Zufuhr unzureichend ist.

In Industriestaaten herrscht Folsäuremangel. Neun europäische Staaten liegen deutlich unter dem empfohlenen Wert von 400 µg Folat pro Tag. Großbritannien hat mit fast 300 µg noch gute Werte aufzuweisen, die schlechtesten haben die Niederlande (≤ 200 µg). Deutsche Männer sind mit etwa 230 µg, deutsche Frauen mit 280 µg Folsäure pro Tag versorgt. [Flynn 2009]

Folsäuremangel gilt als häufigster nahrungsbedingter Vitaminmangel. Risikogruppen sind Jugendliche, junge Erwachsene, ältere Menschen, junge Mädchen, Frauen mit Kinderwunsch (bis 24 Jahre), Frühgeborene und Säuglinge, die mit Industrienahrung gefüttert werden – und Alkoholiker. [Halsted 2011]

Fast die Hälfte aller Schwangeren in Industriestaaten haben zu wenig Folsäure im Blut. Das Missbildungsrisiko für den Nachwuchs steigt dann an (Neuralrohrdefekt/„offener Rücken"/Spina bifida). In Deutschland, Österreich und der Schweiz waren nur 6 Prozent der Schwangeren mit den empfohlenen 600 µg Folsäure pro Tag versorgt! [Franke 2008]

Auch B12-Mangel gilt als Risikofaktor für Folsäuremangel, weil dann der Transfer der Methylgruppe von 5-Methyl-THF auf Homocystein gestört ist

Laborwerte bei Folsäuremangel

Stadium	Folsäure im Serum	Folat in Erythrozyten (RBC)	Homocystein
Frühe Unterversorgung	5,38–3,38 µg/l	200–150 µg/l	10–12 µmol/l
Mangel mit Stoffwechselstörungen	< 3,38 µg/l	< 150 µg/l	> 12 µmol/l
Anhaltender Mangel mit Depression/Demenz	< 3,38 µg/l	< 150 µg/l	> 12 µmol/l

[Herrmann 2012e]

(siehe S. 104). Durch Anhäufung von Homocystein und 5-Methyl-THF im Blut kommt es zur Blockade der Regeneration von THF (Folat). Zu wenig verwertbares Folat steht dann den Zellen zur Verfügung. Folat wird vermehrt ausgeschieden.

Krankheitsfaktor: Folsäuremangel

Von Folsäuremangel wird dann ausgegangen, wenn im Serum weniger als 3,5 µg/l und in Erythrozyten weniger als 250 µg/l Folat gemessen werden. Schwerer Folsäuremangel verursacht Blutarmut, die durch Supplementierung geheilt wird. Es sollte immer auch der B12-Status bestimmt werden, da bei gleichzeitig vorliegendem, unbehandeltem B12-Mangel bleibende Schäden am Nervensystem (Rückenmarkschäden, Demenz u. a.) drohen – falls nur der Folsäuremangel behandelt wird! Extremer B12- und Folsäuremangel verursachen dieselbe Erkrankung: Blutarmut (makrozytäre Anämie).

Mangelzustände können länger unbemerkt bleiben. Schwerer Mangel kann Mundschleimhautentzündungen, Durchfall, Wachstumsstörungen, Infektanfälligkeit, Unfruchtbarkeit, Missbildungen bei Neugeborenen (Neuralrohrdefekt) sowie neurologische (Demenz) und psychische Störungen verursachen.

Da Folsäure an vielen wichtigen Vorgängen (DNA, Gene, Aminosäuren u. a.) beteiligt ist, sind Mangelzustände bei vielen Erkrankungen nachweisbar. Durch hohe Homocysteinspiegel steigt zudem das Risiko für Herz-Kreislauf-Erkrankungen und für Probleme mit dem Nervensystem langfristig an. Meist ist bei solchen Erkrankungen auch eine schlechte Versorgung mit Vitamin B12 mit von der Partie. [Herrmann 2012e]

Herz-Kreislauf-/Gefäßerkrankungen Folatmangel ist eine der häufigsten Ursachen für abnorm hohe Homocysteinspiegel. Folatmangel ist einer der wichtigsten Risikofaktoren für Herz-Kreislauf-Erkrankungen. Eine Stu-

Fehlende Zufuhr folatreicher Nahrungsmittel sowie bestimmte Erkrankungen werden als Hauptgründe für Folsäuremangel genannt. Einem Großteil der Bevölkerung gelingt keine zureichende Folatversorgung via Ernährung: zu wenig Gemüse und Obst im Nahrungsangebot und Folatverluste (Lagerung und Zubereitung). Offenbar verschärft sich der nahrungsbedingte Folatmangel.

die mit KHK-Patienten zeigte, dass Gefäßfunktionsstörungen durch eine B12-Folsäure-Supplementierung signifikant gebessert werden. Die Durchblutung ist dann doppelt so gut wie zuvor. [Willems 2002]

Neuralrohrdefekte Eine Missbildung bei Neugeborenen, die durch Folsäuremangel in der Schwangerschaft ausgelöst wird, ist der Neuralrohrdefekt („offener Rücken"/Spina bifida). Da Folsäure für die DNA-Synthese und Zellteilung eine wichtige Rolle spielt, steigt die Gefahr für Entwicklungsstörungen des Nervensystems bei Folsäuremangel an. [Stover 2011]

In Deutschland kommen pro Jahr 800 Neuralrohrdefekte (NTD) bei ungeborenen Kindern vor. Die meisten betroffenen Schwangerschaften werden vorzeitig abgebrochen. Im Vergleich zum europäischen Durchschnitt (7,88 NTDs auf 10 000 Geburten) erkranken in Deutschland überdurchschnittlich viele (12,36 NTDs)! Fast drei Viertel der Schwangeren hierzulande müssen mit Folsäuremangel rechnen. In Ländern mit Nahrungsmittelanreicherung (in den USA seit 1998) hat man eine sinkende NTD-Häufigkeit beobachtet. Ob Nahrungsmittel mit Folsäure angereichert werden sollen oder nicht, ist umstritten. [Gorman 2011]

Neurodegenerative und psychiatrische Erkrankungen Wenn Folsäuremangel herrscht, sind die Homocysteinspiegel im Blut in der Regel stark erhöht. Hyperhomocysteinämie ist einer der wichtigsten Risikofaktoren für Herz-Kreislauf- und neurodegenerative Erkrankungen. Durch Folsäure-/B12-Mangel wird der Methionin-Homocystein-Stoffwechsel kompromittiert und Homocystein im Blut steigt (siehe S. 83) – zugleich auch das Risiko für Demenz, depressive Störungen, Epilepsie, Erkrankungen des Rückenmarks und der peripheren Nerven. Schulkinder sind für psychische

Folsäureräuber: Medikamente

- Antibabypille
- Antirheumatika: Methotrexat [Semmler 2011]
- Antibiotika: Trimethoprim
- Antiepileptika: Primidon, Valproinsäure, Carbamazepin, Phenobarbital

[Semmler 2011]

Probleme (Angst, Depression, Sozialverhalten) besonders anfällig, wenn ihre Mütter vor der Schwangerschaft erhöhte Homocysteinwerte hatten. [Roigé-Castellví 2019]

Der B-Vitaminstatus beeinflusst darüber hinaus das Risiko für den Schlaganfall (ohne Symptome), Gehirnschrumpfung (Atrophie) und Denkstörungen (Kognition). Man hat beobachtet, dass das Volumen der grauen Hirnmasse mit dem Homocysteinspiegel assoziiert ist. Durch gute B-Vitaminversorgung können Sie solchen Risiken vorbeugen. [Nilsson 2011]

Demenzrisiko Demenz und nachlassendes Denkvermögen (kognitive Störungen) nehmen in epidemischem Ausmaß zu – das wird zumindest in den Medien verbreitet. Degenerative Gefäßveränderungen (Arteriosklerose) wurden als wichtigster Risikofaktor identifiziert. Man weiß, dass die Versorgung mit B-Vitaminen inklusive Folsäure schon vor der Geburt für ein späteres Demenzrisiko relevant ist. Eine gute Folatversorgung in der Kindheit ist auch ein wirksamer Beitrag, um Demenz im späteren Leben vorzubeugen oder deren Beginn zumindest zu verzögern.

Zahlreichen Studien gelang der Nachweis von Folsäuremangel bei Demenzpatienten. Hauptrisikofaktor: hohe Homocysteinspiegel. Weitere Studien ergaben, dass das Denkvermögen durch Supplementierung mit B-Vitaminen verbessert wird. Hier ist noch reichlich Forschungsbedarf. B-Vitamine sind ein wichtiger Beitrag zum Schutz vor Demenz. [Nilsson 2011]

Krebs In Bezug auf Krebserkrankungen sind die Erkenntnisse uneinheitlich. Folsäuremangel kann das Krebsrisiko senken oder erhöhen. Offenbar verringert sich das Darmkrebsrisiko, wenn reichlich Folsäure mit der Nahrung aufgenommen wird. Was Brustkrebs betrifft, hat man sowohl eine Schutzwirkung als auch ein erhöhtes Risiko bei hochdosierter Folsäure-Supplementierung beobachtet. Frauen profitieren vom geringeren Risiko für Bauchspeicheldrüsenkrebs, wenn sie gut mit Folsäure versorgt sind. In Bezug auf Eierstock- und Prostatakrebs war keine Beziehung zum Folsäurestatus erkennbar. [Christensen 2011]

Fruchtbarkeitsstörungen Die Forschung liefert viele Hinweise darauf, dass die ungestörte Methylierung für die Fortpflanzungsfähigkeit des Menschen von größter Bedeutung ist. Folsäure- und B12-Mangel beeinflussen die Fruchtbarkeit ungünstig. Folsäuremangel verschlechtert die Empfängnisbereitschaft und erhöht das Komplikationsrisiko in der Schwangerschaft. Bei Männern leidet die Samenqualität. [Twigt 2011]

Entzündliche Darmerkrankungen Morbus Crohn, Colitis ulcerosa und Zöliakie hemmen die Folatresorption aus dem Darm.

Nierenerkrankungen Schwerer Vitaminmangel (inklusive B-Vitamine) ist ein Kennzeichen chronischer Nierenerkrankungen. Häufig fehlt es an Folsäure, Vitamin B6 und B12 gleichzeitig. Dialysepatienten verlieren Folate bei der Blutwäsche und nehmen häufig zu wenig Folsäure auf.

Folsäureanreicherung: Pro und Kontra

Seit mehr als 50 Jahren ist bekannt, dass B-Vitamine für die Entwicklung des ungeborenen Kinds sehr wichtig sind. Seit etwa 40 Jahren weiß man, dass Folsäuremangel Missbildungen des Gehirns und Rückenmarks verursacht. In den 1980/90er-Jahren wiesen viele Studien nach, dass sich das Risiko für Neuralrohrdefekte bei ungeborener Kindern durch Folsäure- oder Multivitamin-Supplementierung in der Schwangerschaft mindern lässt.

Die US-Legislative führte auf der Grundlage solcher Erkenntnisse die Anreicherung von Nahrungsmitteln mit Folsäure ein (140 µg Folsäure pro 100 g Getreideprodukt). Bislang 52 Nationen weltweit haben gleichfalls eine Folsäureanreicherung verordnet – Deutschland gehört nicht dazu. In Europa setzt man auf die Empfehlung zur Folsäure-Supplementierung in der Schwangerschaft bis hin zur freiwilligen Verpflichtung von Herstellern, Nahrungsmittel mit Folsäure anzureichern – beispielsweise 100 µg Folsäure auf 1 g Kochsalz. [Till 2013]

Es gibt Befürworter und Gegner der Folsäureanreicherung. Die Forschung ist uneinheitlich. Die genauen Mechanismen, die zum geringeren Missbildungsrisiko durch Folsäure und/oder B12-Anreicherung beitragen, sind noch unklar. [Gorman 2011, Miller 2011]

Pro Die Anreicherung von Nahrungsmitteln mit 100 bis 140 mg Folsäure pro 100 g Lebensmittel hat sicher zur Risikominderung um bis zu 46 Prozent in Bezug auf Missbildungen beigetragen. Darüber hinaus verbesserte sich auch die Versorgung der Bevölkerung: In manchen Ländern verdoppelte sich die tägliche Folsäureaufnahme. In den USA verdoppelten sich die Serumwerte und bei kanadischen Frauen stieg der Folatwert in Erythrozyten auf über 700 nmol/l an. Ob für die Risikominderung durch Folsäureanreicherung auch andere Faktoren eine Rolle gespielt haben (z. B. gesunder Lebensstil), ist nicht bekannt.

Kontra Ist Folsäureanreicherung nichts weiter als ein fragwürdiges, unkontrolliertes Massenexperiment? Bedenken beziehen sich vor allem auf ein mögliches Krebsrisiko – auch Krebszellen mögen Folat! – sowie auf Interaktionen mit Medikamenten und die Ignoranz gegenüber dem weit verbreitetem B12-Mangel. Ein mögliches Krebsrisiko ist offenbar abhängig von der Folsäuredosis. Interaktionen betreffen Antiepileptika und den Folsäure-Antagonisten Methotrexat.

Ein gewichtiges Argument ist auch, dass durch Folsäureanreicherung ein bereits bestehender B12-Mangel übersehen („maskiert") wird: Anämiesymptome verschwinden, neurologische Risiken bleiben. Das wäre mit Blick auf die Vorbeugung von Herz-Kreislauf-Krankheiten und Demenz durchaus ungünstig.

Die kritische Stimme: „Es ist keinesfalls gerechtfertigt, anzunehmen, dass der Nachweis einer Schutzwirkung von hochdosiertem Folat in einer Gesamtbevölkerung notwendigerweise für alle Menschen innerhalb dieser Bevölkerung gilt." [Smith 2008b]

Fazit: In Deutschland gibt es keine gesetzliche Folsäureanreicherung. Sie müssen sich demnach selbst um Ihren B-Vitaminstatus kümmern und durch Supplementierung mögliche Risiken bekämpfen. Eine einfache Blutuntersuchung verschafft Klarheit.

Zeitreise: Folsäure

Ausgangspunkt der Entdeckung von Folsäure war der unbedingte Wille einer Ärztin, schwer kranken, mittellosen Frauen zu helfen. Sie hatte das Glück der zielstrebigen Forscherin auf ihrer Seite und fand ein Heilmittel.

• Die englische Ärztin Lucy Wills (1888–1964) versorgte in den 1920er-Jahren schwangere Frauen mit Blutarmut (Anämie), die häufig an Herzkrankheiten starben. Die betroffenen Frauen ernährten sich einseitig (wenig Gemüse, gekochte Milch). Wills fütterte Versuchstiere mit einer vergleichbar nährstoffarmen Kost, die dann gleichfalls Anämie verursachte. Wenn den Tieren aber eine Hefewürzpaste verabreicht wurde, verschwand die Anämie. Wills behandelte die erkrankten Schwangeren erfolgreich mit der Würzpaste und mit Leberextrakt. Das noch unbekannte Wirkprinzip wurde „Wills-Faktor" getauft.

• Forscher der Universität Texas isolierten 1941 den unbekannten „Wills"-Faktor aus Spinat und stellten fest, dass er häufig in grünem Gemüse vorkommt. Nach zahlreichen Umbenennungen setzte sich der heute geläufige Name Folat oder Folsäure (lat. *folium* = Blatt) durch. [Smith 1965]

• Die Pharmaindustrie witterte das große Geschäft mit Folsäure. Die Firma *Lederle* gewann aus 1,5 Tonnen Leber Folatkristalle, bestimmte die Struktur, synthetisierte Folsäure (1943) und begann mit der Vermarktung von Supplementen. *Parke Davis* war an der Isolierung des „Antianämiefaktors" Folsäure in kristalliner Form aus der Leber beteiligt. [Pfiffner 1943] Da makrozytäre Anämie (eine spezielle Form der Blutarmut) in den USA selten vorkommt, blieben Folsäure-Supplemente Ladenhüter. Pteroylmonoglutamat wurde 1945 synthetisiert, das Polyglutamat Pteroylheptaglutamat 1968. [Frankenburg 2009, Rosenberg 2012a]

Heute sind Folsäure-Supplemente überall preiswert zu bekommen. Nutzen Sie das Angebot. Lassen Sie nicht zu, dass unbemerkter Folsäuremangel entsteht – vor allem, wenn Sie ein Kind bekommen möchten.

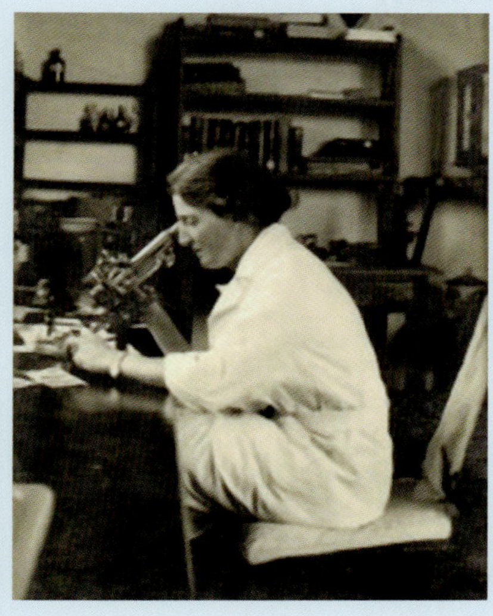

Lucy Wills bei der Arbeit in Indien, 1920er-Jahre

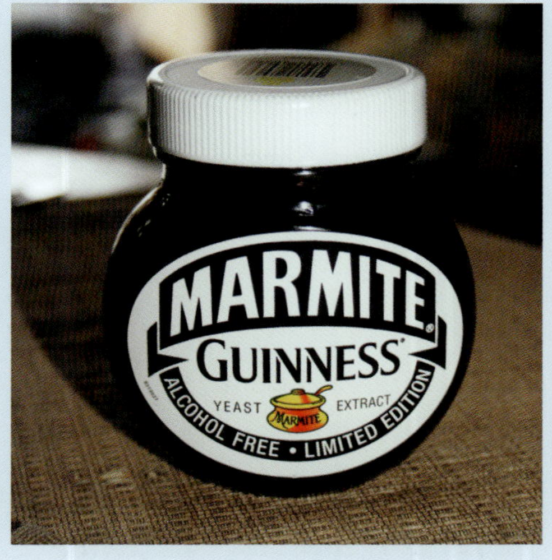

Mit dieser Würzpaste heilte Lucy Wills ihre Anämie-Patientinnen.

Nichts für empfindliche Geschmacksnerven: »Supplement« *made in England.* Ein Brotaufstrich, der (seit 1901) als Konzentrat aus verbrauchter Hefe hergestellt wird, die beim Bierbrauen anfällt. *Marmite* enthält reichlich Folsäure und Vitamin B12.

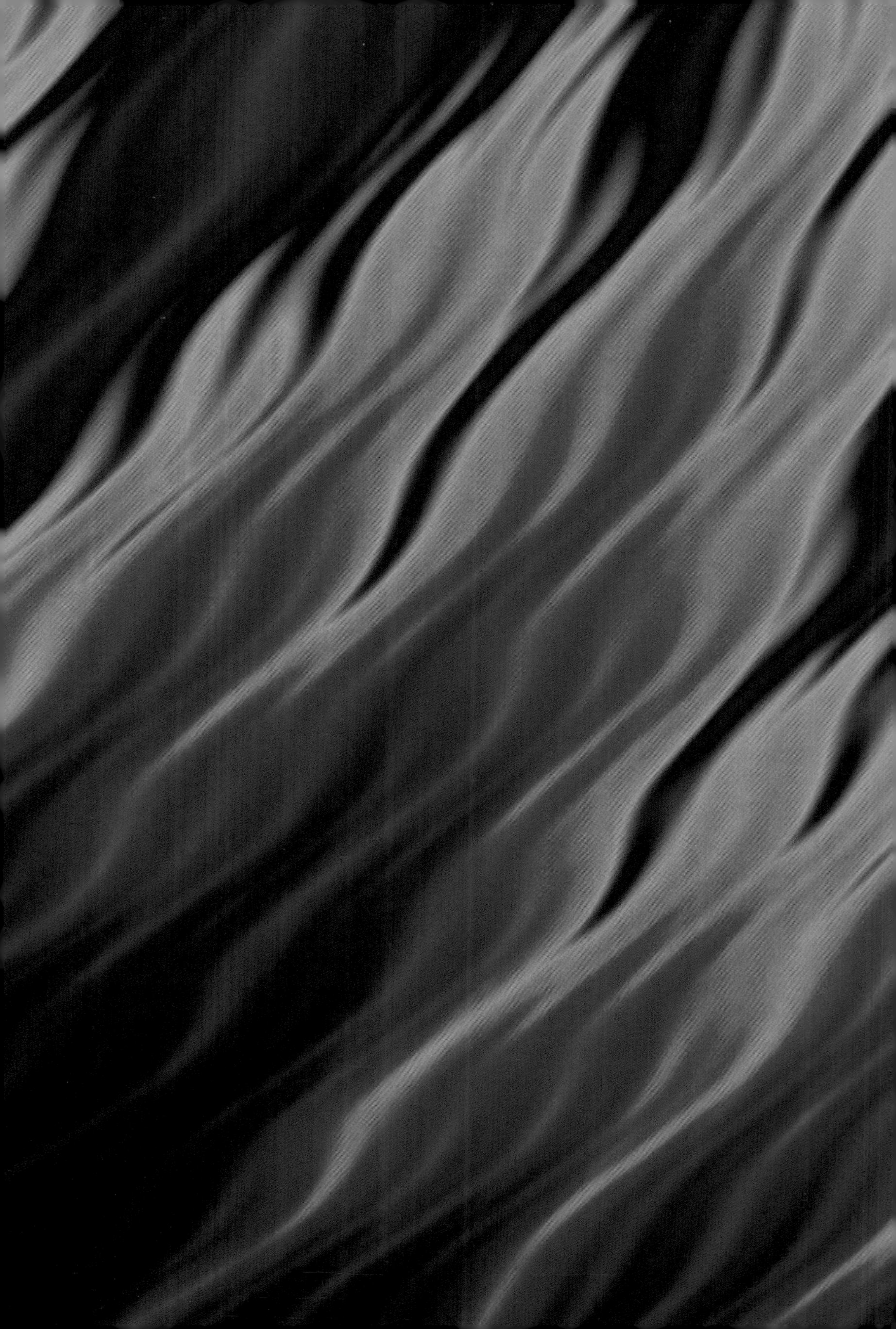

FEUERROT: VITAMIN B6

Vitamin B6 ist der Sammelbegriff für drei verwandte, wasserlösliche chemische Verbindungen: Pyridoxin, Pyridoxal und Pyridoxamin (gr. *pyros* = Feuer). Vitamin B6 fungiert als Cofaktor von mehr als 180 Enzymreaktionen. Bakterien produzieren Vitamin B6, Menschen nicht. Sie versorgen sich mit B6-Vorstufen aus Nahrungsmitteln.

B6-Mangel wird mit Gefäßerkrankungen und hohen Homocysteinspiegeln im Blut (Hyperhomocysteinämie) in Verbindung gebracht. B6-Mangel soll auch ein eigenständiger Risikofaktor sein. Zur Nahrungsergänzung (Supplementierung) wird in der Regel Pyridoxin verwendet. Wenn es um die Vorbeugung von Herz-Kreislauf- (z. B. Arteriosklerose) und neurologischen Erkrankungen geht, sollte man auch auf den B6-Status achten.

Was ist Vitamin B6?

Alle Abkömmlinge von 3-Hydroxy-2-Methylpyridin werden als Vitamin B6 bezeichnet. Im menschlichen Stoffwechsel können die B6-Derivate Pyridoxin, Pyridoxal und Pyridoxamin ineinander übergeführt werden. Alle drei B6-Varianten sind gleich gut biologisch aktiv und Vorläufer von PLP (Pyridoxal-5-Phosphat) – die wirksamste B6-Form. Für die Bioaktivität ist der Phosphatrest des jeweiligen B6-Abkömmlings entscheidend. [Till 2013]

B6-Aufnahme Aus Nahrungsmitteln wird Vitamin B6 im Leerdarm (Jejunum) und oberen Krummdarm (Ileum) resorbiert. Das im Grimmdarm (Colon) von Bakterien produzierte B6 wird nicht ins Blut aufgenommen. Pyridoxin kommt aus pflanzlichen und Pyridoxamin aus Nahrungsquellen tierischen Ursprungs. Drei B6-Abkömmlinge (Pyridoxin, Pyridoxal, Pyridoxamin) gelangen über die Pfortader zur Leber und werden dort überwiegend in PLP umgewandelt. Im Blut zirkulieren B6-Abkömmlinge an Eiweiß gebunden. Damit PLP in Zellen eindringen kann, wird der Phosphatrest entfernt. In der Zelle bekommt es den Phosphatrest zurück und ist dann ein biologisch aktives Coenzym. Der Großteil des gesamten PLP-Bestands ist in der Muskulatur gebunden. Erwachsene haben 40 bis 150 mg Vitamin B6 im Körper. Die B6-Aufnahmekapazität ist unbegrenzt. Wer sich ausgewogen ernährt, nimmt drei Viertel der B6-Vitamine aus Nahrungsmitteln auf. Weniger als ein Hunderstel des B6-Bestands wird täglich ausgeschieden.

B6-Funktionen PLP ist als Coenzym bei zahllosen Reaktionen des Aminosäurestoffwechsels mit von der Partie. Aminosäuren sind Komponenten

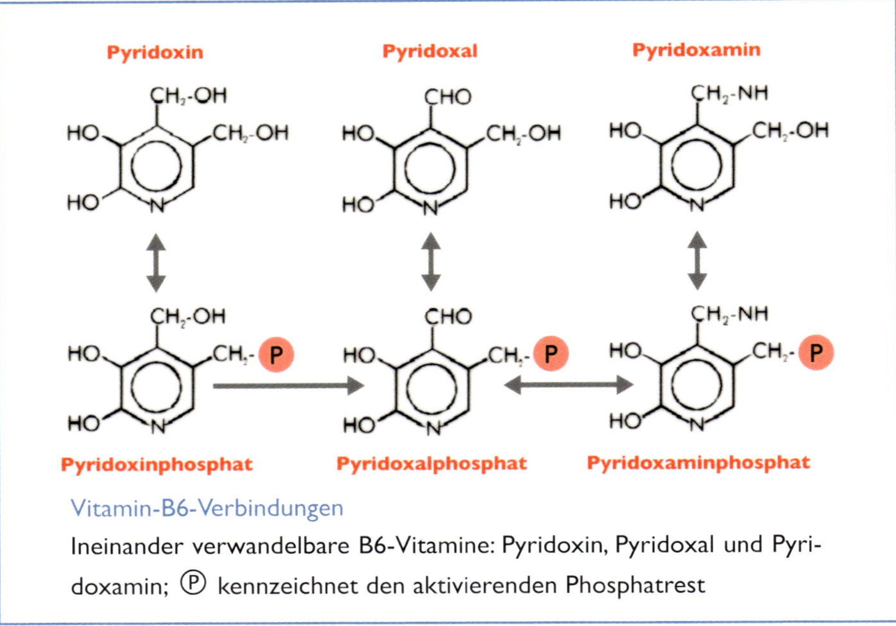

Vitamin-B6-Verbindungen

Ineinander verwandelbare B6-Vitamine: Pyridoxin, Pyridoxal und Pyridoxamin; Ⓟ kennzeichnet den aktivierenden Phosphatrest

von Eiweiß (Proteine) und Grundbausteine des Lebens. Nachfolgend einige B6-Funktionen:

- Enzymreaktionen: PLP aktiviert Aminosäuren (via Aminotransferase).

- Hormone und Neurotransmitter: PLP eliminiert Kohlendioxid (via L-Aminosäure-Decarboxylase), was zur Produktion von Dopamin, Serotonin und Histamin nötig ist. Bei B6-Mangel kommt es deshalb zu psychischen Störungen.

- Abbau/Produktion von Aminosäuren: PLP unterstützt den Abbau von Cystein, Serin und Threonin und fördert die Synthese neuer Aminosäuren.

- Umwandlung von Homocystein in Cystein (Transsulfurierung): PLP ist am Methionin-Homocystein-Stoffwechsel beteiligt. B6-Mangel verursacht deshalb Beschwerden und Gesundheitsprobleme (siehe S. 81).

- Umwandlung von Tryptophan in Niacin (Vitamin B3): Für den Tryptophan-Niacin-Stoffwechsel wird PLP benötigt. Deshalb kommt es bei B6-Mangel zu B3-Mangelsymptomen.

- Synthese von Komponenten der Zellmembran: PLP ist an der Produktion von Sphingomyelin und der Quervernetzung von Kollagen (Haut, Bindegewebe u. a.) beteiligt. Deshalb kommt es bei B6-Mangel zu nervösen Störungen und Hautproblemen.

- Umwandlung von Serin in Glycin: PLP interagiert beim Serin-Glycin-Stoffwechsel unmittelbar mit Folsäure. Deshalb kommt es bei B6-Mangel zu Folsäuremangel-Symptomen.
- Energiemobilisierung: PLP ermöglicht die Mobilisierung von energiereichem Zucker in der Muskulatur. Deshalb kommt es bei B6-Mangel zu Müdigkeit und Erschöpfung.
- Hormonrezeptoren und Sauerstoffbindung: PLP beeinflusst die Funktion von Hormonrezeptoren und die Sauerstoffbindung an Hämoglobin. Deshalb kommt es bei B6-Mangel zu Leistungseinbußen.

B6-Bedarf

Offiziell wird die Versorgung mit Vitamin B6 via Nahrungsmittel in Industriestaaten als ausreichend bzw. überdurchschnittlich eingestuft. Die empfohlene Aufnahme von Vitamin B6 in Europa beträgt 1,4 mg pro Tag (in den USA 1,3–1,7 mg pro Tag). Je mehr eiweißhaltige Nahrungsmittel gegessen werden, desto höher ist der B6-Bedarf, da Vitamin B6 am Aminosäure-Stoffwechsel beteiligt ist.

In Deutschland, Österreich und der Schweiz (D/A/CH) werden folgende Mengen Vitamin B6 (Pyridoxin) für Erwachsene empfohlen:

- Männer: 1,5 mg pro Tag (19–65 Jahre), 1,4 mg pro Tag (über 65 Jahre)
- Frauen: 1,4 mg pro Tag (19–65 Jahre), 1,2 mg pro Tag (über 65 Jahre)

In der Schwangerschaft und bei älteren Menschen, bei Erkrankungen (Niereninsuffizienz, Dialyse) oder hohen Homocysteinspiegeln ist der B6-Bedarf deutlich erhöht.

B6 in Nahrungsmitteln

Fast alle Nahrungsmittel enthalten Vitamin B6. In Obst und Gemüse findet sich bevorzugt das B6-Derivat Pyridoxin. In tierischen Nahrungsprodukten stecken Pyridoxal und Pyridoxamin. Pflanzliches B6 (Pyridoxin) ist kaum hitzeempfindlich und bleibt bei der Zubereitung weitgehend bioaktiv. Wenn Nahrungsmittel tierischen Ursprungs, die die B6-Abkömmlinge Pyridoxal und Pyridoxamin enthalten, gekocht oder gebraten werden, ist mit Verlusten zu rechnen (30–40 Prozent). Auch bei der Sterilisierung von Milch geht B6 verloren. Wer sich gemischt ernährt und seine Mahlzeiten schonend zubereitet, muss mit nur etwa 20 Prozent weniger B6 rechnen.

Vitamin B6 in Nahrungsmitteln

Nahrungsmittel	B6-Gehalt (µg/100 g)
Tierische Nahrungsmittel	
Rinder-/Schweineleber gebraten	633/391
Rindersteak-/Schweineschnitzel gebraten	183/380
Schinken geräuchert	526
Bierschinken/Leberwurst/Salami	340/343/332
Hering TK/geräuchert	300/234
Seelachs frittiert	191
Tintenfisch TK, frittiert	423
Hühnerei gekocht	62
Milch 1,5 % Fett, UH	46
Joghurt 1,5 % Fett	44
Quark 30 % Fett	60
Frisch-/Hartkäse 50 % Fett	30/130
Bitterschokolade	187
Pflanzliche Nahrungsmittel	
Kartoffel geschält, gekocht	46
Möhre roh/gekocht	168/126
Weißkohl roh/gegart	190/156
Blumenkohl roh/gekocht	190/156
Erbsen grün, roh/gedünstet/getrocknet, gekocht	160/149/31
Linsen getrocknet, gekocht	178
Zucchini/Spinat gedünstet	118/208
Sauerkraut roh	210
Kopfsalat, Essig/Öl	46
Tomate roh	100
Gurke roh	35
Bäckerhefe	684
Walnüsse/Erdnüsse	600/440
Apfel/Birne/Erdbeere	43/15/60
Orange/Melone/Banane	104/70/363
Weißbrot/Mischbrot	17/82
Weizen-/Roggenvollkornbrot	150/160
Haferflocken/Weizenkeime	160/490

Laborwert: PLP

Es gibt verschiedene Methoden, um den B6-Status zu bestimmen (Blut-/Urinuntersuchung). Der geläufige Laborwert ist PLP (Pyridoxal-5-Phosphat) im Serum/Plasma.

- Referenzbereich PLP: > 4,9 ng/ml (20 nmol/l) [Herrmann 2012d]

Der PLP-Wert allein reicht zur Statusbewertung nicht aus. Da B12, B6 und Folsäure am Methionin-Homocystein-Stoffwechsel beteiligt sind (siehe S. 81), ist der Homocysteinwert im Plasma der bessere Indikator für B6-Mangel (siehe S. 87).

Die Bestimmung des B6-Status wird bei folgenden Erkrankungen/Zuständen empfohlen: Schwangerschaft/Stillzeit, Homocystinurie, hohe Homocysteinwerte im Blut, prämenstruelles Syndrom, Dialyse, Bluthochdruck, Asthma, Diabetes, Alkoholabhängigkeit, Kontrolle von Behandlungen mit bestimmten Medikamenten.

Risiko: B6-Mangel

Raucher, Kaffeetrinker und Frauen, die mit der Pille verhüten, sind für niedrige PLP-Spiegel besonders anfällig. Nach vier Tassen Kaffee ist der PLP-Spiegel um 14 Prozent niedriger. Raucher haben verglichen mit Nichtrauchern um bis zu 25 Prozent niedrigere PLP-Spiegel. Das wird als Hinweis auf den erhöhten Antioxidantienbedarf gewertet. Wahrscheinlich sind auch Patienten mit entzündlichen Erkrankungen (z. B. Rheuma) für B6-Mangel prädestiniert.

Nahrungsmittel	B6-Gehalt (µg/100 g)
Getränke	
Mehrfruchtsaft	37
Bier Pils, hell	62
Weizenbier	40
Weiß-/Rotwein	20

Quelle: Bundeslebensmittelschlüssel 3.02 (www.blsdb.de)

Gut zu wissen

- Bestimmte Medikamente verursachen Mangel oder beeinflussen den B6-Status: Blutdrucksenker (Hydralazin), Antibiotika (Isoniazid, Cycloserin), Antidepressiva (Iproniazid), Parkinsonmittel (L-Dopa), Antiasthmatika (Theophyllin), Antibabypille (Ethinylestradiol, Mestranol), Antiepileptika (Phenytoin) und Chelatoren (Penicillamin).
- Andererseits verstärkt Vitamin-B6-Supplementierung die Wirksamkeit trizyklischer Antidepressiva oder einer Chemotherapie.

Krankheitsfaktor: B6-Mangel

Gesundheitsprobleme und Erkrankungen auf Grund von B6-Mangel können unterschiedliche Ursachen haben: B6-arme Ernährung, Störungen des B6-Stoffwechsels oder B6-abhängiger Enzyme – oder alles zusammen. Supplementierung kann B6-Mangel erfolgreich beseitigen. [den Heijer 2011]

Schwerer B6-Mangel erzeugt auffällige Symptome: Durchfall, Hautausschlag, kognitive Einbußen, Blutarmut (Anämie). B6-Mangel wird mit zahlreichen Erkrankungen in Verbindung gebracht.

Anämie (Blutarmut) Vitamin B6 ist ein unentbehrlicher Cofaktor für die Funktion der roten Blutkörperchen. Es unterstützt die Sauerstoffbindung und den Stoffwechsel der Blutzellen. Auch für die Bildung von Blutfarbstoff (Hämoglobin) wird B6 gebraucht. Deshalb kommt es bei schwerem Mangel zur Anämie.

Gefäßerkrankungen Vitamin B6 ist als Cofaktor am Methionin-Homocystein-Stoffwechsel beteiligt (siehe S. 81). Bei B6-Mangel ist damit zu rechnen, dass das Risiko für Arteriosklerose zunimmt. Vor mehr als 60 Jahren zeigten Tierversuche erstmals, dass B6-Mangel arteriosklerotische Gefäßschäden verursacht. [Rinehart 1949] Niedrige B6-Spiegel im Blut sind mit einem erhöhten Herz-Kreislauf-Risiko assoziiert. [den Heijer 2011] Vitamin B6 (Pyridoxamin) wirkt wegen seiner Interaktion mit dem Kollagenstoffwechsel wie ein Verjüngungsmittel für Arterien! [Wu 2011]

Krampfanfälle bei Neugeborenen Vitamin B6 ist als Cofaktor an der Produktion von Nervenbotenstoffen (Neurotransmitter) beteiligt. Für die Entwicklung des Gehirns hat das Vitamin größte Bedeutung. Durch B6-Mangel können schwere neurologische Störungen verursacht werden. Krampfanfälle von Neugeborenen werden auch heute noch erfolgreich mit Vitamin B6 behandelt.

Krebs Sind die B6-Spiegel im Blut (PLP) vergleichsweise hoch, soll dies Schutzwirkungen gegen Darmkrebs und Magenkrebs vermitteln. Bei Brust- und Prostatakrebs war ein derartiger Effekt nicht nachweisbar. Einer Studie zufolge (> 10 000 Teilnehmer) ist ein gestörter funktioneller B6-Status mit erhöhtem Lungenkrebsrisiko assoziiert. [Theofylaktopoulou 2017]

Neurologische/neurodegenerative Erkrankungen B12-, B6- und Folsäuremangel erhöhen das Risiko für Demenz, kognitive und psychische Störungen (Depression, Autismus). B-Vitaminmangel und hohe Homocysteinwerte sind höchstwahrscheinlich Faktoren für die Entwicklung neurodegenerativer Erkrankungen, vor allem bei älteren Menschen. Bei Alzheimer-Demenz konnten durch B-Supplementierung und Normalisierung des Homocysteinspiegels degenerative Hirnveränderungen verlangsamt werden. [Smith 2010]

Venenthrombose Studien zeigten, dass niedrige B6-Spiegel im Blut mit einem erhöhten Risiko für tiefe Venenthrombosen verbunden sind. [Cattaneo 2001, 2005]

Enzymstörungen Vitamin B6 ist ein Cofaktor von mehr als 180 Enzymen. Störungen bei beteiligten Enzymen können schweren Mangel verursachen. Eine solche Störung wird beispielsweise durch Mutation des MTHFR-Gens ausgelöst. Bei angeborener Homocystinurie kommt es bereits im Jugendalter zur schweren Arteriosklerose (siehe S. 89).

Nierensteine Bei B6-Mangel ist die vermehrte Ausscheidung von Oxalsäure möglich. Das fördert die Bildung von Nierensteinen.

Zeitreise: Vitamin B6

- Der Biochemiker Verner McCollum (1879–1967) nannte einen in Weizen- und Reiskleie enthaltenen Vitamin-A-ähnlichen Stoff „wasserlöslicher Faktor B“ (seit 1920: Vitamin B). Es zeigte sich aber, dass dieses „Vitamin B“ eine Gruppe von mehreren Vitaminen war.
- 1934 wies der Ernährungsforscher Paul György (1893–1976) den gesuchten Faktor Vitamin B6 nach.
- 1938 wurde Vitamin B6 isoliert. Ein Jahr später fand man heraus, dass Vitamin B6 ein Pyridin-Abkömmling ist – das heute geläufige Pyridoxin. [Rosenberg 2012]
- Seit 1942 ist bekannt, dass durch B6-Mangel Krämpfe ausgelöst werden können. Krämpfe von Neugeborenen werden mit Vitamin B6 behandelt.

Heute sind B6-Supplemente überall preiswert zu bekommen. Nutzen Sie das Angebot. Lassen Sie nicht zu, dass B6-Mangel entsteht.

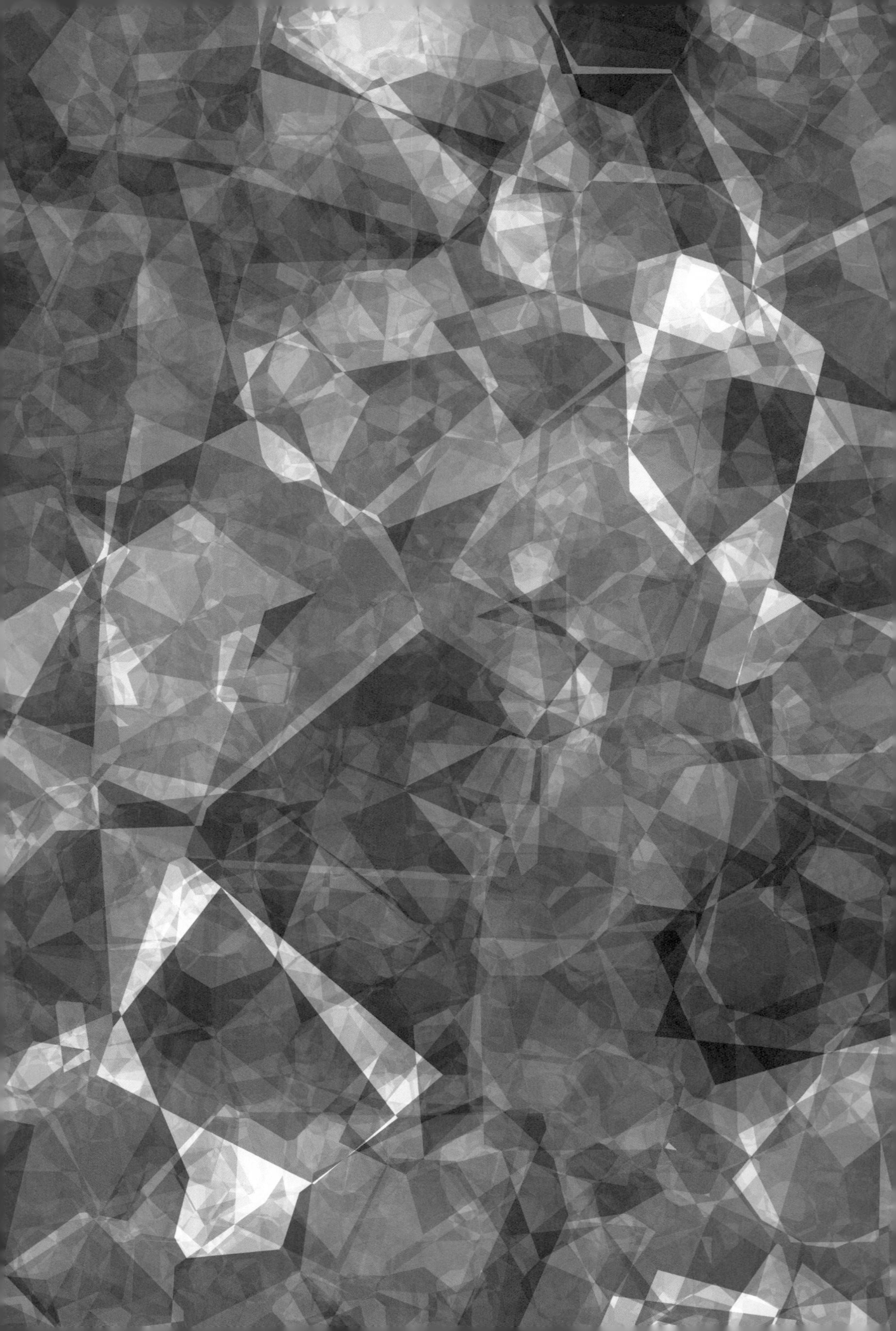

KOBALTBLAU: VITAMIN B12

Vitamin B12 wird auch Cobalamin genannt. Es handelt sich um ein hochkomplexes „gigantisches“ Molekül, das um ein zentrales Cobaltatom gruppiert ist. Die Natur hat hier ein zähes anorganisches Schwermetall in die Vitamin-B12-Struktur eingebaut. Die oxidativen Eigenschaften von Cobalt können so für biologische Prozesse genutzt werden.

Vitamin B12 ist wasserlöslich. Der lebenswichtige (essenzielle) Vitalstoff wird von Bakterien produziert. Tierische Lebewesen, insbesondere Wiederkäuer (z. B. Kühe), haben solche Bakterien „eingemeindet“, um die eigene B12-Versorgung zu sichern. Der Mensch ist auf B12 in Nahrungsmitteln angewiesen, hauptsächlich tierischen Ursprungs: Fleisch, Leber, Milch, Käse und Eier – oder Supplement. In pflanzlichen Nahrungsmitteln kommt verwertbares B12 nach derzeitigem Kenntnisstand nicht in relevanter Konzentration vor. Der menschliche Körper benötigt nur winzige, aber lebenswichtige Mengen Vitamin B12 – entscheidend, wenn es um Gesundheit oder Krankheit geht. [Wormer 2017a]

B12 ist unter anderem als Coenzym für elementare Prozesse lebender Zellen notwendig, vor allem für Methylierungen (siehe S. 79, 159) und für die Zellteilung. Alle Zellen brauchen Vitamin B12. Für den Methionin-Homocystein-Stoffwechsel hat B12 zentrale Bedeutung (siehe S. 81). Die Forschung in den letzten Jahrzehnten fand überzeugende Belege dafür, dass B-Vitaminmangel, insbesondere B12- und Folsäuremangel, bedrohlich für die Gesundheit von Herz (Arteriosklerose) und Hirn (Demenz) ist. B12-Mangel ist leicht zu erkennen und problemlos zu beseitigen – wenn man danach sucht. [Wormer 2017a]

Führende Forscher auf diesem Gebiet, wie Wolfgang Herrmann und Rima Obeid, erklären: „Störungen der Methylierung, verursacht durch einen schlechten Vitamin-B-Status (Folsäure, B6, B12) und hohe Homocysteinspiegel, sind mit Schlüsselmechanismen der Demenzentwicklung assoziiert.“ [Obeid 2007b]

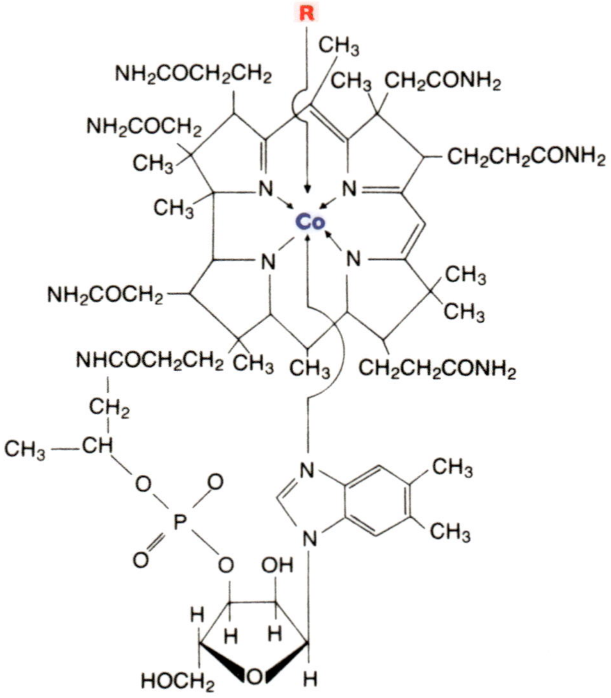

Cobaltuniversum

Strukturformel von Vitamin B12. Das Cobaltatom (**Co**) liegt im Corrinring eingebettet. Im Vergleich zu anderen Vitaminen hat das Vitamin-B12-Molekül gewaltige Dimensionen und ein extrem hohes Molekulargewicht: 1355,4 g/mol. Je nach Art des Bindungspartners **R** entstehen unterschiedliche Cobalamine: [Woelk 1989]

R = 5-Desoxyadenosyl ➪ Adenosylcobalamin (Coenzym B12)

R = CH_3 ➪ Methylcobalamin

R = H_2O ➪ Aquacobalamin

R = OH ➪ Hydroxocobalamin

R = CN ➪ Cyanocobalamin

R = ONO ➪ Nitritocobalamin

Was ist Vitamin B12?

Cobalamin ist ein Riesenmolekül mit hochkomplizierter Struktur. Verschiedene, natürliche und synthetische Cobalaminformen tragen die Sammelbezeichnung Vitamin B12. Alle B12-Formen besitzen ein Cobaltatom im Zentrum eines Gerüsts von vier Pyrrolringen (Corrinring) und vermitteln biologische Wirkungen beim Menschen. Der B12-Stoffwechsel erfüllt zwei Aufgaben, die mit lebenswichtigen Funktionen verknüpft sind:

Regeneration von Methionin für Methylierungsreaktionen Im Zellplasma ist Cobalamin ein wichtiger Faktor von Methylierungen und am Methionin-Homocystein-Stoffwechsel beteiligt.

Fett- und Aminosäureabbau in Mitochondrien In Mitochondrien wird Cobalamin in Adenosylcobalamin umgewandelt, ein Zwischenschritt beim Abbau bestimmter Fett- und Aminosäuren. B12 ist somit auch an der Energiegewinnung beteiligt (Citratzyklus).

Für die Entwicklung eines leistungsfähigen Nervensystems hat Vitamin B12 größte Bedeutung.

Der Mensch zählt zu den höheren Lebewesen, die das Vitamin nicht selbst produzieren. Alle höheren Tiere benötigen B12. Vor allem Zellen, die sich häufiger teilen, sind auf eine gute B12-Versorgung angewiesen: Schleimhautgewebe, Keimzellen, Blutbildung im Knochenmark, Nervengewebe.

Störungen der Methylierung, verursacht durch einen schlechten Vitmin-B-Status (Folsäure, B6, B12) und hohe Homocysteinspiegel, sind mit Schlüsselmechanismen der Demenzentwicklung assoziiert.

B12-Aufnahme: Aktiv und Passiv

Es gibt zwei Wege, über die B12 in die Blutbahn gelangt: passiv und aktiv. Bakterien im Dickdarm produzieren zwar große Mengen Cobalamin. Sie werden aber mit dem Stuhl ausgeschieden.

Passive Aufnahme Über die Mund- und Dünndarmschleimhaut kann Vitamin B12 via Diffusion aufgenommen werden. Die passive B12-Aufnahme ist für die Versorgung nicht ausreichend, da in Nahrungsmitteln nur geringe Mengen B12 enthalten sind. Vitamin B12 in Lutschtabletten wird aber im Mund (sublingual) sehr gut resorbiert.

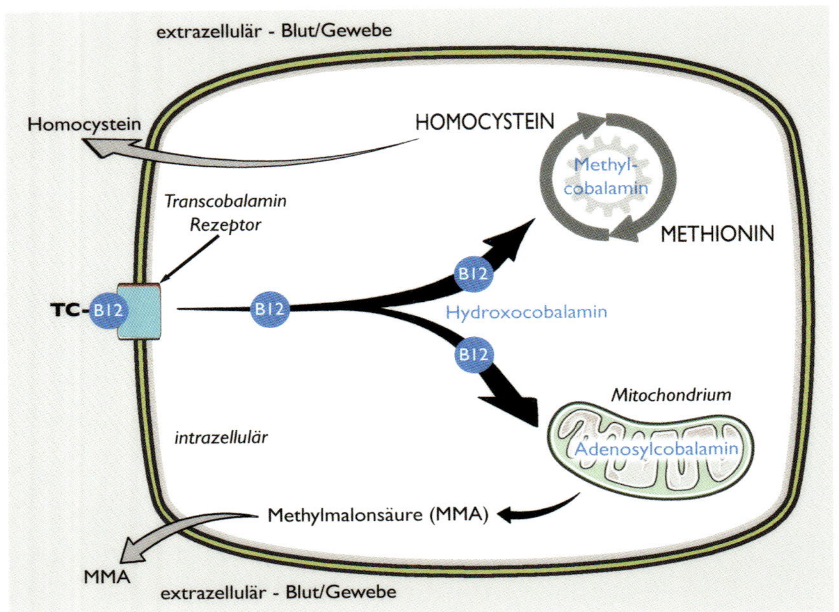

B12-Funktionen

Vitamin B12 in der Zelle: Holotranscobalamin dockt am TC-Rezeptor an und Vitamin B12 gelangt in die Zelle. Die wichtigsten Stoffwechselreaktionen mit Beteiligung von B12-Coenzymen finden im Zellplasma und im Mitochondrium statt: [Wormer 2017a]

1. Im Zellplasma ist Methylcobalamin am Methionin-Homocystein-Stoffwechsel und an Methylierungen beteiligt.

2. Im Mitochondrium ist Adenosylcobalamin als Cofaktor am Abbau von Fett- und Aminosäuren beteiligt und trägt zur Energiegewinnung bei.

Bei B12-Mangel tauchen vermehrt Homocystein und Methylmalonsäure (MMA) im Blut auf.

Grundsätzlich kommen im Mittel nur 1 Prozent der zugeführten B12-Vitamine via passive Diffusion im Blut an, das heißt 10 µg von 1000 µg Cobalamin.

Aktive Aufnahme Über komplizierte und störanfällige Mechanismen wird Vitamin B12 aus dem Darm aufgenommen. Im Magen muss Intrinsischer Faktor (IF) ausgeschüttet werden und die Bauchspeicheldrüse steuert Enzyme bei. Außerdem sind Rezeptoren von Schleimhautzellen des Krummdarms beteiligt.

Höchstens 1,5 bis 2 µg Vitamin B12 pro Mahlzeit können aktiv aufgenommen werden.

Pro Tag gelangen etwa 3 bis 10 µg Vitamin B12 aus der Leber über die Gallenflüssigkeit in den Dünndarm. Dort wird es an IF (Intrinsischer Faktor)-Proteine gebunden und erreicht den Krummdarm (Ileum), wo Darmschleimhautzellen B12 absorbieren. Wenn die Bauchspeicheldrüse und der Darm normal funktionieren, kommt es pro Tag allerhöchstens zum Verlust von 0,5 bis 1 µg Vitamin B12. Die Nieren scheiden täglich 0,25 µg Vitamin B12 aus.

Der Speicherort für zwei Drittel des Gesamtbestands an Vitamin B12 ist die Leber. Geringe Mengen werden in der Muskulatur gespeichert. Ein Erwachsener, der sich gemischt ernährt, verfügt über insgesamt 2000 bis 5000 µg Vitamin B12 im Körper. Es dauert 15 bis 24 Monate, bis sich der B12-Vorrat in der Leber halbiert hat. Pro Tag müssten 3 µg Vitamin B12 aufgenommen werden, um einen Bestand von 2000 µg langfristig zu erhalten. Das im Blut zirkulierende Vitamin B12 besteht zu 70 bis 90 Prozent aus inaktiven Cobalaminen, nur 10 bis 30 Prozent sind bioaktiv.

B12-Aufnahmestörungen

Die Vitamin-B12-Aufnahme kann bei folgenden Zuständen/Erkrankungen gestört sein:

Gastritis und Magensäuremangel Ist der Magen nicht sauer genug, wird zu wenig B12 aus der Nahrung aufgenommen, trotz ausreichend vorhandenem Intrinsischen Faktor. Eine atrophische Autoimmungastritis oder eine *Helicobacter pylori*-Infektion können B12-Aufnahmestörungen verursachen.

B12-Formen

Coenzyme

- Adenosylcobalamin: in Mitochondrien ➩ Energiestoffwechsel, Methylmalonsäure
- Methylcobalamin: im Zellplasma (Zytosol) ➩ Aktivierung von Folsäure, Methionin-Homocystein-Stoffwechsel, Methylierung (Hormone, Neurotransmitter)

Speicherformen

- Aquacobalamin
- Hydroxocobalamin: in Blut und Zellplasma ➩ Entgiftung (Cyanid, Stickstoffmonoxid)
- Nitritocobalamin

Synthetisches Cobalamin

- Cyanocobalamin

Andere Cobalamine

- körpereigene Cobalamine: unbekannte Funktion
- Pseudocobalamine: Cobalamin-Analoga mit B12-ähnlicher Struktur (inaktiv/schädlich)

Alleskönner: Vitamin B12

Hormonbildung

Immunstärkung

Fruchtbarkeit und Zeugungskraft

Zellschutz

DNA

- Blutbildung
- DNA-Synthese/Reparatur
- Embryonalentwicklung
- Epigenetischer Einfluss
- Regeneration: Haut-/Schleimhaut
- Zellteilung

Energie

- Belastbarkeit, Ausdauer
- Blut: Sauerstoffnutzung
- Energiegewinnung
- Fett-/Aminosäuren-Stoffwechsel
- Vitalität/Wohlbefinden

Entgiftung

- Cyanid
- Homocystein
- Peroxinitrit
- Stickstoffmonoxid (NO)-Radikale

Alleskönner: Vitamin B12

Nervensystem

- Konzentration, Gedächtnis, Kognition
- Nervenbotenstoffe: Neurotransmitter
- Nervenscheiden: Myelinbildung, -regeneration
- Nervensystem: Wachstum und Entwicklung
- Psyche: Stabilität

Bauchspeicheldrüsenschwäche (Pankreasinsuffizienz) Wenn zu wenig Verdauungsenzym (Trypsin) in den Zwölffingerdarm gelangt, wird die B12-Aufnahme beeinträchtigt.

Darmerkrankungen Entzündliche Erkrankungen des Dünndarms, Morbus Crohn, tropische Sprue und Zöliakie (Glutenempfindlichkeit) können B12-Aufnahmestörungen verursachen.

Nierenschwäche (Niereninsuffizienz) Nierenfunktionsstörungen beeinträchtigen die B12-Aufnahme. Bei Dialyse- und vielen Transplantatpatienten findet man hohe Homocystein- und MMA-Werte. B12-Supplementierung beseitigt das Problem. [Herrmann 2012c]

Schilddrüsenfunktionsstörungen Bei Schilddrüsenunterfunktion (Hypothyreose) zeigen sich vergleichsweise hohe Homocysteinwerte im Blut. Die Normalisierung des Schilddrüsenstatus normalisiert auch die Homocysteinwerte. [Till 2013] B12-Mangel bei Hypothyreose kommt offenbar recht häufig vor (10–40 Prozent). Studien zufolge ist B12-Mangel bei 6 bis 55 Prozent der Patienten mit Hashimoto-Thyreoiditis nachweisbar – eine Autoimmunerkrankung der Schilddrüse. [Collins 2016]

B12-Bedarf

Es muss mindestens 1 µg Vitamin B12 pro Tag zur Verfügung stehen, damit keine Anämie entsteht. Voraussetzung für Bedarfsempfehlungen ist die normale Bildung von Intrinsischem Faktor (IF) im Magen (aktive B12-Aufnahme). Darüber hinaus sollte die B12-Resorption im Darm ungestört funktionieren.

In Industriestaaten wird die Bedarfsdeckung bei gemischter Ernährung („Allesfresser"/Omnivoren) als ausreichend eingestuft – eine viel zu optimistische Einschätzung. Bei Frauen geht man von 3,5 bis 5,5 µg und bei

Männern von 5,0 bis 8,0 µg Vitamin B12 pro Tag aus. Eine Analyse des B12-Status in sechs westeuropäischen Ländern ergab eine durchschnittliche Aufnahme von 4 bis 7 µg Vitamin B12 pro Tag bei älteren Menschen. [Fabian 2008]

Da Vitamin B12 auch in Milch und Eiern enthalten ist, scheint auch die Versorgung von Vegetariern gesichert. [Donaldson 2000] Bei Veganern kann es nach 5 bis 10 Jahren zu Anzeichen von B12-Mangel kommen. Das dauert deshalb so lang, weil in der Leber 1500 bis 3000 µg B12 gespeichert sind und die Rückresorption im Krummdarm (über die Galle in den Darm) 1,5 µg B12 pro Tag beträgt. [Till 2013]

Wahrscheinlich will niemand jeden Tag zwei Fleischmahlzeiten essen. Deshalb läuft die B12-Versorgung auch bei gemischter Ernährung nur „gerade so auf Sparflamme". Zudem haben schätzungsweise 35 Prozent der über 65-Jährigen und 40 Prozent der Altenheimbewohner Resorptionsstörungen (z. B. Gastritis), die für B12-Mangel prädestinieren.

Am besten, Sie lassen Ihren B12-Status testen, um Klarheit über Ihre Versorgung zu bekommen.

Schwangerschaft Die B12-Versorgung muss zuverlässig gesichert sein. Das ungeborene Kind kann die Reserven der Mutter nicht nutzen. B12-Mangel ist unbedingt zu vermeiden, da sonst Missbildungen beim ungeborenen Kind drohen. Da Neugeborene/Säuglinge keine eigenen Reserven haben, sind sie auf die Muttermilch angewiesen. Stillende Mütter benötigen eine noch bessere tägliche B12-Versorgung.

Vitamin-B12-Bedarf

- 1 bis 3 Jahre: 1,0 µg Vitamin B12 pro Tag
- 4 bis 6 Jahre: 1,5 µg Vitamin B12 pro Tag
- 7 bis 9 Jahre: 1,8 µg Vitamin B12 pro Tag
- 10 bis 12 Jahre: 2,0 µg Vitamin B12 pro Tag
- ab 13 Jahre/Erwachsene: 3,0 µg Vitamin B12 pro Tag
- Schwangere/Stillende: 3,5/4,0 µg Vitamin B12 pro Tag

(Quelle: Ernährungsgesellschaften D/A/CH)

B12 in Nahrungsmitteln

Bislang ist kein pflanzliches Nahrungsmittel entdeckt worden, das relevante Mengen an verwertbarem Vitamin B12 enthält. Milchsauer vergorenes Gemüse (z. B. Sauerkraut), fermentierte Sojaprodukte und Hefeweizenbier enthalten keine nennenswerten Mengen. [Klein 2015]

Auch Hefe ist keine zuverlässige Quelle. Der B12-Gehalt von Hefe ist von der Kultur und dem Cobaltangebot abhängig. Eine Ausnahme ist die berüchtigte Würzpaste *Marmite* (ein englischer Brotaufstrich) mit etwa 15 mg/100 g Vitamin B12. Studien zufolge (*in vitro*, tierexperimentell) soll die Koreanische Rotalge (Nori) eine gute B12-Quelle für Vegetarier sein: 4 g getrocknete Alge täglich sollen eine Aufnahme von 2,4 µg Vitamin B12 ermöglichen. [Watanabe 2014] Es ist derzeit gesichert, dass in Sojaprodukten wie Tempeh und in Algen (Spirulina, Chlorella, blaugrüne Algen) überwiegend biologisch inaktives Pseudovitamin B12 zu finden ist. [Till 2013]

Die Leber ist der B12-Spitzenreiter unter den tierischen Nahrungsprodukten. Allerdings sind Innereien wie Leber als Nahrungsmittel in Verruf geraten – vor allem wegen Schadstoffbelastung. B12 kommt in Fleischeiweiß (Protein) vor, nicht in Fleischfett. Je mehr tierisches Fett konsumiert wird, desto geringer ist die B12-Aufnahme! Studien ergaben, dass aus Fleisch 40 bis 65 Prozent, aus Eiern 9 bis 36 Prozent, aus Leber 11 Prozent, aus Fisch 42 Prozent, aus Schaffleisch 56 bis 89 Prozent und aus Hühnerfleisch 61 bis 66 Prozent des B12-Gehalts resorbiert werden. [Russell 2001, Watanabe 2007]

Vitamin B12 wird bei der Zubereitung von Nahrungsmitteln kaum zerstört. Der B12-Gehalt kann aber durch Dehydratation (Wasserentzug) bei 200 °C dezimiert werden. [Herbert 1988] Werden Fisch, Fleisch und Milch gekocht, sind B12-Verluste von 23 bis 96 Prozent möglich. Wenn Fleisch lange gegrillt, gebraten oder gekocht, erhitzt und hohen Temperaturen ausgesetzt wird, kommt es in jedem Fall zu B12-Verlusten. [Till 2013]

Es gilt derzeit als gesichert, dass in Sojaprodukten wie Tempeh und in Algen (Spirulina, Chlorella, blaugrüne Algen) überwiegend biologisch inaktives Pseudovitamin B12 zu finden ist.

Herrscht längere Zeit B12-Mangel, kann es schwierig bis unmöglich sein, die leeren B12-Speicher der

Vitamin B12 in Nahrungsmitteln

Tierische Nahrungsmittel	
Nahrungsmittel	Vitamin B12 (µg/100 g)
Rinder-/Schweineleber gebraten	50/30,1
Rindersteak-/Schweineschnitzel gebraten	5,5/1,1
Schinken geräuchert	1,7
Bierschinken/Leberwurst/Salami	1,3/13,5/2,3
Hering TK/geräuchert	11/9,8
Seelachs frittiert	1,8
Tintenfisch TK, frittiert	5,7
Hühnerei gekocht	1,5
Milch 1,5 % Fett, UH	0,4
Joghurt 1,5 % Fett	0,4
Quark 30 % Fett	0,9
Frisch-/Hartkäse 50 % Fett	0,5/2
Bitterschokolade	0,7
Muttermilch	0,05

Leber nur durch Verzehr tierischer Nahrungsmittel wieder aufzufüllen – eine Sache von Jahren! Je höher das Lebensalter, desto wahrscheinlicher ist mit B12-Aufnahmestörungen im Darm zu rechnen. Trotz Fleischverzehr ist dann die Aufnahme reduziert. Ein wirksames, einfaches und preiswertes Mittel gegen B12-Mangel ist die Supplementierung (siehe S. 210).

B12 im Labor

Die B12-Versorgung kann mit vier Laborwerten geprüft werden:

- Gesamtcobalamin im Blut = alle B12-Formen im Blut.
- Holo-TC (Holotranscobalamin-II) im Blut = an Transportprotein gebundenes, bioverfügbares und intrazellulär aktives Vitamin B12.
- MMA (Methylmalonsäure) im Urin = ein indirekter Paramater des B12-Stoffwechsels in Mitochondrien und für intrazelluläres Adenosylcobalamin.
- Homocystein im Blut = ein indirekter Parameter des intrazellulären Methionin-Homocystein-Stoffwechsels (siehe S. 85).

Gesamtcobalamin im Blut

Vitamin B12 im Blut (Gesamtcobalamin im Serum/Plasma/B12-Serumwert) gilt als unzuverlässig. Einer Studie zufolge wird bei jedem dritten bis vierten Patienten ein Mangel mit dem Serumwert nicht erkannt. [Carmel 2012] Liegen die Serumwerte bei 295 pg/ml oder weniger, wird empfohlen, zusätzlich die Laborwerte Holo-TC und Homocystein im Blut zu bestimmen, um den B12-Status richtig einzuschätzen. [Brownstein 2012]

Gesamtcobalamin im Serum/Plasma (Europa)

- Kinder: 271–1170 pg/ml (200–863 pmol/l)
- Erwachsene: 211–911 pg/ml (156–672 pmol/l)

Diese „Normalwerte“ lassen keine Einschätzung der zellulären Cobalaminversorgung zu! [Till 2013|

Grenzwerte B12-Mangel

- Bei B12-Konzentrationen unter 295 pg/ml ist der Serumwert besonders unzuverlässig.
- Bei Werten von 115 bis 295 pg/ml ist B12-Mangel nicht auszuschließen. [Obeid 2007a]
- Bei Werten im „Normalbereich“ (> 115 pg/ml) können bereits B12-Mangelbeschwerden vorliegen.
- Bei Werten im „Normalbereich“ können als Zeichen von B12-Mangel abnorm niedrige Holo-TC- und abnorm erhöhte MMA-Werte gemessen werden. [Herrmann 2012c]

Holotranscobalamin (Holo-TC) im Blut

Der Laborwert Holo-TC (Holotranscobalamin-II) im Serum ist zur Einschätzung der B12-Versorgung gut geeignet. Der Parameter gibt den Anteil von Vitamin B12 im Blut an, der an das Transportprotein Transcobalamin (TC) gebunden ist. Holo-TC gelangt normalerweise via Rezeptor in die Zellen und wird dann dort in bioaktive Cobalamine umgewandelt. Der Holo-TC-Test kostet etwa 40 € (keine Kassenleistung). Es gibt auch einen Selbsttest für zuhause (www.cerascreen.de).

- Holo-TC-Werte unter 50 pmol/l gelten als B12-Unterversorgung.
- Im „Normalbereich“ von 37 pmol/l oder weniger liegt höchstwahrscheinlich B12-Mangel vor – obwohl die Serumwerte häufig unauffällig sind.

Holo-TC im Serum 35–171 pmol/l

Methylmalonsäure (MMA) im Urin

Methylmalonsäure (MMA) ist eine Komponente des B12-Stoffwechsels in Mitochondrien. Herrscht B12-Mangel, fällt die MMA-Verstoffwechselung aus. MMA sammelt sich an und gelangt ins Blut. Hohe MMA-Konzentrationen sind dann im Urin nachweisbar. Der MMA-Wert gilt als zuverlässiger Indikator von B12-Mangel. [Norman 1993]

Der Urin-MMA-Test ist keine Kassenleistung (38 bis 45 €). Es gibt auch einen MMA-Selbsttest für zuhause (www.medivere.de). Die meisten Experten empfehlen die Bestimmung der Holo-TC- und MMA-Werte, um intrazellulären B12-Mangel frühzeitig zu entdecken. [Herrmann 2008, Herrmann 2012c, Till 2013]

MMA im Plasma	50–300 nmol/l [Till 2013]
MMA im Urin	≤ 3,8 µg MMA/mg Kreatinin bzw. 0,6–3,6 µmol MMA/mmol Kreatinin [Klein 2015]

Methylmalonsäure im Urin wird auf den Nierenwert Kreatinin bezogen, weil der Wassergehalt je nach Nierenfunktion variabel ist und das Testergebnis verfälschen könnte.

B12-Status

Der Blick auf den B12-Status lohnt sich immer dann, wenn Sie an hartnäckigen unerklärlichen Befindlichkeitsstörungen leiden (Müdigkeit, Erschöpfung, depressive Zustände, „Vergesslichkeit“) und wenn Sie über 40 Jahre alt sind. Wird ein Mangel bestätigt, machen Sie die Behandlung selbst (siehe S. 210).

B12-Mangel wird allzu oft unterschätzt. Man kann lange beschwerdefrei damit leben. Wer nicht daran denkt, würde die eigenen Beschwerden niemals mit B12-Mangel in Verbindung bringen.

Tatsächlich können Sie heutzutage Ihren B12-Status im Alleingang bestimmen. Sie können auch selbst über die Anwendung von B-Vitamin-Supplementen entscheiden: Vorbeugung und Behandlung. Vitamin B12 ist kein Medikament.

Bei Verdacht auf B12-Mangel empfehlen Experten derzeit die Kontrolle von drei Laborwerten: Holo-TC, MMA und Homocystein. [Herrmann 2008] Damit können Sie die Versorgung der Zellen mit Vitamin B12 beurteilen und Ihr Homocysteinrisiko gut einschätzen.

B12-Status: Unterversorgung/Mangel

1. Sie bestimmen Ihren Holo-TC-Wert im Blut (Labor/Selbsttest).

… es ergeben sich Hinweise auf B12-Mangel …

2. Sie kontrollieren Ihren MMA-Wert im Urin (Labor/Selbsttest).

3. Sie lassen den Homocysteinspiegel im Blut bestimmen (Labor) (siehe S. 87).

Laborwert	Frühphase	Speicherentleerungsphase	Mangelphase
	• B12-Unterversorgung • beginnende Speicherentleerung • zelluläre Versorgung gesichert	• B12-Unterversorgung • kritische Speicherentleerung • zellulärer B12-Mangel	• B12-Unterversorgung • leere Speicher • zellulärer B12-Mangel • klinische Symptome
Holo-TC	niedrig	niedrig	niedrig
MMA	normal	erhöht	erhöht
Homocystein	normal	erhöht	erhöht
B12-Serumwert	normal	normal	normal

B12-Mangel: Risikogruppen

In bestimmten Bevölkerungsgruppen kommt Vitamin-B12-Mangel besonders häufig vor. [Herrmann 2008]

Bevölkerungsgruppe	Ursachen
Neugeborene und gestillte Kinder vegetarischer Mütter	geringe B12-Zufuhr mit der Muttermilch
Vegetarier, Veganer, Makrobiotiker	geringe B12-Zufuhr aus Nahrungsmitteln
Ältere Menschen	reduzierte B12-Aufnahme durch Magen-Darm-Störungen (perniziöse Anämie, fehlende Magensäure, Erkrankungen)
Patienten mit neurodegenerativen Erkrankungen	Demenz, Neuropathien, kognitive Störungen, Schizophrenie
Patienten mit atrophischer Gastritis	B12-Aufnahmestörung, Morbus Crohn
Patienten mit Krummdarmerkrankung	Darmoperationen, Lymphome, Darmfloraprobleme
Patienten mit makrozytärer Anämie	B12-Aufnahmestörung, perniziöse Anämie
Alkoholabhängige	geringe B12-Aufnahme/-Zufuhr
Patienten mit HIV/AIDS	B12-Stoffwechselstörung
Medikamente	Magensäureblocker, Lachgas (Operationen), Methotrexat (Rheuma), Metformin (Diabetes)
Freizeitdroge (Stickstoff)	Inhalation von Sahne-Treibmittel (Stickstoff), Stickstoffoxid verursacht B12-Mangel

Zeitreise: Vitamin B12

Es dauerte fast 100 Jahre, bis Vitamin B12, seine normalen Funktionen und die zugehörigen Stoffwechselprozesse aufgeklärt waren. Von der Isolierung bis zur Synthese von Vitamin B12 vergingen 23 Jahre. Vitamin B12 ist das einzige cobalthaltige Molekül im Körper und es ist der „schönste Cofaktor, den die Natur zu bieten hat". [Scott 2012]

• Eine erste Beschreibung von Patienten, die an einer bestimmten Form der Blutarmut (makrozytäre Anämie) litten und meist daran starben, stammt von James S. Combe (1824).

• Der englische Arzt Thomas Addison untersuchte diese Erkrankung genauer und bezeichnete sie als „idiopathische Anämie". [Addison 1855]

• Der deutsche Internist Anton Biermer prägte den Begriff „perniziöse Anämie". [Biermer 1872]

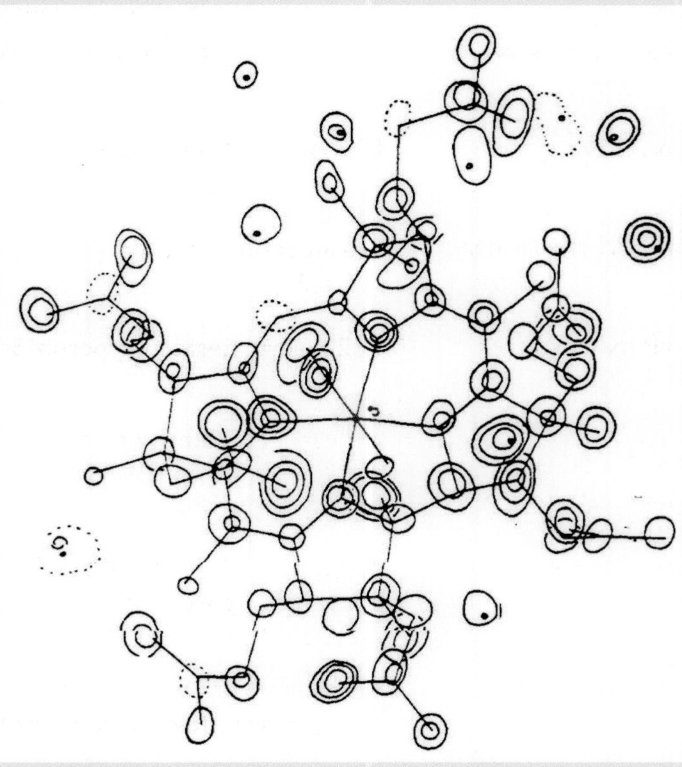

Skizze der röntgenkristallografischen Darstellung des Cobalamin-Moleküls [Hodgkin 1956]

• Der amerikanische Pathologe George H. Whipple (1878–1976) befasste sich 1920 mit der Blutbildung und experimentierte mit „ausgebluteten“ (anämischen) Hunden. Er fand zufällig heraus, dass mit Leber gefütterte Hunde wieder gesund wurden.

• George Minot (1885–1950) und William Murphy (1892–1987) führten eine Studie mit todkranken Anämiepatienten durch, die 120 bis 240 g gekochte Kalbs-/Rinderleber, 120 g Fleisch vom Rind/Schaf sowie Früchte und Gemüse zu essen bekamen. Nach zwei Wochen waren alle 44 Patienten geheilt. [Minot 1926] Minot und Murphy bekamen 1934 den Medizin-Nobelpreis. [Minot 1926]

• 1932 brachte der Hersteller *Lilly* einen hochgereinigten Leberextrakt zur Behandlung der perniziösen Anämie auf den Markt. [Smith 1965]

• William Castle (1897–1990) aus Boston fand den gesuchten „Intrinsischen Faktor“ des Magens. Es dauerte noch Jahre, bis man wusste, dass Intrinsischer Faktor (IF) ein Glycoprotein ist, das von Parietalzellen im Magen produziert wird. [Castle 1936]

• 1948 isolierte Karl Folkers von *Merck* „kleine rote nadelförmige“ Kristalle aus Leberextrakt, die Cobaltatome enthielten und antianämische Eigenschaften hatten. Auch *Glaxo*-Forscher hatten den Stoff isoliert, der nun „Vitamin B12“ getauft wurde.

• 1956 klärte Dorothy Hodgkin (1910–1994) in Cambridge mit der Röntgenkristallografie die räumliche Struktur von Vitamin B12 und die Corrinringebene mit dem zentralen Cobaltatom auf. Dafür bekam sie 1964 den Nobelpreis. [Hodgkin 1956, Hodgkin 1964]

• 1972 gelang die Cobalaminsynthese.

Heute sind B12-Supplemente überall preiswert zu bekommen. Nutzen Sie das Angebot. Lassen Sie nicht zu, dass B12-Mangel entsteht.

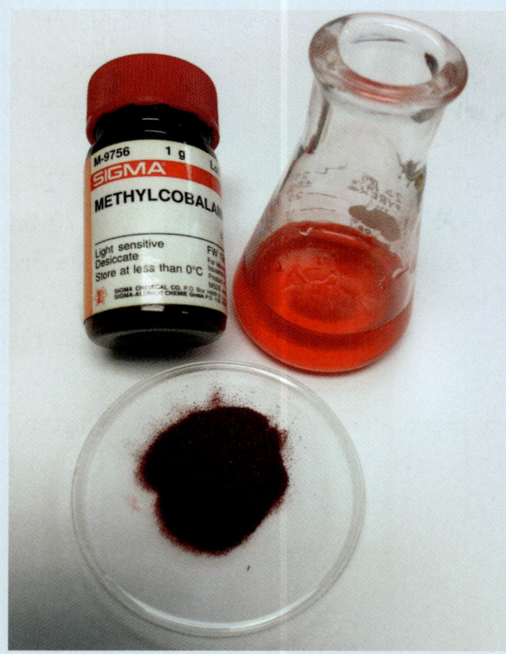

Methylcobalamin ist eine Vitamin-B-12-Form. Die dunkelroten Kristalle verwandeln Wasser in eine kirschrote transparente Lösung.

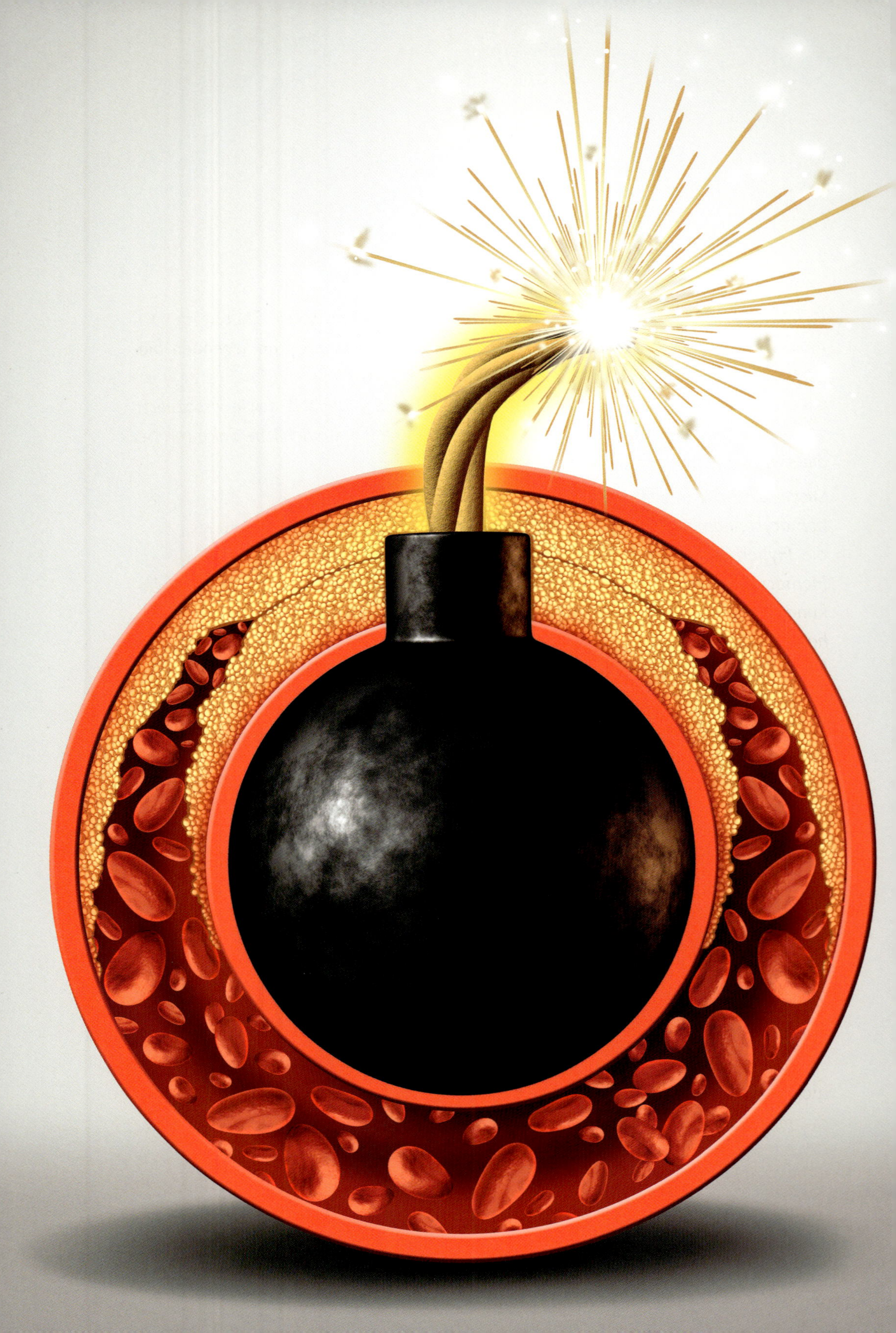

KILLERFAKTOR: HOMOCYSTEIN

In den letzten 15 Jahren hat das Interesse an der Homocystein-Theorie der Arteriosklerose und der Rolle von Homocystein bei zahlreichen grundlegenden biologischen Funktionen und pathologischen Krankheitsprozessen explosionsartig zugenommen. Die Forschung hat erhöhtes Homocystein im Blut sowie assoziierte genetische und nahrungsabhängige Einflüsse als wichtige ursächliche Faktoren bei einer großen Zahl von Krankheitszuständen nachgewiesen.

Diese Zustände beziehen sich auf Missbildungen durch Folsäuremangel und Hyperhomocysteinämie, abnorme Schwangerschaftsverläufe, genetische Polymorphismen, die Hyperhomocysteinämie verursachen, gerinnungsfördernde Eigenschaften von Homocystein, venöse Thrombosen und Embolie, erhöhtes Risiko für Gefäßerkrankungen bei Niereninsuffizienz, kognitive Störungen bei älteren Menschen und Alzheimer-Demenz sowie Gefäßerkrankungen bei Erwachsenen, die die Arterien des Herzens, des Gehirns, der Nieren und der Extremitäten betreffen.

Studien über molekulare und zelluläre Wirkungen von Homocystein bei Arterien und Geweben belegen oxidativen Stress, die Aktivierung entzündlicher Zytokine und abnorme Mediatoren im Bindegewebe als Ursachen der Arteriosklerose.
Kilmer McCully [zit. Stanger 2004]

B-Vitaminmangel und hohe Homocysteinspiegel führen zu schweren, mitunter lebensbedrohlichen Gesundheitsproblemen. Hohe Homocysteinspiegel sind mittlerweile als Risikofaktor für Herz-Kreislauf-Erkrankungen anerkannt. Die schädlichen Eigenschaften von Homocystein können auch für das Gehirn bedrohlich sein. Darüber hinaus haben zahllose Studien die Rolle von Homocystein bei vielen anderen Erkrankungen untersucht, von Autismus bis Tinnitus.

Nach wie vor wird das Gefahrenpotenzial hoher Homocysteinspiegel nicht angemessen gewürdigt oder ignoriert. Wer an rätselhaften Missempfindungen, Schlafstörungen, depressiven Zuständen, Konzentrationsschwäche oder Herz-Kreislauf-Beschwerden leidet, wird mit größter Wahrscheinlichkeit beim Hausarzt nichts über Homocystein oder B-Vitamine erfahren. Dann nimmt das Unheil seinen Lauf.

Im Gegensatz zu Cholesterin ist die direkte (Arteriosklerose verursachende) Wirkung von Homocystein nachgewiesen.

Was sagt das Labor? Ist der Wert im roten Bereich? Was tun? Die erste und einfachste Lösung des Problems: ein gesunder Lebensstil und Vitamin-B-Supplementierung. Wer diese Herausforderung annimmt, packt die Sache selbst an. Ärztliche Unterstützung ist ein seltener Glücksfall. Skepsis und Ablehnung überwiegen häufig.

Die Wissenschaft sagt klar und deutlich, dass Homocystein Gift für Herz und Hirn ist. Um Herzinfarkt oder Demenz vorzubeugen, sollten Sie wissen, wie hoch Ihr Homocysteinspiegel ist. Mit einem Wert unter 8 µm/l sind Sie auf der sicheren Seite. B-Vitamin-Supplementierung entschärft Ihr Risiko bei höheren Werten (siehe S.210).

Herz- und Gefäßerkrankungen

Herz-Kreislauf-Krankheiten sind die Todesursache Nummer eins in der westlichen Welt. Seit Jahrzehnten versprechen Medizin und Wissenschaft, dieses Problem mit fortschrittlichen Medikamenten und operativen Methoden zu lösen. Die Erfolge sind durchaus bescheiden: Die Sterblichkeit hat sich trotz Investition enormer Mittel nur marginal verbessert. Wie ist das möglich?

Da seit den 1970er-Jahren die Fett-Cholesterin-Theorie weltweit die alles beherrschende Erklärung für Herz-Kreislauf-Erkrankungen ist, muss man sich nicht wundern, dass Herzinfarkt und Schlaganfall führende Todesursachen geblieben sind. Bereits damals war bekannt, dass Cholesterin nicht die Ursache derselben sein kann. Millionen Menschen haben seitdem Cholesterinsenker geschluckt (Fibrate, Statine u. a.) – und tun es noch. Ärzte, Apotheken und Pharmahersteller machen damit nach wie vor gute Geschäfte. Und die neuen, superteuren PCSK9-Hemmer versprechen fetten Profit. Cholesterinsenker für Auserwählte.

All dies hat bislang nicht dazu beigetragen, die Sterblichkeit merklich zu senken. Statt teurer Pillen wäre ein Umdenken angebracht: Der gesunde Lebensstil, B-Vitamine und der Blick auf den Homocysteinspiegel sind preiswerte und wirksame Mittel.

Cholesterin ist keineswegs der große „Übeltäter“, sondern schlimmstenfalls ein Risikomarker (siehe S. 61). Bluthochdruck, Diabetes, Rauchen, Übergewicht und Bewegungsmangel sowie hohe Homocysteinspiegel sind die Killerfaktoren.

Herz- und Gefäßerkrankungen werden mit größter Wahrscheinlichkeit durch Homocysteinbelastungen mitverursacht. Selbst hochbetagte über 85-Jährige profitieren noch von Langlebigkeit, je niedriger ihre Homocysteinspiegel sind. [Mendonça 2017]

Koronare Herzkrankheit und Herzinfarkt

Die koronare Herzkrankheit (KHK) ist eine Erkrankung der Herzkranzgefäße, die durch Arteriosklerose verursacht wird. Die häufigsten Komplikationen der KHK sind Angina pectoris (Brustenge) und Herzinfakt. In Deutschland waren 2016 fast 220 000 Menschen von einem akuten Herzinfarkt betroffen. 50 000 Infarktpatienten starben 2015. Im selben Jahr starben mehr als 128 000 Menschen an allen arteriosklerotisch bedingten Herzkrankheiten (ischämische Herzkrankheiten). [Deutsche Herzstiftung 2017]

Stickstoffmonoxid (NO) Jede Arteriosklerose beginnt mit einer Schädigung des Gefäßendothels, die mit Entzündung verbunden ist. Stickstoffmonoxid (NO) ist ein Gefäßfaktor mit Schutzfunktion. NO wirkt gefäßerweiternd und entspannend auf die glatte Gefäßmuskulatur, hemmt die Verklumpungsneigung von Thrombozyten und die Einwanderung/Anheftung von weißen Blutzellen (Leukozyten). NO ist demnach ein Faktor, der antiarteriosklerotisch wirkt. NO kann durch Homocystein gebunden werden. Das heißt, je mehr Homocystein im Blut vorhanden ist, desto mehr fehlt gefäßentspannendes NO. Angina-pectoris-Patienten wissen, dass sie mit einem Nitro-Spray, das NO aktiviert, Beschwerden lindern können.

Gefäßdynamik Hohe Homocysteinspiegel sind zuallererst Ultragift für arterielle Endothelzellen. Die Giftwirkung von Homocystein ist bei diesem Zelltyp besonders stark ausgeprägt. Demzufolge hemmen ansteigende Homocysteinspiegel die Gefäßdynamik (Verengung/Erweiterung). Eine Studie

Homocystein-Attacken: KHK und Schlaganfall

Risiko	Koronare Herzkrankheit	Schlaganfall
Anstieg von Homocystein um 5 µmol/l [Wald 2002]	+ 33 %	+ 59 %
Anstieg von Homocystein [Clarke 2012]	+ 15/18 %	–
Gefäßverdickung (IMD) um 0,15 mm [Lorenz 2007]	+ 23 %	+ 27 %

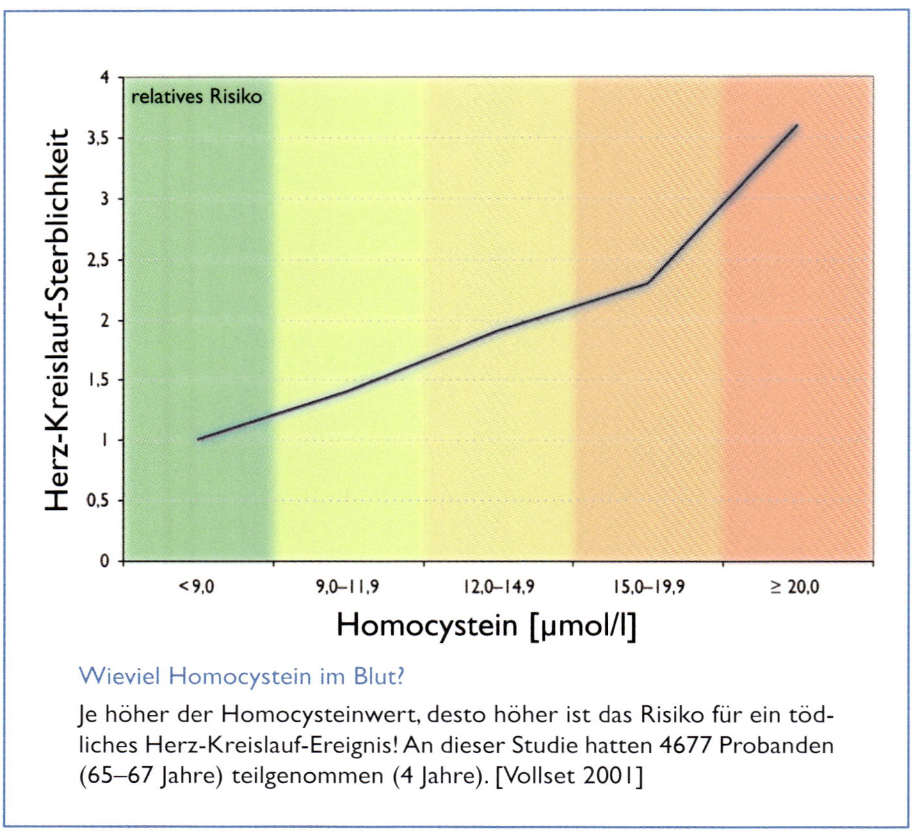

Wieviel Homocystein im Blut?

Je höher der Homocysteinwert, desto höher ist das Risiko für ein tödliches Herz-Kreislauf-Ereignis! An dieser Studie hatten 4677 Probanden (65–67 Jahre) teilgenommen (4 Jahre). [Vollset 2001]

untersuchte die strömungsbedingte Gefäßerweiterung unter Homocysteineinfluss. Werte über 20 µmol/l brachten die normale Gefäßdynamik praktisch zum Erliegen. [Chambers 1999] Im Gegensatz zu Cholesterin ist die direkte (Arteriosklerose verursachende) Wirkung von Homocystein nachgewiesen.

Darüber hinaus ist bekannt, dass NO-Inaktivierung auch für Bluthochdruck ursächliche Bedeutung hat – Bluthochdruck ist ein anerkannter Herz-Kreislauf-Risikofaktor. Jede Schädigung von Gefäßendothel, führt zum Verlust der normalen Funktionen. Abnorm veränderte Gefäßfunktionen weisen früh auf Arteriosklerose, und hohe Homocysteinwerte auf B-Vitaminmangel hin. Beides trägt zur Versteifung der Gefäße und zur Gefäßentzündung bei.

Metaanalysen (> 200 000 Teilnehmer [Wald 2002]), > 39 500 Teilnehmer [Wald 2011], > 70 000 Teilnehmer [Clarke 2012]) untersuchten das

KHK-Risiko (ischämische Herzerkrankung) durch Homocystein. Die Ergebnisse zeigen, dass hohe Homocysteinspiegel – durch B-Vitaminmangel oder Enzymdefekt – lebensgefährlich sind. Weitere Faktoren potenzieren das Risiko:

- Hohe Cholesterinwerte erhöhen die Gefahr.
- Rauchen und Bluthochdruck vervielfachen das Risiko.
- Bei Frauen mit Bluthochdruck steigt das Risiko mehr als 25-fach.
- Bei Typ-2-Diabetikern verdoppelt sich das Risiko für Arteriosklerose, wenn der Homocysteinspiegel ansteigt.
- Bei Typ-2-Diabetikern nimmt die Anfälligkeit für Netzhauterkrankungen (Erblindung) um 50 Prozent zu.
- Bei Niereninsuffizienz kommt es häufiger zu Herz-Kreislauf-Erkrankungen, die Sterblichkeit steigt 10- bis 20-fach.
- Herzpatienten, die mit Gefäßaufdehnung (Angioplastie) behandelt wurden, bekommen häufiger einen erneuten Gefäßverschluss (Restenose), wenn die Homocysteinwerte im Blut hoch sind. [Schnyder 2002] Werden die Patienten vorbeugend mit B-Vitaminen versorgt, profitieren sie von deutlich weniger Komplikationen (Reinfarkt, Revaskularisierung, Tod). [Schnyder 2002b]
- Patienten mit unbehandeltem Bluthochdruck haben häufig hohe Homocysteinwerte. [Li 2018]

Herzinfarkt mit Mitte 20

Ein 27-jähriger Mann litt seit Kurzem an Erschöpfung sowie Taubheits- und Missempfindungen an beiden Beinen. Die Untersuchung in einer Klinik blieb unauffällig. Am nächsten Tag bekam der Mann heftigen Brustschmerz und Atemnot. Sein Herz raste. Man fand einen akuten Herzinfarkt, der erfolgreich behandelt wurde (Gefäßaufdehnung, Medikamente). Im Labor fielen niedrige B12-Werte und ein extrem hoher Homocysteinwert (105 µmol/l) auf. Der Mann litt an perniziöser Anämie. Er wurde mit B12-Injektionen behandelt. Nach zehn Tagen war der Homocysteinspiegel deutlich gesunken (12,9 µmol/l). [Melhem 2009]

Studiendaten belegen, dass sogar Patienten nach einem Schlaganfall von der konsequenten B-Vitamin-Supplementierung profitieren.

Ein Beleg dafür, dass B-Vitamine das Risiko tatsächlich günstig beeinflussen, ist in Staaten mit Folsäureanreicherung zu finden. Hier hat man zumindest geringe Schutzwirkungen in Bezug auf die Sterblichkeit (–5 Prozent) und eine stärkere Wirkung in Bezug auf das Schlaganfallrisiko beobachtet (–25 Prozent). Erhöhtes Homocystein und B-Vitaminmangel sind Risikofaktoren für Arteriosklerose und KHK. Supplementierung schützt das Herz und die Gefäße.

Um zu beurteilen, wie wirksam eine Supplementierung ist, misst man die Gefäßwanddicke an der Halsarterie: die Intima-Media-Dicke (IMD) der Halsschlagadern (Karotisarterien). Studien haben den Zusammenhang von IMD und B-Vitaminen im Vergleich zu Placebo untersucht. Eine Metaanalyse ergab, dass das Herzinfarkt-/Schlaganfallrisiko um 25 Prozent sinkt, wenn konsequent B-Vitamine eingenommen werden. [Potter 2008]

Durch Supplementierung können sogar frühe arteriosklerotische Gefäßveränderungen rückgängig gemacht werden. [Till 2005] Eine Untersuchung bestätigte diese Beobachtung: Nach vierjähriger Vitamin-Supplementierung, verkleinerte sich die Fläche arteriosklerotischer Plaques in den Halsschlagadern signifikant. [Peterson 1998] B-Vitamine schützen vor Arteriosklerose!

Wer seinen Homocysteinwert im Blut von 15 µmol/l auf 6 µmol/l (ein sportlicher Zielwert!) absenken und halten kann, verringert sein Herzinfarktrisiko um satte 75 Prozent! Wie das geht? Werfen Sie einen Blick auf das Homocystein-Protokoll (siehe S. 191).

Schlaganfall

Es gibt keinen Zweifel mehr daran, dass B-Vitamine, die den Homocysteinspiegel senken, das Schlaganfallrisiko verringern. [Spence 2017|

Der Schlaganfall ist die dritthäufigste Todesursache in Deutschland (ca. 15 Prozent). Im Jahr 2014 ereigneten sich hierzulande 400 000 tödliche und nicht-tödliche Schlaganfälle. Bis zu 90 Prozent aller Schlaganfälle haben mit Arteriosklerose zu tun. Zwei Drittel der Fälle sind definitiv Folgekomplikationen der Arteriosklerose. Studiendaten belegen, dass Patienten nach einem erlittenen Schlaganfall von der konsequenten B-Vitamin-Supplemen-

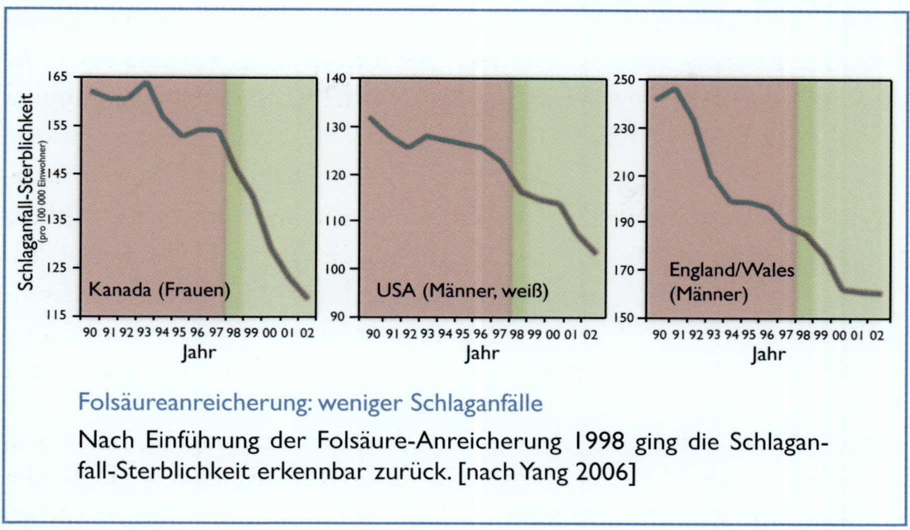

Folsäureanreicherung: weniger Schlaganfälle

Nach Einführung der Folsäure-Anreicherung 1998 ging die Schlaganfall-Sterblichkeit erkennbar zurück. [nach Yang 2006]

tierung profitieren.

• Pro 5 µmol/l mehr Homocystein im Blut steigt das Schlaganfallrisiko um 60 Prozent! Sinkt der Homocysteinspiegel um 3 µmol/l, nehmen das KHK-Risiko um 16 Prozent, die Thromboseneigung um 24 Prozent und das Schlaganfallrisiko gleichfalls um 24 Prozent ab. [Wald 2002]

• Eine Studie (779 Kontrollen; 188 neue Schlaganfälle) fand heraus, dass das Risiko bei B-Vitaminmangel dramatisch ansteigt. Teilnehmer mit den niedrigsten B12-/Folatwerten im Blut, hatten ein mehr als doppelt so hohes Schlaganfallrisiko im Vergleich zur Kontrollgruppe. [Weikert 2007]

• Eine Metaanalyse (8164 Schlaganfallpatienten; 16 Studien) untersuchte die Supplementierung mit B-Vitaminen (B12, B6, Folsäure) für einen Zeitraum von dreieinhalb Jahren. Hauptkriterien für die Wirksamkeit waren Herz-Kreislauf-Tod, Herzinfarkt und Schlaganfall. In der Vitamingruppe sank das Risiko für die drei Hauptkriterien um 9 Prozent. Die Herz-Kreislauf-Sterblichkeit fiel um 14 Prozent niedriger aus. [VITATOPS 2010]

• In einer weiteren Metaanalyse (16 Studien; 44 841 Teilnehmer) war das Ergebnis in Bezug auf Schlaganfälle noch günstiger: Durch Folsäure-Supplementierung kam es zu 11 Prozent weniger Schlaganfällen. [Zhou 2011]

• B-Vitamine und Aspirin (Acetylsalicylsäure) wirken gleichermaßen blut-

Wer ausreichend mit B-Vitaminen versorgt ist, hat eine um 25 Prozent geringere Anfälligkeit für einen Schlaganfall!

verdünnend. Fast alle Patienten dieser Studien waren mit Aspirin vorbehandelt. Bei Teilnehmern ohne Aspirin-Therapie (5 Studien) führten B-Vitamin-Supplemente zu einem um 7 Prozent signifikant geringeren Risiko. [Wald 2011]

- In einer anderen Studie (2155 Teilnehmer) beobachtete man die risikomindernde Wirkung von B-Vitaminen bei allen Herz-Kreislauf-Erkrankungen: minus 21 Prozent im Vergleich zu Placebo. [Spence 2005]

- Besonders eindrucksvoll war das Ergebnis der HOPE-2-Studie (5522 Teilnehmer). Das Schlaganfallrisiko von Patienten mit und ohne zusätzliche Risikofaktoren oder Aspirin-Therapie verringerte sich durch Supplementierung mit B-Vitaminen (B12, B6, Folsäure) gegenüber Placebo um ein Viertel. Am stärksten wirkten die Vitamine bei jüngeren Patienten sowie bei hohen Homocystein- und Cholesterinwerten – wenn weder Aspirin noch Cholesterinsenker eingenommen wurden. [Saposnik 2009] Schlaganfallpatienten profitieren von den Schutzwirkungen der B-Supplementierung.

- Eine Metaanalyse (8 Studien; 17 000 Teilnehmer) zeigte, dass das Schlaganfallrisiko durch Supplementierung mit B-Vitaminen (B12, B6, Folsäure) deutlich gesenkt werden kann: minus 18 Prozent insgesamt; minus 25 Prozent ohne Folsäure-Anreicherung; minus 25 Prozent bei Patienten ohne Schlaganfall (Primärprävention); minus 29 Prozent bei Anwendung von B-Vitaminen länger als 3 Jahre. [Wang 2007] Wer ausreichend mit B-Vi-

Schlaganfall mit Mitte 20

Ein 27-jähriger Mann mit plötzlicher halbseitiger Gesichtslähmung suchte eine Klinik auf. Untersuchungen bestätigten, dass er einen rechtsseitigen Schlaganfall erlitten hatte. Im Labor entdeckte man einen extrem hohen Homocysteinwert (341 µmol/l). Diagnose: klassische Homocystinurie/angeborener CBS-Mangel (siehe S. 82). Der Patient wurde erfolgreich mit hoch dosiertem Vitamin B6 und Blutgerinnungshemmern behandelt. [Narayanan 2013]

taminen versorgt war, hatte eine um 25 Prozent geringere Anfälligkeit für einen Schlaganfall!

- Eine Metaanalyse (13 Studien; 39 000 Teilnehmer) bestätigte, dass B-Vitamine die Schlaganfallgefahr mindern können: minus 7 Prozent (Schlaganfälle); minus 11 Prozent (B-Vitamine bei Gesunden); minus 17 Prozent (B12-B6-Folsäure-Supplementierung). [Lee 2010]
- In den USA und Kanada führte die Folsäureanreicherung seit 1998 zum Rückgang der Schlaganfallsterblichkeit. Bis 2002 sind in Nordamerika 50 000 Menschen weniger an Schlaganfällen gestorben. [Yang 2006]
- Eine Studie untersuchte bei knapp 2000 über 60-Jährigen die Homocysteinspiegel als Risikofaktor für einen Schlaganfall. Sieben Jahre später zeigte sich, dass diejenigen mit Homocysteinwerten von 14 µmol/l oder mehr im Vergleich zu denjenigen mit 9 µmol/l oder weniger im Blut ein um 82 Prozent höheres Schlaganfallrisiko hatten. [Bostom 1999]
- Zwei Studien identifizierten Homocystein eindeutig als Arterioskleroseverursacher: Bei 929 beschwerdefreien Bluthochdruckpatienten mit hohen Homocysteinspiegeln (≥ 15 µmol/l) waren sehr häufig arterielle Gefäßverengungen (Stenosen) nachweisbar [Wang 2018]; eine Metaanalyse (> 2400 Teilnehmer; 7 Studien) zeigte, dass bei hohen Homocysteinspiegeln die Arteriosklerose verschärft wird und die Gefahr für Hirnblutung/Schlaganfall ansteigt. [Zhou 2018]

Thrombosen

Pro Jahr kommt es zwei bis drei Mal pro 1000 Einwohner zu tiefen Beinvenenthrombosen und Blutgerinnseln, die Gefäße verstopfen (Embolie). Bei älteren Menschen sind Thrombosen zehnmal häufiger zu beobachten. Es handelt sich häufig um Komplikationen der Arteriosklerose. Venenprobleme betreffen etwa Krampfadern, „dickes Blut“, Entzündungen, Bewegungsarmut (z. B. Flüge), auch Rechtsherzschwäche und Hämorrhoiden. Wenn eine Beinvenenthrombose erstmals auftritt, sollte man daran denken, den Homocysteinwert bestimmen zu lassen. 15 bis 25 Prozent der Thrombosepatienten

Wenn eine Beinvenenthrombose erstmals auftritt, sollte man daran denken, den Homocysteinwert zu bestimmen. Fast jeder vierte Thrombosepatient hat hohe Homocysteinwerte.

Diagnose: Hirnthrombose

Fall 1 Ein bislang kerngesunder 59-Jähriger kam als Notfall (Bewusstlosigkeit, Krämpfe) in eine Klinik. Er war Nichtraucher mit gesundem Lebensstil, hatte Normalgewicht, war kein Vegetarier und nahm keine Medikamente ein. Die Bildgebung (CT, MRT) ergab Hirnblutungen ohne Gefäßkomplikationen. Die Laborbefunde waren unauffällig – bis auf einen hohen Homocysteinspiegel (> 50 µmol/l) und niedrigen B12-Serumwert (66,4 pg/ml). Es zeigte sich, dass der Patient eine MTHFR-Genmutation hatte (C677T, siehe S. 82). Nach B12-Injektionen und Folsäure-Supplementierung fiel der Homocysteinwert drei Tage später auf 12,5 µmol/l. Eine Lähmung und schwere Sprachstörungen blieben zurück. [Whyte 2012]

Fall 2 Eine 30-Jährige kam mit schweren Kopfschmerzen, Sprachstörungen und rechtsseitiger Lähmung in eine Klinik. Man vermutete eine Hirnentzündung (Encephalitis), die behandelt wurde. Die Frau erholte sich, aber der Kopfschmerz blieb. Zwei Monate später kam sie erneut in die Klinik, wegen Lungenembolie, ein Jahr später wegen Migräne. Man entdeckte zwei Sinusvenen-Thrombosen (MRI). Die Encephalitis-Diagnose war falsch. Schließlich fiel ein extrem hoher Homocysteinwert auf (> 350 µmol/l). Diagnose: Homocystinurie bei erblichem CBS-Mangel (siehe S. 82). Die Patientin wurde erfolgreich mit Vitamin B6 und Betain behandelt. Der Homocysteinwert im Blut ging auf < 15 µmol/l zurück. Thrombosen traten nicht mehr auf. [Woods 2017]

haben hohe Homocysteinwerte.

• Eine Metaanalyse (24 Studien; 3289 Teilnehmer) ergab, dass der Anstieg des Homocysteinspiegels um 5 µmol/l mit einem signifikant erhöhten Risiko (plus 60 Prozent!) für tiefe Beinvenenthrombosen assoziiert ist. Drei prospektive Studien (476 Teilnehmer) fanden ein Risikoplus von 27 Prozent. Bei Enzymdefekt (MTHFR/C677T-Mutation, siehe S. 82, 123) betrug dieses Risikoplus 20 Prozent. [Den Heijer 2005]

• Eine Metaanalyse (13 Studien; 4346 Teilnehmer) prüfte den Zusammenhang zwischen B-Vitaminen und Thrombosen sowie Lungenembolien. Thrombose-/Embolie-Patienten haben um 35 Prozent niedrigere B12-Serumspiegel, um 55 Prozent niedrigere Folsäurespiegel im Vergleich zu Kontrollen (12 Studien; 4197 Teilnehmer) sowie signifikant verminderte B6-Spiegel (4 Studien). [Zhou 2012]

• Andere Studien ergaben, dass B-Vitamine wirksam vor Thrombosen und Embolien schützen: Bei Folsäurespiegeln unter 4,9 nmol/l steigt das Risiko um 333 Prozent, bei B12-Serumwerten unter 103 pg/ml um 53 Prozent und bei Homocysteinwerten über 15 µmol/l um 40 Prozent. [Oger 2006]. Liegt der B12-Serumwert bei über 70-jährigen Männern unter 170 pg/ml, nimmt das Thomboserisiko um 380 Prozent zu! [Díaz de Tuesta 2005]

B-Vitaminmangel und hohe Homocysteinwerte sind veritable Risikofaktoren für Thrombosen und Embolien. Bei Homocysteinwerten ab 10 µmol/l aufwärts ist die Supplementierung empfehlenswert.

Schaufensterkrankheit: pAVK

Der Deutschen Gesellschaft für Angiologie zufolge waren 2008 in Deutschland etwa 4,5 Millionen Menschen von einer peripheren arteriellen Verschlusskrankheit (pAVK) betroffen – im Volksmund „Schaufensterkrankheit". Es handelt sich um eine chronische Gefäßerkrankung mit arteriellen Durchblutungsstörungen der Extremitäten. Häufig verursacht Arteriosklerose solche Komplikationen. Beschwerden werden durch Verengung (Stenose) oder den Verschluss von Arterien verursacht: Beinschmerzen, belastungsabhängige Schmerzen, mit Gehpausen (Claudicatio intermittens), Absterben von Gewebe (Gangrän). Betroffene Gliedmaßen müssen häufig amputiert werden. Hohe Homocysteinwerte sind ein unabhängiger Risikofaktor der pAVK.

• Eine Metaanalyse (14 Studien) ergab, dass pAVK-Patienten signifikant höhere Homocysteinspiegel hatten als eine Vergleichsgruppe. [Khandapour 2009]

• Bei 240 chinesischen Patienten war das pAVK-Risiko mit der Höhe des Homocysteinspiegels im Blut assoziiert. [Rong 2017]

• Eine japanische Studie bestätigte das Risikopotenzial von C-reaktivem Protein (hsCRP, ein Entzündungsmarker), Lipoprotein (a) (siehe S. 52) und Homocystein bei 451 pAVK-Patienten mit KHK. [Kamakura 2015]

• Die *Nurses' Health*-Studie (72 348 Frauen, 1990–2010) und die *Health Professionals Follow-up*-Studie (44 504 Männer, 1986–2010) untersuchten mögliche Zusammenhänge von vitaminreicher Ernährung (B-Vitamine, Betain, Cholin), Folsäure-Supplementierung und den Homocysteinspiegeln: Je höher die Homocysteinspiegel, desto größer ist das pAVK-Risiko – bei Männern bis zu doppelt so hoch. Das Risiko sank umso mehr, je mehr Folsäure gegeben wurde. [Bertoia 2014]

Demenz

***Es ist klar, dass die ideale Intervention [bei Demenz] die Prävention ist. Die Linderung von Symptomen – wenn die Erkrankung bereits verheerende Schäden angerichtet hat – ist zu wenig, und viel zu spät.* [Schultz 2000]**

B-Vitamine sind essenziell für alle Funktionen des Nervensystems. B-Vitaminmangel und hohe Homocysteinspiegel wirken langfristig bedrohlich und können zu psychischen Störungen und neurodegenerativen Erkrankungen beitragen. Homocystein gilt derzeit als echter Killerfaktor für Nervenzellen. Es wirkt direkt giftig (Neurotoxizität) und macht Nervenzellen übererregbar (Exzitotoxizität).

Homocysteinbelastungen verursachen Arteriosklerose und begünstigen Sauerstoffmangel im Gehirn. B12-Mangel fördert die Bildung von Beta-Amyloid, das häufig in krankhaft veränderten Neurofibrillen bei Patienten mit Alzheimer-Demenz gefunden wird. [Loscalzo 2002]

Die gute Nachricht: Der Homocysteinspiegel ist ein starker, aber beeinflussbarer Risikofaktor für jede Art von Demenz. [Smith 2016]

Demenztrends

- Die häufigste Form der Demenz ist die Alzheimer-Demenz (85 Prozent aller Fälle). Andere Demenzen sind meist gefäßbedingt (vaskuläre Demenz)
- Alzheimer-Demenz ist eine definierte neurodegenerative Erkrankung (keine „Alterskrankheit“!).
- Etwa 14 Millionen Europäer, das sind 16 Prozent der über 70-Jährigen, sind von leichten Denkstörungen betroffen.
- Das Demenzrisiko steigt mit dem Lebensalter an. Man schätzt, dass Demenz 2050 weltweit mehr als 370 Millionen über 80-Jährige betrifft. [Wortmann 2012]
- Alle 3,2 Sekunden erkrankt ein Mensch an Demenz. Fast jeder zweite über 80-Jährige leidet daran. Pro Jahr erkranken 8 Millionen Menschen erstmals. Die Zahl der Demenzkranken soll sich alle 20 Jahre verdoppeln. (Welt-Alz-

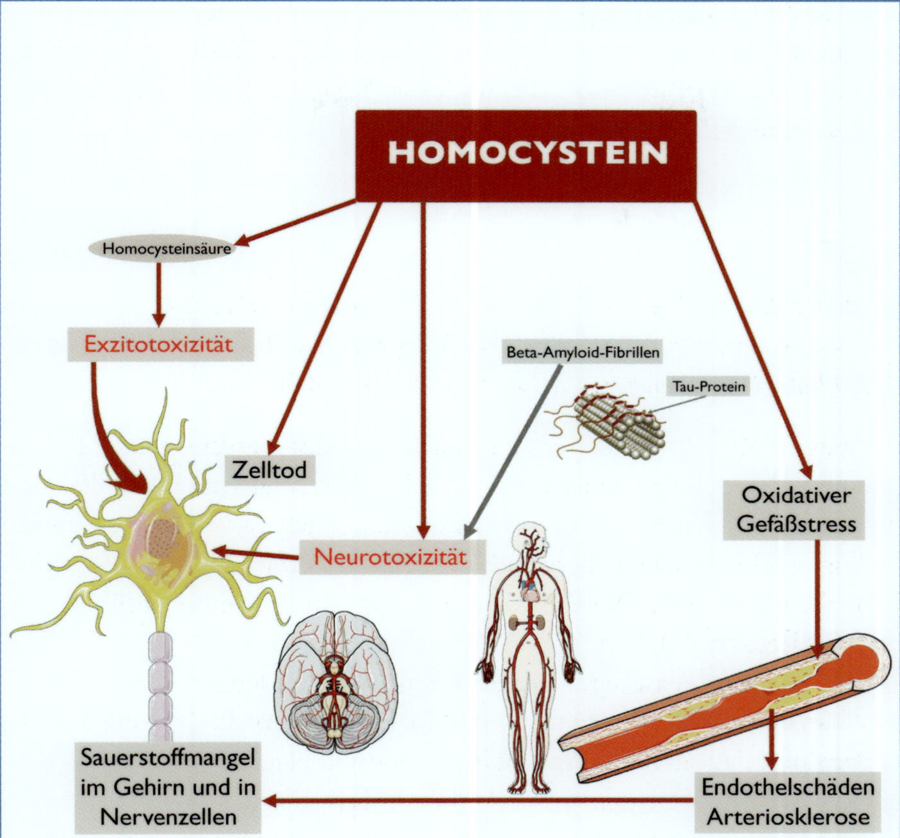

Homocystein: Nervengift

Hohe Homocysteinspiegel sind an der Entwicklung von Demenz und anderen Erkrankungen des Nervensystems beteiligt. So stellt man sich die Wirkung von Homocystein vor [nach Loscalzo 2002, Wormer 2017a]:

- Gefäßveränderungen und Arteriosklerose tragen zum Sauerstoffmangel im Gehirn bei.
- Homocystein wirkt direkt toxisch auf Nervenzellen (Neurotoxizität).
- Homocystein macht Nervenzellen übererregbar (Exzitotoxizität).
- Die Produktion von Beta-Amyloid (Alzheimer-Demenz) wird durch B12-Mangel begünstigt.

Der Homocysteinspiegel ist ein starker, aber beeinflussbarer Risikofaktor für jede Art von Demenz.

heimer-Bericht 2015).

• In Entwicklungsländern leben die meisten Demenzkranken (2005: 60 Prozent; 2040: 71 Prozent). [Ferri 2005]

• Weltweit sind etwa 47 Millionen Menschen von Demenz betroffen (2015). Im Jahr 2030 sollen es knapp 75 Millionen, 2050 bereits 115 Millionen sein. [Wortmann 2012]

• Mehr als die Hälfte der Demenzpatienten bekamen keine korrekte ärztliche Diagnose. [Boustani 2003]

• In Deutschland gibt es derzeit etwa 1,5 Millionen Demenzkranke. Bis zum Jahr 2050 sollen es mehr als 3 Millionen sein (www.wegweiser-demenz.de).

• Die Therapie der Demenz verursacht in Deutschland Kosten in Höhe von 10 Milliarden Euro pro Jahr.

• Jede zweite Frau und jeder dritte Mann, die 2009 mit über 60 Jahren starben, waren dement – nur jeder zehnte Betroffene war nicht pflegebedürftig. [Rothgang 2011]

• Eine Umfrage (2015) ergab, dass jeder zweite Deutsche Angst vor Demenz hat – vor allem über 60-Jährige sind sehr besorgt.

Alzheimer-Demenz

Alzheimer-Demenz, benannt nach dem deutschen Psychiater und Pathologen Alois Alzheimer (1864–1915), kommt am häufigsten vor. Mehr als vier Fünftel aller Betroffenen leiden daran. Die gefäßbedingte (vaskuläre) Demenz tritt seltener auf. Es gibt auch Mischformen. Die genauen Ursachen der Erkrankung sind unbekannt.

• In 95 Prozent der Fälle spricht die Medizin von einer „sporadischen" Alzheimer-Demenz im höheren Lebensalter. Seltene erbliche Alzheimer-Demenzen machen sich bereits deutlich früher bemerkbar.

• Demenz kann sich über Jahre und Jahrzehnte unauffällig entwickeln, ohne dass Beschwerden auftreten. Erste Anzeichen sind Denkstörungen (kognitive Störungen). Innerhalb der folgenden fünf Jahre ist dann mit der vollen Ausprägung der Alzheimer-Demenz zu rechnen.

• Die Alzheimer-Demenz ist diagnostisch klar definiert. Es handelt sich um

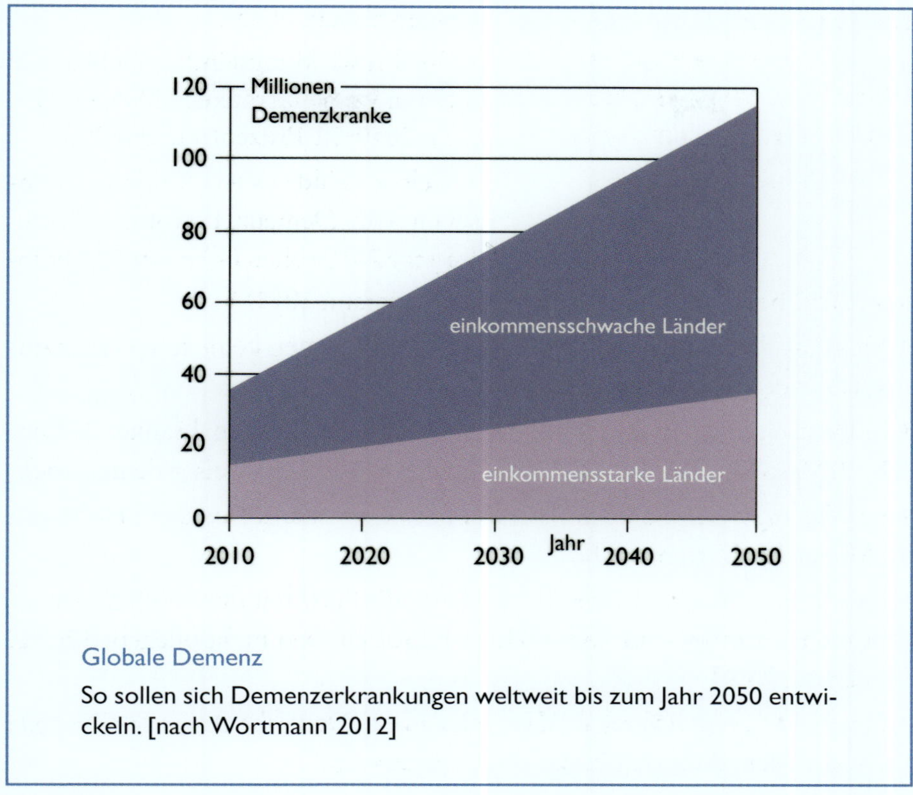

Globale Demenz

So sollen sich Demenzerkrankungen weltweit bis zum Jahr 2050 entwickeln. [nach Wortmann 2012]

eine neurodegenerative Erkrankung, die im mittleren unteren Schläfenlappen des Gehirns beginnt und im weiteren Verlauf auch die Hirnrinde befällt.

• Meist sind erst im weit fortgeschrittenen Stadium klinische Symptome bemerkbar.

Steht die Diagnose fest, kann der weitere Verlauf der Erkrankung nicht wesentlich beeinflusst werden. Hirngewebe stirbt progressiv ab. Ein wirksames Medikament, das dies verhindert, gibt es nicht. Als bestes Mittel gilt die frühzeitige Vorbeugung mit B-Vitaminen.

B-Vitaminmangel und hohe Homocysteinwerte im Blut tragen auch zur nachlassenden kognitiven Leistung im höheren Lebensalter bei. Wer sich frühzeitig um eine gute Versorgung mit B-Vitaminen kümmert, beugt Demenz und Denkstörungen vor.

Demenzrisiko: Homocystein

Dass B-Vitamimangel verheerende Folgen für das Gehirn haben kann, zeigen bereits die Fallberichte von Patienten mit perniziöser Anämie, die vor mehr als 100 Jahren erschienen (siehe S. 139). Das gesamte Nervensystem reagiert sehr empfindlich auf B-Vitaminmangel.

Methionin-Homocystein-Stoffwechsel Ist die Versorgung mit B-Vitaminen gesichert, arbeitet der Methionin-Homocystein-Motor in Nervenzellen störungsfrei. Methylierungen sorgen für ausreichend Botenstoffe (Neurotransmitter) und Phospholipid-/Nervenscheiden-Material (Myelin). Auch für die DNA sind Methylierungen nötig, wenn bestimmte Genfunktionen verändert werden sollen. Beispielsweise spielt das Präsenilin-1-Gen eine wichtige Rolle für die Alzheimer-Demenz, da es Beta-Amyloid kodiert. Ablagerungen von Beta-Amyloid im Gehirn sind typisch für neurodegenerative Erkrankungen.

Stoffwechselstörungen Bei B-Vitaminmangel ist der Methionin-Homocystein-Stoffwechsel gestört. Es fällt vermehrt Homocystein an, das Methylierungen blockiert. Neurotransmitter und Myelin werden dann nicht mehr

Demenzfaktoren

- B-Vitaminmangel (oder MTHFR-Mutation)
- Homocysteinbelastung
- Plaquebildung im Gehirn
- Neurofibrillendegeneration
- Neurodegeneration

B12-Mangel statt Demenz

Eine 89-jährige Frau hatte sich nach einem Sturz den rechten Arm gebrochen. In der Klinik bekam sie die Diagnose Alzheimer-Demenz, da sie verwirrt war, sich langsam und unsicher bewegte, inkontinent war, blass und schlecht ernährt. Im Labor fand man B12-Mangel (156 pg/ml) und hohe Homocysteinwerte. Nach B12-Injektionen verschwanden die Beschwerden. [Pacholok 2001]

ausreichend hergestellt. Zudem wird das Präsenilin-1-Gen aktiviert, was zur Anhäufung von Beta-Amyloid führt (Merkmal Alzheimer-Demenz). Homocystein fördert auch die Bildung von Protein Tau. Ein Eiweißstoff, der sich in Neurofibrillen anhäuft – ein Hinweis auf absterbendes Hirngewebe (siehe S. 155).

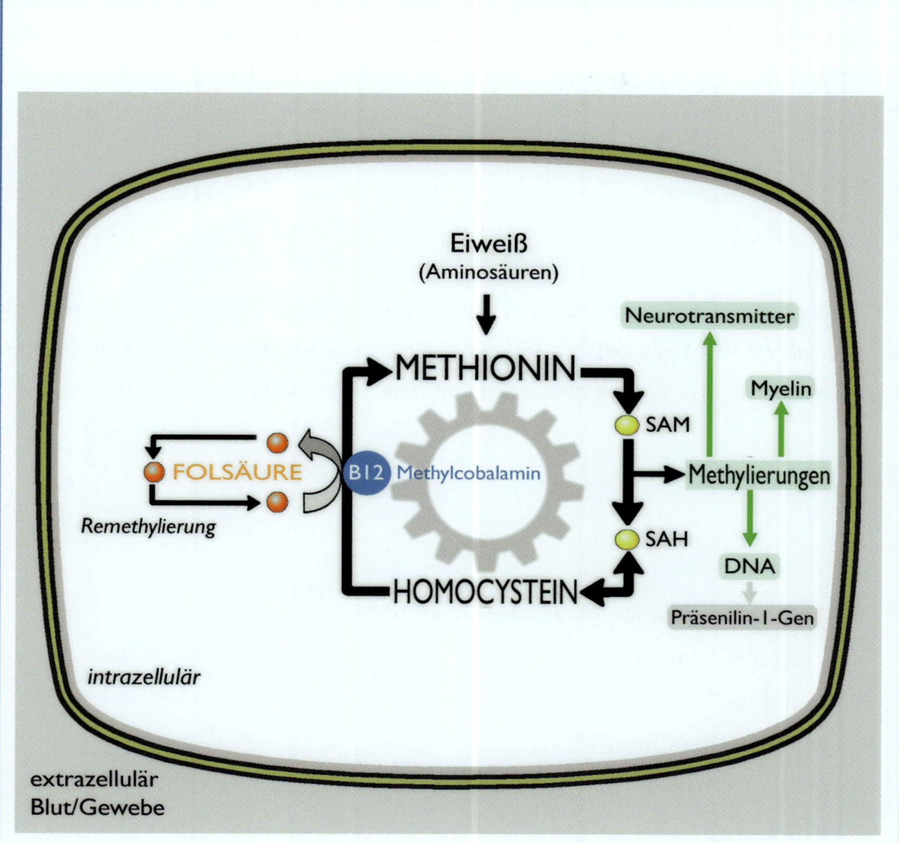

Methylierungs-Maschine: DNA, Myelin, Neurotransmitter

Die grünen Stoffwechselwege haben für das Nervensystem größte Bedeutung: eine gute B-Vitaminversorgung wird für Methylierungen gebraucht, um Neurotransmitter, Myelin und DNA in Nervenzellen zu produzieren (SAM = S-Adenosylmethionin; SAH: S-Adenosylhomocystein). [Wormer 2017a]

Bei Demenzpatienten mit hohen Homocysteinspiegeln findet man oft deutlich geschrumpfte Hirnvolumina. Homocysteinbelastung beschleunigt neurodegenerative Prozesse bei Alzheimer-Demenz.

Durch Vitamin-B-Mangel und Mutation des MTHFR-Gens (siehe S. 82) werden Methylierungsreaktionen extrem stark ausgebremst. Homocysteinsäuren, Stoffwechselprodukte von Homocystein, machen zudem Nervenzellen zehnfach übererregbar (exzitatorische Toxizität). Homocystein erzeugt oxidativen Stress und begünstigt den Tod der Nervenzelle.

Je höher der Homocysteinspiegel, umso ausgeprägter ist der Rückgang des Hirnvolumens – „Hirnschwund" im Schläfenlappen. Bei Demenzpatienten mit hohen Homocysteinspiegeln findet man oft deutlich geschrumpfte Hirnvolumina. Homocysteinbelastung beschleunigt neurodegenerative Prozesse bei Alzheimer-Demenz.

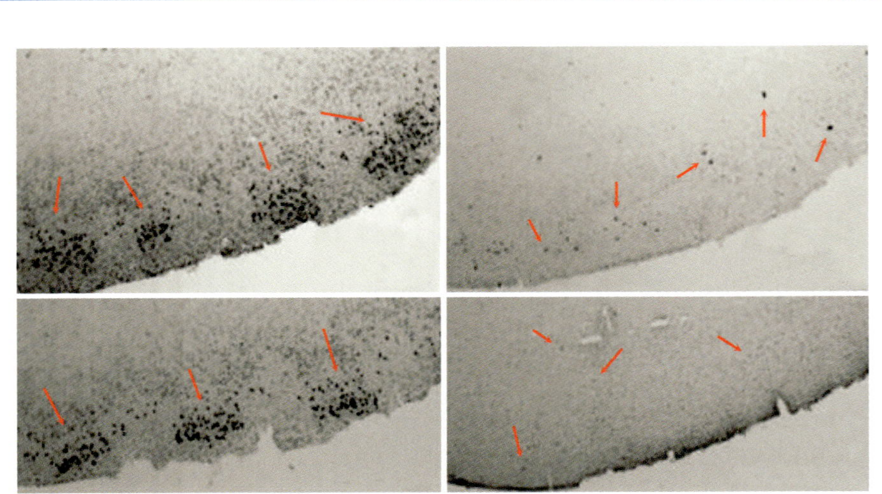

Funkstille im Hirn

Fehlende Methylierung im Schnittbild: Schläfenlappen bei gesunden (links: hohe Aktivität) und bei gleichaltrigen Alzheimer-Hirnen (rechts: geringe Aktivität). [nach Mastroeni 2010]

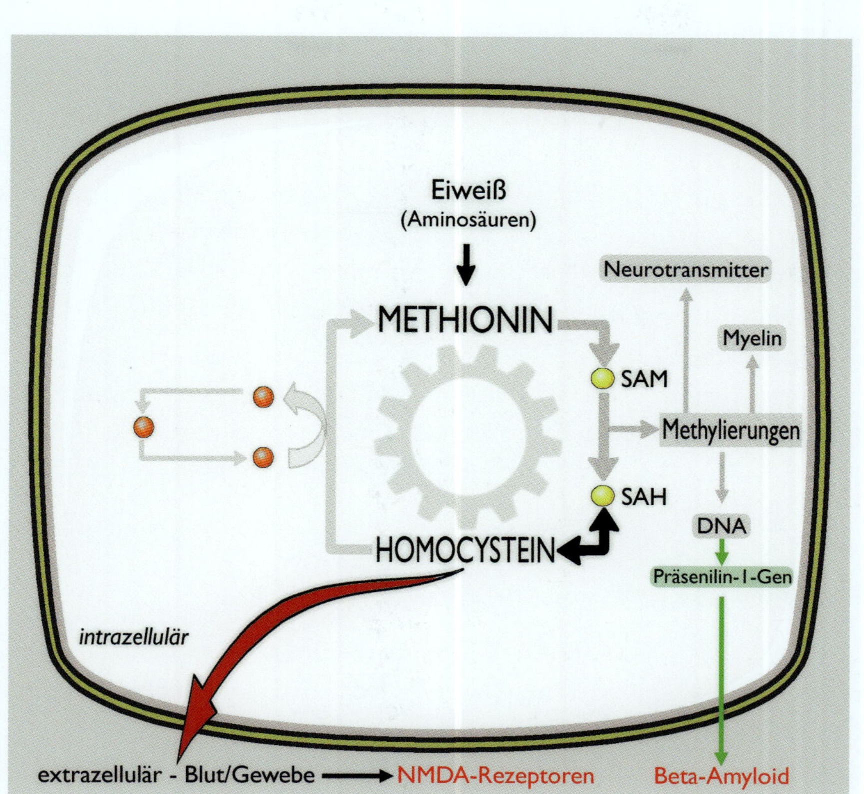

Kolbenfresser: Methylierungs-Stopp

B-Vitaminmangel stoppt Methylierungen: Ist der Methionin-Homocystein-Stoffwechsel durch B-Vitaminmangel beeinträchtigt, kommt es zur Anhäufung von Homocystein, das ins Blut gelangt. (SAM = S-Adenosylmethionin; SAH: S-Adenosylhomocystein) [Wormer 2017a]

- Fehlende Methylierung hemmt die Produktion von Neurotransmittern und Myelin und aktiviert die Neurodegeneration.
- Homocystein stimuliert NMDA-Rezeptoren und verursacht das Absterben von Nervenzellen.

- Eine Studie untersuchte bei 803 älteren Teilnehmern (Alzheimer-Patienten, leichte Denkstörungen, Gesunde) die Volumina der grauen Hirnsubstanz mit MRT-Bildgebung. Die Auswertung zeigte, dass die Dicke der grauen Substanz in der rechten und linken Hirnhälfte mit der Höhe des Homocysteinspiegels korrelierte. Dies wird als Hinweis auf einen Zusammenhang von Hirnschwund (Atrophie) und Homocystein gewertet. [Madsen 2015]
- In einer Studie beobachtete man, dass sich das Denkvermögen (Kognition) zunehmend verschlechtert, je höher die Homocysteinwerte ausfallen. Sind leichte kognitive Einbußen bei über 65-Jährigen bemerkbar, kann die Hälfte der Betroffenen später mit Alzheimer-Demenz rechnen. [Oulhaj 2010]

Bildgebende Verfahren machen das beschwerdefreie Vorstadium der Alzheimer-Demenz Jahre vor einer Erkrankung sichtbar. In vielen Fällen findet man Schläfenlappen, die bereits auffällig geschrumpft sind. [Williams 2002] B12-/Folsäuremangel und hohe Homocysteinspiegel machen für Alzheimer-Demenz anfällig. [Clarke 1998]

Demenzfaktor: Homocystein

Mehr als 100 Studien (46 000 Teilnehmer) untersuchten den Zusammenhang von Homocystein und Demenz/Denkstörungen. Eine Metaanalyse nahm die zusammenfassende Auswertung solcher Studien vor. Das Ergebnis sieht in Bezug auf den Demenzfaktor Homocystein so aus: [Smith 2008]

- Homocysteinspiegel von ≥ 15 µmol/l erhöhen das Risiko für mittelschwere Denkstörungen (kognitive Einbußen) im höheren Lebensalter um den Faktor drei.
- Homocysteinspiegel von ≥ 14 µmol/l verdoppeln das Risiko für eine Erkrankung an Alzheimer-Demenz.

Weitere Studien befassten sich mit dem Einfluss des Homocysteinspiegels …

- auf die Entwicklung einer Demenz,
- mit dem Zusammenhang B12-Serumwert und Hirnatrophie,
- mit Vitamin B12 und Homocystein in Bezug auf kognitive Störungen,
- mit dem Einfluss von Homocystein und Holotranscobalamin II (Holo-TC) in Bezug auf das Alzheimer-Risiko,
- mit Homocystein und Folsäure als Risikofaktoren für Demenzen jeder Art.

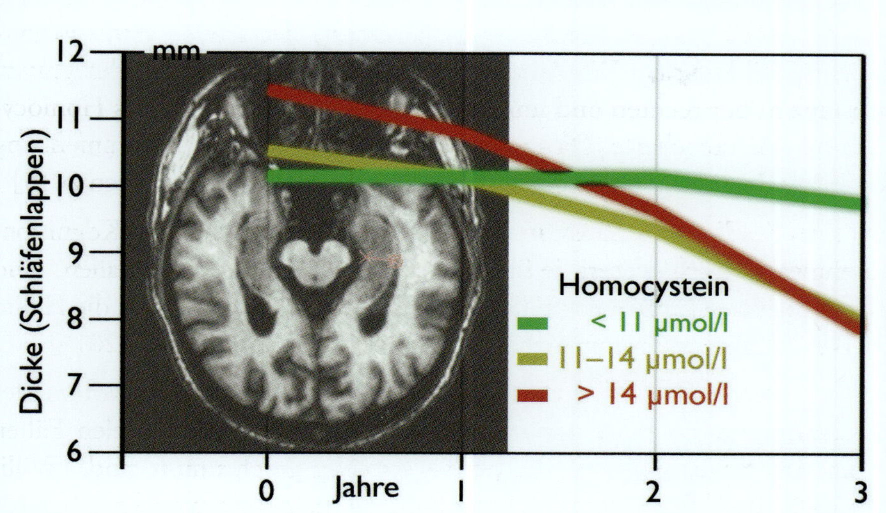

Hirnschwund

Bei hohen Homocysteinspiegeln (> 14 µmol/l) nimmt das Hirnvolumen deutlich rascher ab als bei Werten um 10 µmol/l. [nach Till 2013, Clarke 1998, Williams 2002, Wormer 2017a]

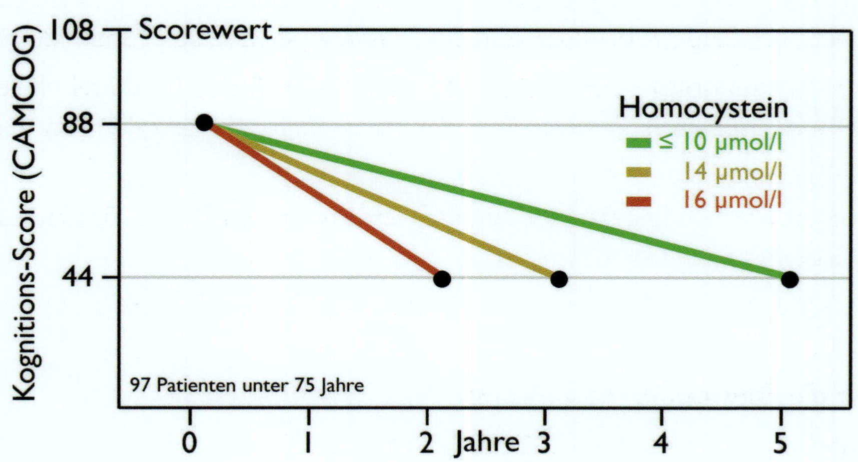

Denkschwäche

Je höher der Homocysteinspiegel, desto rascher lässt die kognitive Leistung nach. [nach Oulhaj 2010, Till 2013]

Welche Fragen stellen sich?

Beeinflusst Homocystein das Demenzrisiko?

Eine schwedische Studie (1368 Frauen; 46 Jahre) untersuchte den Zusammenhang Demenzrisiko und Homocysteinspiegel über einen Zeitraum von 35 Jahren. Die Forscher berücksichtigten auch weitere Risikofaktoren. Das Erkrankungsrisiko für Demenz nach mehr als 30 Jahren war in der Gruppe mit Homocysteinwerten über 12,6 µmol/l erhöht (1,7) und das Risiko für eine Alzheimer-Demenz hatte sich mehr als verdoppelt. Andere Risikofaktoren wie Bluthochdruck, Rauchen, Übergewicht, Bewegungsmangel, Cholesterinwerte, Nierenfunktionsstörungen und der Bildungsgrad beeinflussten das Ergebnis nicht. Nur das Lebensalter und der Homocysteinspiegel waren unabhängige Faktoren für die Entwicklung einer Demenz.

Diese Studie gilt als Beleg dafür, dass Demenz einen jahrzehntelang unauffälligen Vorlauf hat. B-Vitaminmangel und die Höhe der Homocysteinwerte im Blut bestimmen, ob und wie schnell es zur Demenzerkrankung kommt. [Zylberstein 2011]

Beeinflusst der B12-Serumwert das Risiko für Hirnatrophie?

Ja. 107 ältere Menschen ohne Demenz (ca. 73 Jahre) waren an einer Studie beteiligt und wurden fünf Jahre beobachtet. Es zeigte sich, dass schon bei bei B12-Serumwerten von weniger als 227 pg/ml das Risiko für Hirnatrophie um den Faktor sechs erhöht war. Andere Risikofaktoren wie Alter, Geschlecht, Bildungsgrad, Diabetes, Blutdruck und Rauchen hatten keinen Einfluss auf das Ergebnis. [Vogliatzoglu 2009]

Beeinflusst der B12-Status das Risiko für Denkstörungen?

Ja. 839 über 75-Jährige nahmen an einer Studie teil, in der die kognitiven Leistungen getestet wurden (MMSE-Test). Das Risiko für Denkstörungen war in der Gruppe mit den niedrigsten B12-Serumwerten um den Faktor zwei, in der Gruppe mit den schlechtesten Holo-TC-Werten um den Faktor vier, in der Gruppe mit den schlechtesten MMA-Werten um den Faktor 3,5 und in der Gruppe mit den höchsten Homocysteinwerten mehr als 5-fach erhöht. Andere Risikofaktoren beeinflussten das Resultat nicht. Homocystein ist einer der empfindlichsten Indikatoren für B12-Mangel. [Lildballe 2011]

Eine Studie mit 200 Teilnehmern (60–79 Jahre) untersuchte den Einfluss der Serumfolat-, B12- und Homocysteinspiegel auf kognitive Funktionen. Denkstörungen kamen vergleichsweise häufiger vor, wenn Folsäuremangel

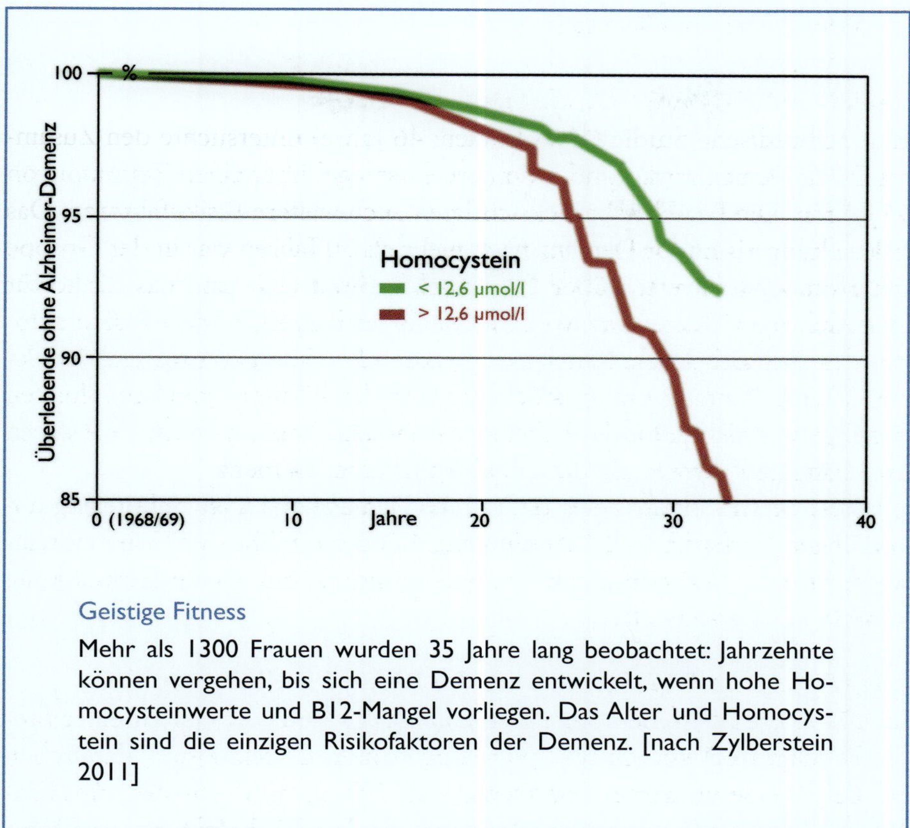

Geistige Fitness

Mehr als 1300 Frauen wurden 35 Jahre lang beobachtet: Jahrzehnte können vergehen, bis sich eine Demenz entwickelt, wenn hohe Homocysteinwerte und B12-Mangel vorliegen. Das Alter und Homocystein sind die einzigen Risikofaktoren der Demenz. [nach Zylberstein 2011]

und hohe Homocysteinspiegel vorlagen (≥ 15 µmol/l). [Kim 2018]

Beeinflusst der B12-Status das Risiko für Alzheimer-Demenz?

Ja. 271 ältere Menschen (65 bis 79 Jahre) ohne Demenz nahmen 7,5 Jahre an einer Studie teil. Stieg der Homocysteinspiegel um 1 µmol/l an, nahm das Risiko für Alzheimer-Demenz um 16 Prozent zu. Bei einem Anstieg der Holo-TC-Spiegel um 1 pmol/l verringerte sich das Risiko um 2 Prozent. Andere Risikofaktoren wie Alter, Geschlecht, Blutdruck, Schlaganfall, Rauchen, Bildungsgrad spielten keine Rolle. [Hooshmand 2010]

Beeinflussen Homocystein und Folsäure das Demenzrisiko?

Ja. 1016 Personen im Alter von 75 Jahren nahmen an einer Studie teil. Bei 112 Teilnehmern wurde nach vier Jahren die Diagnose Demenz gestellt. 70 Patienten litten an Alzheimer-Demenz. Lagen die Homocysteinwerte über

15 µmol/l, war das Risiko für Alzheimer um den Faktor 3,5 und für alle Demenzen um den Faktor 4,5 erhöht. Waren zudem die Folsäurewerte niedrig (< 11 nmol/l), verdoppelte sich die Anfälligkeit für alle Demenzen. Lagen die Folsäurewerte unter 8,9 nmol/l, war das Alzheimer-Risiko doppelt so hoch. [Ravaglia 2010]
Eine schwedische Bevölkerungsstudie (2647 Teilnehmer ohne Demenz; 60 bis 102 Jahre) ergab, dass Teilnehmer mit den höchsten Homocysteinwerten nach 6 Jahren ein um knapp 70 Prozent erhöhtes Demenzrisiko im Vergleich zur Gruppe mit den niedrigsten Werten hatten. [Hooshmand 2017]

Beeinflusst Homocystein die Psyche von Alzheimer-Patienten?

Ja. Bei der Mehrheit der Alzheimer-Patienten (70–90 Prozent) kommt es zu psychischen Störungen und Verhaltensauffälligkeiten: Wahnvorstellungen, Halluzinationen, Erregbarkeit oder Aggression. Eine Studie befasste sich erstmals mit der möglichen Rolle von Homocystein in Bezug auf solche Symptome. 40 Alzheimer-Patienten mit und 37 ohne Psychosymptome wurden im Vergleich zur gesunden Kontrollgruppe untersucht. Die Homocysteinspiegel von Alzheimer-Patienten fielen vergleichsweise höher aus. Patienten mit Psychosymptomen hatten die höchsten Homocysteinwerte. Analysen ergaben, dass es einen signifikanten Zusammenhang zwischen den Homocysteinspiegeln und kognitiven Einbußen sowie der Demenzdauer gibt. [Zheng 2014]

Beeinflussbare Risikofaktoren

Eine Metaanalyse prüfte 247 Studien (1990–2011) in Bezug auf Risikofaktoren, die selbst beeinflusst werden können und somit zur Vorbeugung von Demenz in Frage kommen: sozioökonomischer Status/Bildungsgrad, Rauchen, Alkoholkonsum, Bewegungsmangel, Kaffeekonsum, Antioxidantien-Versorgung (insbesondere Vitamin E), Homocystein, Omega-3-Fettsäuren. Körperliche Aktivität erwies sich als wirksamstes Mittel!

In Bezug auf Neuerkrankungen an Alzheimer-Demenz waren hohe Homocysteinspiegel und ein geringer Bildungsgrad die stärksten beeinflussbaren Risikofaktoren. Demnach könnten die Normalisierung des B12-Status, die Absenkung des Homocysteinspiegels, körperliche Aktivität und eine gewisse Lernbereitschaft dazu beitragen, Demenz wirksam vorzubeugen. [Beydoun 2014]

Nach Studienlage ist Homocystein das beste Kriterium zur Beurteilung

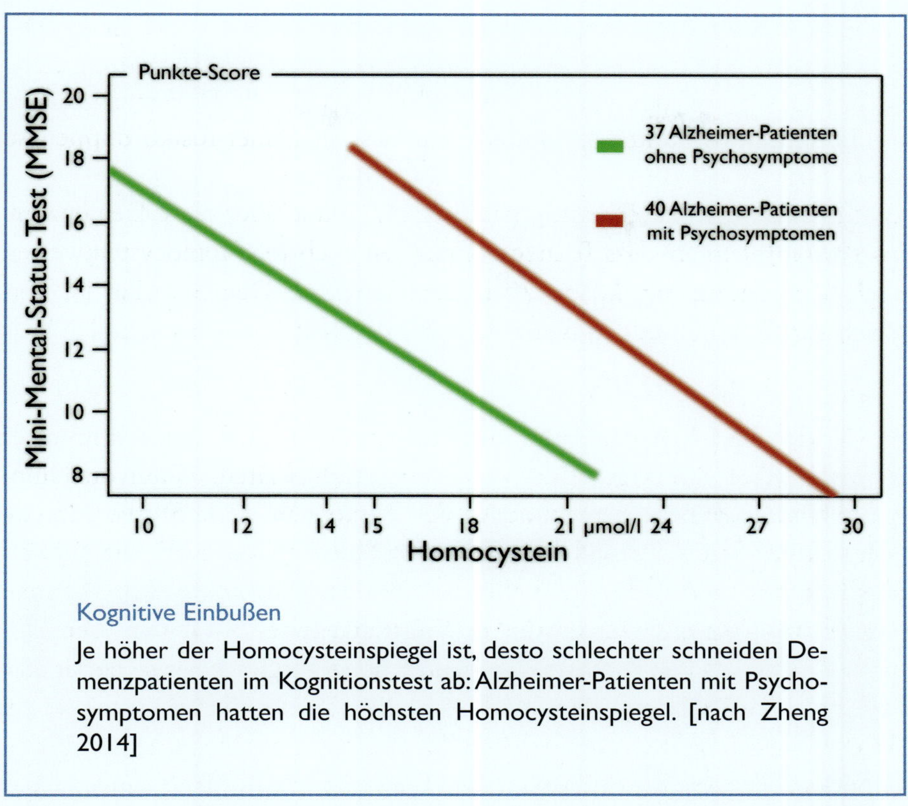

Kognitive Einbußen

Je höher der Homocysteinspiegel ist, desto schlechter schneiden Demenzpatienten im Kognitionstest ab: Alzheimer-Patienten mit Psychosymptomen hatten die höchsten Homocysteinspiegel. [nach Zheng 2014]

des B-Vitaminstatus: B-Vitaminmangel = hohe Homocysteinspiegel, gute B-Vitaminversorgung = niedrige Homocysteinspiegel. Wer seinen Homocysteinspiegel im gesunden Wertebereich halten möchte, schützt sich durch B-Vitamin-Supplementierung vor kognitiven Einbußen und beugt Demenz vor.

B-Vitamine supplementiert

Weder Medikamente noch Vitamine können eine Demenz, die sich mit allen klinischen Zeichen etabliert hat, aufhalten oder rückgängig machen. Eine Metaanalyse (14 Studien) fand deshalb auch keine eindeutige Antwort auf die Frage, ob eine Supplementierung mit B-Vitaminen (B12, B6, Folsäure) das Denkvermögen von Gesunden oder Dementen wesentlich beeinflusst. [Balk 2007] Klinische Studien mit Teilnehmern, die offenkundig noch nicht von Demenz betroffen waren, weisen aber auf Schutzwirkungen von B-Vitaminen in Bezug auf Denkstörungen und Demenz hin.

- 168 Patienten mit leichten Denkstörungen waren an einer kontrollierten Studie beteiligt, die die Wirkung einer B-Vitamin-Supplementierung prüfte. Die Teilnehmer nahmen zwei Jahre 0,8 mg Folsäure, 20 mg Vitamin B6 und 500 µg Vitamin B12 oder Placebo ein. Wenn alle B-Vitamine eingenommen werden, halbiert sich das Risiko für Hirnatrophie. Werden Homocysteinwerte von ursprünglich höher als 13 µmol/l abgesenkt, nimmt die Häufigkeit von Hirnatrophien um den Faktor drei hochsignifikant ab. Das heißt, bei Homocysteinwerten unter 10 µmol/l ist kein Schwund im Schläfenhirn mehr nachweisbar. Selbst Patienten mit Schlaganfall und stärker ausgepräg-

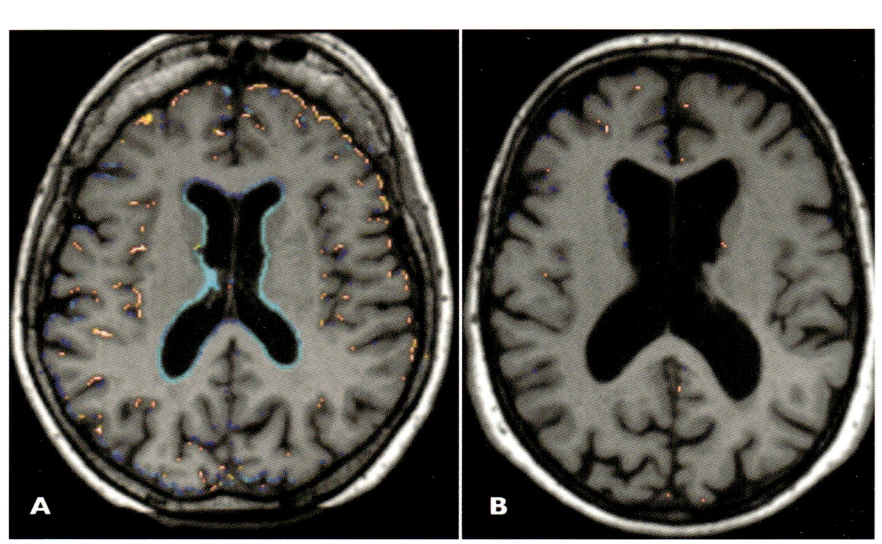

B-Vitamine machen den Unterschied

A Zustand bei einer 79-jährigen Frau der Placebogruppe (Homocystein anfangs 22 µmol/l, nach 2 Jahren 30 µmol/l); das Gehirn „schrumpfte" um 2,5 Prozent pro Jahr (Erweiterung der Hirnventrikel, blau markiert).

B Zustand einer 72-jährigen Frau, die B-Vitamine einnahm (Homocystein anfangs 24 µmol/l, nach 2 Jahren 12 µmol/l); das Gehirn „schrumpfte" nur um 0,46 Prozent pro Jahr, keine Atrophie. [nach Smith 2010]

ter Hirnatrophie profitierten noch von B-Vitamin-Schutzwirkungen: mehr Lebensqualität und verbesserter Demenzstatus. [Smith 2010]

• 965 ältere Menschen ohne Demenz (ca. 76 Jahre) nahmen sechs Jahre an einer Studie teil. Bei 192 Teilnehmern entwickelte sich eine Demenz. Wenn nur der tägliche Folsäurebedarf optimal gedeckt war, halbierte sich das Risiko für Alzheimer-Demenz. Eine Folsäuredosis von 480 µg pro Tag (derzeit empfohlen: 400 µg) beugt Demenz vor. Die tatsächliche Folsäurezufuhr in Deutschland und Europa beträgt aber weniger als 290 µg Folsäure. [Luchsinger 2007]

• Eine Studie mit 818 Teilnehmern (50–70 Jahre) prüfte die Folsäuresupplementierung drei Jahre lang placebokontrolliert. Lagen die Homocysteinspiegel bei 10 µmol/l oder weniger, beobachtete man signifikant bessere Leistungen in Bezug auf Gedächtnis und Kognition. [Durga 2007]

• 900 (gestresste, leicht depressive) Senioren (60–74 Jahre) nahmen zwei Jahre entweder 400 µg Folsäure und 1000 µg Vitamin B12 pro Tag oder Placebo ein. Die Teilnehmer der Vitamingruppe erzielten im Vergleich zu Placebo um 20 Prozent bessere Ergebnisse, was die kognitive Leistung betraf (Telefoninterviews). [Walker 2012]

Vorbeugung: Demenz und Denkstörungen

Eine gute Möglichkeit, sich vor Demenz und kognitiven Einbußen zu schützen, ist die möglichst frühzeitige Supplementierung mit B-Vitaminen – Ziel: Homocysteinwerte unter 10 µmol/l. Eine weitere Maßnahme, die zur Vorbeugung noch empfohlen wird, ist körperliche Bewegung. Sie kann kognitive Einbußen um mehr als 30 Prozent reduzieren – das zeigte eine Metaanalyse. [Sofi 2011]

• Eine Studie kam zu dem Ergebnis, dass Demenzvorbeugung eine lebenslange Aufgabe ist. Von 602 über 75-Jährigen mit anfangs intaktem Denkvermögen (Kognition) entwickelten 148 nach neun Jahren eine Demenz. Der wirksamste Schutzfaktor gegen Demenz war „lebenslanges Lernen“: geistig, körperlich und sozial. [Wang 2017]

• Zum optimalen Schutz vor Demenz wird empfohlen, ab dem 40. Lebensjahr den B12-Status und Homocystein bestimmen zu lassen. Die beste Schutzwirkung wird bei Homocysteinwerten unter 10 µmol/l erreicht. [Till 2013] Supplementierung empfohlen.

Was empfiehlt die Schulmedizin?

Welche Maßnahmen empfehlen deutsche Ärzte, Neurologen und Psychiater ihren besorgten Patienten angesichts einer „Demenzepidemie"? Obwohl B-Vitamine niemals schädlich, aber heilkräftig und vorbeugend wirksam sind, werden sie vom Medizin-Establishment abgelehnt.

Deutsche Ärzteschaft Sie verliert zur günstigen Wirkung von B-Vitaminen kaum ein Wort. Stattdessen wird ein gesunder Lebensstil gefordert, um sich vor kognitiven Einbußen zu schützen. Von B-Vitaminen rät man explizit ab: „Derzeit besteht hinsichtlich MCI [leichte kognitive Störung] keine ausreichende Evidenz für die Empfehlung einer Substitution bei Vitamin-B12-, Vitamin D- oder Testosteronmangel, Hyperhomocysteinämie, subklinischer Schilddrüsendysfunktion oder für eine postmenopausale Hormonersatztherapie. Epidemiologische Daten weisen auf protektive Effekte von mediterraner Kost, körperlicher Aktivität und moderatem Alkoholkonsum hin; Rauchen dagegen sollte beendet werden." [Etgen 2011]

Deutsche Neurologen Neurologen sind besser informiert. Doch obwohl keine wirksame Therapie der Demenz bekannt ist, werden B-Vitamine nicht einmal zur Vorbeugung empfohlen. Die DGN-Leitlinien lehnen eine B-Supplementierung ab: „Eine Substitution dieser Vitamine senkt zwar den Homocysteinspiegel, die Datenlage bezüglich der kognitiven Funktion ist aber uneinheitlich. Es gibt Studien, in denen sich die kognitive Funktion nicht verbesserte, während andere Studien durchaus Hinweise auf kognitive Effekte zeigen. Auch zur Sekundärprävention des Schlaganfalls wird die Substitution in den Leitlinien der Deutschen Gesellschaft für Neurologie (DGN) derzeit nicht empfohlen." [Wehling 2015]

Deutsche Psychiater In der Psychiatrie heißt es: „... könnte durch prospektive Interventionsstudien geprüft werden, ob durch Senkung des Homocysteinspiegels mittels einer Vitaminergänzungsbehandlung die Inzidenz und die Progression kognitiver Störungen reduziert werden kann." Obwohl Homocystein als beeinflussbarer Risikofaktor bekannt ist, lehnt die Psychiatrie sowohl den Laborwert Homocystein als auch die Supplementierung mit B-Vitaminen ab: „Wenn also die vermutete kausale Beziehung zwischen Hyperhomocysteinämie und Demenzerkrankungen Bestätigung finden würde, wäre eine solche Vitaminergänzungsbehandlung zur Senkung des Homocysteinspiegels die logische Konsequenz. Bisher gibt es jedoch keine prospektiven Studien über die Effekte einer solchen Behandlung auf die Inzidenz von Demenzerkrankungen, so dass die gegenwärtigen Erkenntnisse noch nicht ausreichen, um eine Empfehlung zur routinemäßigen Homocysteinbestimmung im Rahmen der Demenzdiagnostik oder für eine entsprechende Therapie zu geben." [Kessler 2003]

Der wirksamste Schutzfaktor gegen Demenz ist »lebenslanges Lernen«: geistig, körperlich und sozial.

- In der Regel lassen sich mit oralen Präparaten vorbeugende Wirkungen erzielen. In manchen Fällen ist eine Injektion empfehlenswert (siehe S. 218).

Sogar Senioren im weit fortgeschrittenen Alter und Menschen mit leichten kognitiven Störungen profitieren von Vitamin B12. Studien bestätigen den Nutzen einer konsequenten Supplementierung zur Vorbeugung von Demenz und Denkstörungen.

Liegen bereits Symptome vor, ist die Wirkung von B-Vitaminen nicht gesichert. Im Vergleich zu den wenigen Antidemenz-Medikamenten verursachen B-Vitamine aber zumindest keine Nebenwirkungen. Mittel, für die Alzheimer-Demenz heilen könnten, gibt es nicht. Demenzvorbeugung mit B-Vitaminen ist die einzige Option!

Psychische Störungen

Homocystein ist im Verbund mit B-Vitaminen (B12, B6, Folsäure) eine wichtige Komponente des Methionin-Homocystein-Stoffwechsels (siehe S. 81). Zugehörige Methylierungen haben für das Nervensystem größte Bedeutung. Sie sind für die Produktion von Neurotransmittern, für DNA-Funktionen und Nervenscheiden (Myelin) unverzichtbar. Deshalb können B-Vitaminmangel und hohe Homocysteinwerte auch zu psychischen Störungen beitragen: Depression, Psychosen, Schizophrenie oder Autismus. [Stanger 2009] Es überrascht nicht, dass Stoffwechsel-Komponenten als natürliche Antidepressiva in Frage kommen: SAM (S-Adenosylmethionin) und Folsäure.

Depression

Depressive Verstimmung gehört zu den Befindlichkeitsstörungen, die immer als Reaktion auf Trauma oder Stress auftreten können. Der depressive Dauerzustand (depressive/affektive Störung) ist eine psychische Erkrankung (echte/*major depression*), die alleine (unipolar) oder im Wechsel mit Manie (bipolar) vorkommt. [Wormer 2018a] Von echten Depressionen sollen 3 bis 5 Prozent der Menschheit betroffen sein. Etwa jeder zehnte Deutsche hat einmal eine depressive Episode erlebt. 5 Prozent der Bevölkerung sind derzeit depressiv erkrankt.

Methylierungen sind für die Produktion von Botenstoffen (Neurotransmitter) unverzichtbar (siehe S. 159). Dies trifft insbesondere auf Monoamin-Neurotransmitter wie Dopamin, Stresshormone (Adrenalin, Noradrenalin) und das Glückshormon Serotonin zu. Hohe Homocysteinspiegel sind ein Zeichen von B-Vitaminmangel, der die Produktion von Neurotransmittern drosselt.

Tatsächlich hat man bei Depression eine geringere dopaminerge, noradrenerge und serotonerge Nervenzellaktivität nachgewiesen. Darüber hinaus ist Depression eine häufige Begleiterscheinung von Herz-Kreislauf-Erkrankungen und Schlaganfällen – Gesundheitsprobleme, die mit B-Vitaminmangel und hohen Homocysteinwerten verbunden sind.

Von den drei wichtigsten B-Vitaminen kommt Folsäure bei Depression die größte Bedeutung zu. Sogar deutschen Psychiatern ist Folsäuremangel als Risikofaktor für depressive Störungen geläufig. Bei depressiven Patienten mit Folsäuremangel sind übliche Antidepressiva weniger oder gar nicht wirksam. [Erbe 2014]

Die Verfügbarkeit der Neurotransmitter Noradrenalin, Dopamin und Serotonin ist eng mit zwei Produkten des Methionin-Homocystein-Stoffwechsels verbunden:

SAM (S-Adenosylmethionin) SAM beeinflusst Enzyme der Dopamin- und Noradrenalinbildung. Es ist auch Methylierungspartner für diese Neurotransmitter. SAM-Präparate werden zur Behandlung der Depression eingesetzt.

Folsäure SAM und Folsäure werden für die Synthese von Sapropterin (BH_4) gebraucht, das als Cofaktor für die Bildung aller drei Neurotransmitter fungiert. Folsäure beeinflusst die Speicherung und Freisetzung dieser Neurotransmitter. Patienten mit Depression profitieren von einer Folsäure-Supplementierung.

Eine Schlüsselrolle kommt einmal mehr Homocystein zu [Till 2013]:

- Fast jeder zweite Patient mit Depression hat erhöhte Homocysteinspiegel.
- Hohe Homocysteinspiegel bei Depression sind ein verlässlicher Hinweis auf Folsäuremangel in den Zellen, im Blut und in der Rückenmarkflüssigkeit (Liquor).
- Hohe Homocysteinspiegel führen zu SAM-Mangel in der Rückenmarkflüssigkeit – ein Anzeichen für die verminderte Verfügbarkeit der drei Neurotransmitter.

- Folsäure-, BH_4- und SAM-Mangel verursachen eine verminderte Produktion und Speicherung der Neurotransmitter Dopamin, Noradrenalin und Serotonin.
- Folsäuremangel ist mit Sapropterin (BH_4)-Mangel verbunden.
- Patienten mit bipolaren Störungen, bevorzugt männlich, haben im Vergleich zur Allgemeinbevölkerung häufiger hohe Homocysteinspiegel. [Zhou 2018]

Depression: Homocystein

Blickt man auf die Homocysteinwerte im Blut und die Folsäurekonzentrationen (RBC), dann hat jeder zweite bis dritte depressive Patient Folsäuremangel. Eine Studie mit 5948 Teilnehmern mittleren/höheren Alters ergab, dass bei Werten über 10 µmol/l das Risiko für eine Depression doppelt so hoch ist. [Bjelland 2003]

- Bei hohen Homocysteinspiegeln steigt das Depressionsrisiko an. Die Absenkung des Homocysteinspiegels um 0,19 mg/l verringert Stimmungsabstürze um 20 Prozent. B-Vitamin-Supplementierung senkt den Homocysteinspiegel um ein Fünftel. [Almeida 2008]
- Eine Metaanalyse mit 15 315 Teilnehmern ergab, dass das Risiko für Depression bei Folsäuremangel um 50 Prozent erhöht ist. Depressive Patienten haben niedrige Folsäurespiegel. [Gilbody 2006]

Vitamin B12 statt Antipsychotika

Ein psychisch auffälliger 64-Jähriger wurde in eine Klinik aufgenommen: Depression, Schlaf-, Denkstörungen, Müdigkeit, Erschöpfung, Wahn, Halluzinationen. Untersuchungen zeigten, dass er voll orientiert, depressiv, ängstlich, stark erregt, negativ eingestellt und misstrauisch war. Die Bestimmung des B12-Serumwerts war angeordnet, das Ergebnis ließ aber auf sich warten. Zwischenzeitlich verordnete man Antipsychotika, ohne Erfolg. Der B12-Serumwert führte zur Diagnose: 169 pg/ml = B12-Mangel. Die Medikamente wurden abgesetzt. Der Mann bekam B12-Injektionen. Die Depression und psychotischen Symptome verschwanden innerhalb einer Woche. Einen Monat später war der Mann noch immer beschwerdefrei. [Bar-Shai 2011]

• 3503 Studienteilnehmer wurden 35 Jahre lang beobachtet: B12-/B6-Mangel bei über 65-Jährigen erhöht die Wahrscheinlichkeit, eine Depression zu bekommen. B12- und B-Vitamin-Supplementierung schützen langfristig vor Depression. [Skarupski 2010]

Antidepressiva: B-Vitamine

Folsäure ist als Komponente der antidepressiven Therapie weitgehend anerkannt – im Gegensatz zu Vitamin B12 zur Vorbeugung von Demenz. Die natürlichen Stoffwechselprodukte SAM (S-Adenosylmethionin) und MTHF (5-Methyl-Tetrahydrofolsäure) sowie Vitamin B12 oder alle drei B-Vitamine können als Supplement die Anfälligkeit für Depression verringern.

• 273 Schlaganfallpatienten hatten sieben Jahre 2 mg Folsäure, 500 µg Vitamin B12 und 25 mg Vitamin B6 täglich oder Placebo eingenommen. Unter B-Vitaminen waren 5 Prozent weniger Depressionen zu beobachten. Supplementierung (B12, B6, Folsäure) schützt vor Depression. [Almeida 2010]

• Eine Metaanalyse (63 Studien) ergab, dass die langfristige Anwendung (Monate, Jahre) von B-Vitaminen (B12, B6, Folsäure) die Rückfallgefahr von Patienten verringert, die mit Antidepressiva behandelt werden. Die Anfälligkeit für depressive Stimmungen halbiert sich, wenn B-Vitamine supplementiert werden. [Almeida 2015]

• Antidepressiva (z. B. Fluoxetin) plus Folsäure oder MTHF sind häufig besser wirksam als das Antidepressivum allein. [Till 2013]

Eine Psychose verschwindet

Ein 31-Jähriger wurde in eine Klinik gebracht. Seit zwei Jahren litt er an Schlafstörungen, Misstrauen, Stimmenhören, sozialem Rückzug und Orientierungsstörungen. Er nahm weder Medikamente noch Drogen ein, noch war er Vegetarier. Denkstörungen lagen nicht vor, aber Verfolgungswahn und Halluzinationen (Stimmenhören). Er war emotional abgestumpft und uneinsichtig. Einzig auffällig war ein niedriger B12-Serumwert (201 pg/ml).
Diagnose: wahnhaft/schizoide Psychose. Er bekam Vitamin B12-Injektionen täglich (1 Woche) und wöchentlich (4 Wochen) sowie ein Antipsychotikum. Innerhalb von Wochen verwandelte sich der Patient wieder in die Normalperson, die er gewesen war. Das Medikament wurde abgesetzt und B12 weiter gegeben. [Rajkumar 2008]

Zahlreiche Studien belegen die stimmungsstablisierende Wirkung von SAM. Die SAM-Supplementierung erwies sich als ebenso gut antidepressiv wirksam wie trizyklische Antidepressiva. Insbesondere Patienten, bei denen übliche Psychomedikamente versagen, profitieren von SAM. Es ist auch als natürliche und gut verträgliche Alternative empfehlenswert, um leichte depressive Zustände zu behandeln. [Varteresian 2014]

Da B-Vitamine direkt an der Verfügbarkeit der für Stimmungen zuständigen Botenstoffe beteiligt sind, sind sie in jedem Fall empfehlenswert. Bei Depression (oder vorbeugend) sind B-Vitamine oder SAM alternative Antidepressiva, ohne Nebenwirkungen. Sie werden auch von Psychiatern kombiniert mit üblichen Antidepressiva und bei Unwirksamkeit als Alternative empfohlen. Für Depression anfällige Menschen profitieren von der B12- oder B-Vitamin-Supplementierung doppelt: bessere Stimmung und Absenkung des Homocysteinspiegels – das heißt: Arterioskleroseprävention- plus Demenzvorbeugung. [Wormer 2017b]

Die kombinierte Einnahme von Folsäure (1,0–2,5 mg pro Tag), Vitamin B12 (500–1000 µg pro Tag) und Vitamin B6 (20–50 mg pro Tag) wird empfohlen. [Herrmann 2007d]

Schizophrenie

- Schizophrene Patienten haben vergleichsweise hohe Homocysteinspiegel (16,3 µmol/l vs. 10 µmol/l). [Levine 2002]
- Bei Folsäuremangel und hohen Homocysteinspiegeln sind Neuroleptika weniger gut wirksam, da Folsäure an der Bildung der Neurotransmitter Noradrenalin, Dopamin und Serotonin beteiligt ist. [Goff 2004]
- Eine Studie mit 42 Patienten (Homocystein > 15 µmol/l) zeigte, dass durch zusätzliche Anwendung von B-Vitaminen (3 Monate), die Homocysteinspiegel auf 10 µmol/l gesenkt und Symptome gebessert werden. [Levine 2006]

Autismus

Autismus (ASD, *autistic spectrum disorder*) ist eine psychische Störung mit Verhaltens- und Kommunikationsstörungen, veränderten Interessen und Aktivitäten bei den Betroffenen. Meist sind Kinder betroffen.

- Eine Studie mit autistischen Kindern zeigte, dass durch Supplementierung mit Folsäure und Betain sowie B12-Injektionen der Homocystein-Stoffwechsel normalisiert werden kann. Unter B-Vitaminen kam es zu Verbesserungen des Sprachvermögens und der kognitiven Leistung. [James 2004]

Grüne Antidepressiva

„Grüne" Antidepressiva sind Mittel und Verfahren, die nichts mit chemischen Antidepressiva zu tun haben. Hierzu gehören Hormone, Vitamine, Mineralstoffe, körpereigene Stoffe, Heilkräuter, Schlafkuren, aber auch Entspannungstraining, Psychotherapie und kreative Aktivitäten. Da der Methionin-Homocystein-Stoffwechsel mit seinen B-Vitamin-Cofaktoren auch die Produktion von Neurotransmittern beeinflusst (vor allem Serotonin), können bei depressiver Verstimmung auch SAM und B-Vitamine eingesetzt werden. [Wormer 2017b]

SAM (S-Adenosylmethionin) Unter Bezeichnungen wie „SAMe, SAM-E, SAM-e" (z. B. 30 Tabletten à 400 mg SAM ca. 50 €) ist SAM als Supplement erhältlich. Es eignet sich zur antidepressiven Behandlung. Häufig wird es zusätzlich zum Antidepressivum verordnet.

• Eine Metaanalyse (28 Studien) ergab, dass SAM innerhalb von drei Wochen Stimmungstiefs signifikant lindern kann. [Hardy 2003]

• Eine Doppelblindstudie zeigte, dass SAM vergleichbar wirksam, aber besser verträglich ist als das Antidepressivum Imipramin. In einer anderen Studie wurde die gleichwertige antidepressive Wirkung mit nur 400 mg SAM oral pro Tag (6 Wochen) erzielt.

• Bleiben Antidepressiva unwirksam, kann mit 400 mg SAM (2 Wochen) und anschließend 800 mg (4 Wochen) bei der Hälfte der Patienten eine Besserung erreicht werden. SAM (z. B. 800 mg SAM pro Tag, 6 Wochen) kombiniert mit Antidepressiva (z. B. SSRI) ist in der Regel besser wirksam als das Antidepressivum allein. [Till 2013]

Vitamin B12 plus Folsäure Um den Behandlungserfolg bei Depression wirksam zu unterstützen, wird die Einnahme von 0,5 bis 2 mg Folsäure plus 1000 mg Vitamin B12 empfohlen. [Herrmann 2007d]

Safran (*Crocus sativus*) Ärzte im Iran untersuchten in einer kontrollierten Studie die Wirkung von Safrankapseln (30 mg pro Tag) bei 40 Männern/Frauen mit Depression (20–55 Jahre), die mit dem Antidepressivum Fluoxetin behandelt wurden. Bei allen Teilnehmern, die Safran bekamen, verringerten sich die Homocysteinspiegel signifikant um 1 bis 2 µmol/l, auch die Stimmung hellte sich auf. [Jelodar 2018]

• In einer anderen Studie kamen Methylcobalamin und Folsäure bei 40 autistischen Kindern zum Einsatz. Die Behandlung verbesserte den Methionin-Homocystein-Stoffwechselstatus und die Hyperaktivitätssymptome der meisten Kinder. 80 Prozent der Eltern entschieden sich dafür, die Supplementierung beizubehalten. [James 2009]

Parkinson-Krankheit

Bei Parkinson-Erkrankung sterben dopaminerge Nervenzellen im Gehirn ab, was zu typischen Bewegungsstörungen führt. Erhöhte Homocysteinspiegel und Folsäuremangel sind bei vielen Patienten nachweisbar. Folsäure- und B12-Mangel stehen im Vordergrund, vor allem wenn mit L-Dopa behandelt wird (siehe S. 92).

Eine Studie bestätigte, dass bei Parkinson-Patienten mit signifikant niedrigeren Folsäure-Serumwerten zu rechnen ist. [Uyumaz 2017]

L-Dopa beschleunigt den neurodegenerativen Prozess dadurch, dass mehr SAH (S-Adenoyslhomocystein) anfällt und SAM (S-Adenosylmethionin) fehlt. Hohe Homocysteinspiegel beeinflussen den Krankheitsverlauf negativ.

Patienten mit hohen Homocysteinwerten (> 14 µmol/l) zeigten schlechtere kognitive Leistungen und waren depressiver als Patienten mit niedrigeren Werten. Die Betroffenen haben auch eine höhere Anfälligkeit für Arteriosklerose und Knochenbrüche.

B12-Mangel statt Parkinson

Ein 55-jähriger Mann kam in eine neurologische Klinik. Er litt seit Tagen an Bewegungsstörungen. Sein Gesicht war ausdruckslos („Maskengesicht"). Er sprach extrem leise. Die Augen bewegten sich wie in Zeitlupe, die Gliedmaßen „zahnradartig". Beide Hände zitterten. Das Labor fand Anzeichen einer Anämie. Der B12-Serumwert betrug aber nur 5 pg/ml! Diagnose: akuter Parkinsonismus, leichte Rückenmarkerkrankung, B12-Mangel. Der Mann bekam B12-Injektionen. Nach einer Woche waren die Symptome verschwunden. Die Supplementiertung wurde weitergeführt. Er blieb jahrelang beschwerdefrei. [Kumar 2004]

• Bei allen Parkinson-Patienten wird die Bestimmung des Homocysteinspiegels empfohlen, insbesondere dann, wenn sie mit L-Dopa behandelt werden. [Herrmann 2007d]

• Der Homocysteinanstieg kann durch Supplementierung mit Vitamin B12 und Folsäure gebremst werden. [Lamberti 2005, Postuma 2006] Alle Parkinson-Patienten mit L-Dopa-Therapie sollten mit B-Vitaminen supplementiert werden.

Multiple Sklerose

Multiple Sklerose (MS) ist eine chronisch entzündliche Erkrankung des zentralen Nervensystems. MS gilt als Autoimmunerkrankung, in deren Verlauf Myelin (Nervenscheiden) und Nervenzellen angegriffen und zerstört werden. Auch bei MS ist eine Beziehung zu hohen Homocysteinspiegeln zu beobachten: MS-Patienten haben vergleichsweise hohe Homocysteinspiegel [Dardiotis 2017], Vitamin-B12- und Folsäuremangel – im Blut und in der Rückenmarkflüssigkeit. [Ramsaransing 2006] Das betrifft bevorzugt Männer. [Zoccolella 2012]

Ob Homocystein direkt MS auslöst, ist unklar. Homocystein wirkt aber proentzündlich. Störungen der Methylierung (z. B. bei B-Vitaminmangel) sind am Krankheitsprozess beteiligt (Demyelinisierung). Homocystein erwies sich in einer Studie als einziger signifikanter Faktor für kognitive Störungen bei MS-Patienten. [Fahmy 2018]

• Durch B12-Supplementierung kann die Degeneration des Rückenmarks aufgehalten und rückgängig gemacht werden. [Murata 1994] B-Vitamine sind für die MS-Therapie vielversprechend.

• Eine Studie mit 138 Patienten (6 Monate) ergab, dass klinische Symptome durch B12-Injektionen günstig beeinflusst werden. [Wade 2002]

• Im Tierexperiment stellte sich heraus, dass die bei MS charakteristische Schädigung der Nervenscheiden (Myelin) durch cholesterinreiche Nahrung aufgehalten und rückgängig gemacht werden kann – das Bewegungslernen der Labormäuse verbesserte sich durch fettreiches Futter. [Berghoff 2017]

Bei MS-Patienten sollte auf den B12-Status und die Homocysteinwerte geachtet werden.

Epilepsie

Zwischen dem Homocystein-/Folsäure-Stoffwechsel und der Neigung zu Krampfanfällen gibt es offenbar Verbindungen. Es ist bekannt, dass Homocystein Nervenzellen via NMDA-Rezeptoren übererregbar macht – eine Giftwirkung für Nervenzellen (siehe S. 155). Homocystein gilt als ursächlicher Faktor der Epilepsie. Zudem können Antiepileptika hohe Homocysteinspiegel verursachen (z. B. Carbamazepin, siehe S. 93). Bei Epilepsie wird die Kontrolle des B12-Status und des Homocysteinspiegels empfohlen.

• Die Supplementierung mit 1 mg Folsäure pro Tag senkte bei Kindern nach 6 bis 12 Wochen die Homocysteinspiegel auf unter 10 µmol/l ab. [Huemer 2005]

• Nehmen Epileptiker mit Folsäuremangel bis zu drei Jahre 5 mg Folsäure täglich ein, profitieren sie von besseren kognitiven Leistungen, einer verbesserten Konzentrationsfähigkeit, von Ausgeglichenheit und gutem Sozialverhalten. [Reynolds 1968]

• Für Patienten, die dauerhaft mit Antiepileptika behandelt werden, ist Folsäure-Supplementierung sehr empfehlenswert. [Herrmann 2007d]

Fibromyalgie

Fibromyalgie ist ein chronisches Schmerzsyndrom unklarer Ursache. In jedem Fall sind bei Betroffenen Funktionen des peripheren und zentralen Nervensystems merklich verändert. [Bauer 2018] Fibromyalgie und das chronische Erschöpfungssyndrom sind häufig mit hohen Homocysteinspiegeln und B12-Mangel verbunden. [Regland 1997]

Eine Anwendungsbeobachtung verglich klinische Daten von 38 weiblichen Patienten mit myalgischer Encephalitis (ME), mit oder ohne Fibromyalgie, die regelmäßig mindestens ein Mal pro Woche B12-Injektionen bekommen hatten. Manche Frauen profitierten von B12-Injektionen und Folsäure-Supplementierung.

Die besten Wirkungen sind zu erwarten, wenn B12 häufiger und höher dosiert verabreicht wird, die Schilddrüsenfunktion mit einer Hormontherapie gut eingestellt ist und Schmerzmittel (Opioide), Antidepressiva (Duloxetin) oder Antikonvulsiva (Pregabalin) nicht täglich eingenommen werden. Jede fünfte Patientin bewertete die B12-Therapie mit „sehr gut“ oder „gut“, die Hälfte mit „gut“ bis „minimal“ wirksam. [Regland 2015]

Tinnitus

Tinnitus ist ein Symptom der veränderten/gestörten akustischen Wahrnehmung. Ohrgeräusche werden subjektiv nur von Betroffenen wahrgenommen: Brummen, Pfeifen, Zischen, Rauschen, Knacken, Klopfen u. a. – als Dauerton oder rhythmisch pulsierend. Das Symptom Tinnitus hat dann Krankheitswert, wenn Leidensdruck entsteht und psychosoziale Störungen hinzukommen: Angst, Depression, Schlafstörungen, Berufsunfähigkeit. Eine ursächlich wirksame Therapie gibt es nicht. [Wormer 2015a]

- Eine Studie mit 113 Patienten ergab, dass bei jedem zweiten Tinnitus-Patienten mit B12-Mangel zu rechnen ist. [Shemesh 1993]
- Eine ähnliche Studie (138 ältere Teilnehmer, 58 Prozent mit Tinnitus) fand grenzwertige B12-Serumwerte. [Lasisi 2012]
- Bei 100 Patienten wurden der B12-Serumwert und die Wirkung der B12-Supplementierung untersucht. Zwei Drittel hatten B12-Mangel. Messbare B12-Wirkungen fehlten. Manche Patienten berichteten aber über besseres Hörvermögen im Frequenzbereich von 250 Hz. [Berkiten 2013]
- Eine klinische Studie mit 40 Patienten prüfte die Wirksamkeit von B12-Injektionen (2500 µg) über sechs Wochen. Fast die Hälfte hatte B12-Mangel. In dieser Gruppe verbesserten sich der Tinnitus-Schweregrad und die subjektiv empfundene Belastung (VAS). [Singh 2016]
- Auch für den plötzlichen Hörverlust (Hörsturz) kann eine Homocysteinbelastung eine Rolle spielen. [Li 2016]

Manche Tinnitus-Patienten schätzen die positive Wirkungen von B-Vitaminen (z. B. bessere Schlafqualität).

Makuladegeneration

Die Netzhauterkrankung des Auges betrifft den „gelben Fleck“ (Macula lutea) – der Punkt des schärfsten Sehens. Endpunkt der Erkrankung ist Erblindung. Die altersbedingte Makuladegeneration (AMD) ist in Industriestaaten die häufigste Ursache von Sehbehinderung und Erblindung bei über 50-Jährigen. Weltweit sind 25 bis 30 Millionen, in Deutschland etwa 2 Millionen Menschen von AMD betroffen. Bis 2030 soll hierzulande die Ersterblindung durch diese Erkrankung 9,5 pro 100 000 Personenjahre betragen.

AMD wird durch Neubildung von Blutgefäßen unter der Netzhaut und starke Blutungsneigung im Auge verursacht. Ein Grund soll die vermehrte Produktion von Wachstumsfaktoren (VEGF) in Gefäßendothelzellen sein. Hohe Homocysteinspiegel aktivieren die VEGF-Bildung:

- Eine *in vitro*-Studie zeigte, dass Homocystein die VEGF-Produktion um den Faktor zehn erhöht. [Roybal 2004]
- 15 Typ-2-Diabetiker wurden sechs Wochen mit B-Vitaminen (B12, B6, Folsäure) behandelt, was zur Absenkung der Homocysteinspiegel und signifikanten Hemmung der VEGF-Bildung führte. B-Vitamine unterbinden vermutlich die mRNA-Expression für VEGF in weißen Blutzellen, somit die VEGF-Produktion. [Atta 2008]

Ob Homocystein ein Risikofaktor für AMD ist, prüften mehrere Studien. Ergebnis: Es gibt eine Beziehung zwischen Homocystein im Blut und AMD.

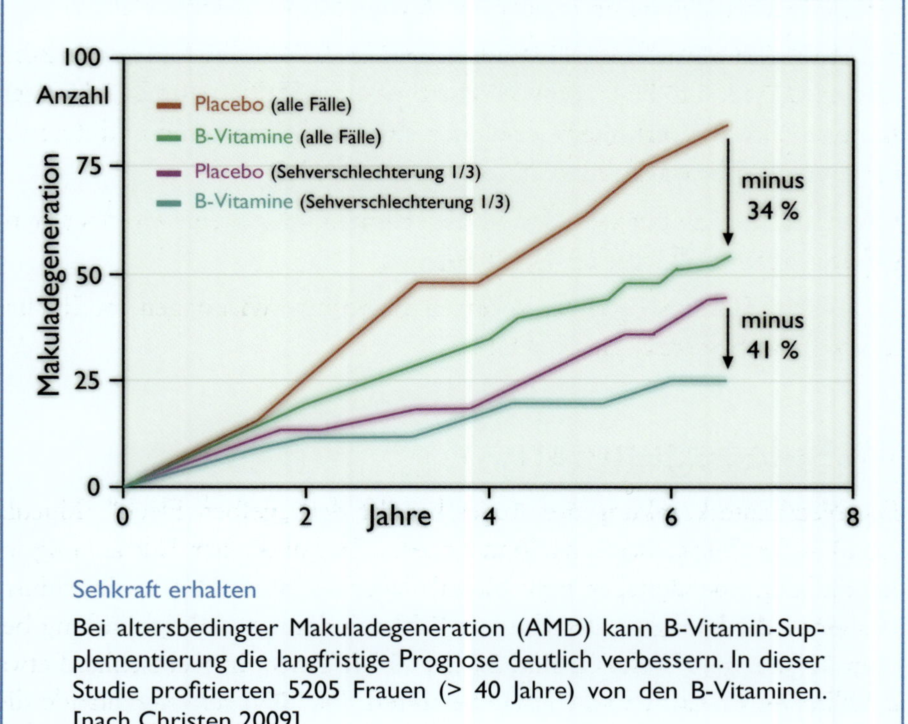

Sehkraft erhalten

Bei altersbedingter Makuladegeneration (AMD) kann B-Vitamin-Supplementierung die langfristige Prognose deutlich verbessern. In dieser Studie profitierten 5205 Frauen (> 40 Jahre) von den B-Vitaminen. [nach Christen 2009]

B12-Supplementierung wirkt offenbar günstig: je besser die Versorgung, desto niedriger die Homocysteinspiegel – desto geringer die Verschlechterung des Sehvermögens.

• 2335 Patienten (über 60-jährig) nahmen an der *Blue Mountains Eye*-Studie teil. Bis zu 40 Prozent der Teilnehmer hatten Homocysteinwerte über 15 µmol/l – ein dreifach erhöhtes AMD-Risiko. Bis zu 13 Prozent hatten B12-Serumwerte unter 92 pg/ml – ein 4-fach erhöhtes Risiko! [Rochtchina 2007]

• 5442 über 40-jährige Herz-Kreislauf-Patientinnen nahmen an einer klinischen Studie teil. 5205 Frauen hatten keine AMD-Vorerkrankung. Die Frauen wurden mit 2,5 mg Folsäure, 50 mg Vitamin B6 und 1000 µg Cyanocobalamin (B12) pro Tag oder Placebo behandelt und 7,3 Jahre nachbeobachtet. Die tägliche B-Supplementierung führte nach zwei Jahren zu merklichen Verbesserungen in Bezug auf Sehstörungen. Die Wirkung von B12, B6 und Folsäure verstärkte sich langfristig und verringerte das Risiko signifikant. B12-Supplementierung kann den Homocysteinwert unter 10 µmol/l absenken und dauerhaft vor AMD schützen. [Christen 2009]

• Eine Studie beobachtete 11 Jahre lang männliche AMD-Patienten/Kontrollen in Bezug auf die Homocysteinspiegel und die Nährstoffaufnahme. Je besser die Versorgung mit Folsäure, Vitamin B6 und Betain aus Nahrungsmitteln war, desto besser war die Prognose. [Christen 2018]

Sehstörungen durch B12-Mangel

Eine 66-jährige Frau kam in eine Augenklinik wegen Missempfindungen, Gangunsicherheit, Taubheitsgefühl und Sehschwäche. Tests ergaben eine verminderte Sehschärfe und abgeschwächtes Farbensehen. Am Augenhintergrund wurden atrophische Veränderungen gefunden. Trotz eines „normalen“ B12-Serumwerts waren pathologische Werte von MMA und Homocystein im Blut (22,2 µmol/l) sehr auffällig verändert. Diagnose: B12-Mangel. Am Rückenmark waren bereits Veränderungen bemerkbar. Die Frau wurde mit B12-Injektionen behandelt. Nach sechs Wochen waren alle Beschwerden deutlich gebessert, Sehschärfe und Farbensehen normalisiert. [Doan 2014]

Osteoporose

Pro Jahr kommt es in Deutschland zu etwa 200 000 Wirbelkörper-, 140 000 Schenkelhals- und 60 000 Unterarmbrüchen. Mit zunehmendem Alter nehmen das Sturzrisiko und die Knochenbruchgefahr zu. Oftmals endet der Schenkelhalsbruch im Pflegeheim: Ein Jahr nach Schenkelhalsbruch und fünf Jahre nach einem Wirbelkörperbruch ist jeder fünfte Betroffene tot.

Weltweit leiden 100 Millionen, in Deutschland 8 Millionen Menschen an Osteoporose („Knochenschwund“). Die Erkrankung hat viele Ursachen: zu geringe Knochenmasse in jungen Jahren, Mangel an Sexualhormonen im höheren Alter, ungesunde Ernährung, Vitamin-D-Mangel, Medikamente, Alkoholismus, Dialyse, Bewegungsmangel und Veranlagung. Die meisten Risikofaktoren für Osteoporose sind beeinflussbar.

Seit etwa zehn Jahren zählt man auch Homocystein (Gift für Knochenzellen) und Vitamin-B-Mangel zu den Risikofaktoren der Osteoporose. Der wesentliche Grund für die „Ausdünnung“ der Knochen und das ansteigende Knochenbruchrisiko ist eine Störung der Knochenmatrix.

Knochenmatrixstörung

Laborstudien belegen, dass Homocystein für den Knochenstoffwechsel Gift ist. Eine Studie wies nach, dass B12 das Wachstum und die Reifung von Knochenvorläuferzellen und knochenbildenden Zellen (Osteoblasten) aktiviert. [Kim 1996] Demgegenüber stimuliert Homocystein knochenabbauende Zellen (Osteoklasten). B-Vitaminmangel gefährdet die Stabilität der Knochen und erhöht das Bruchrisiko. [Herrmann 2007a]

Hyperhomocysteinämie führte im Tierexperiment zur Anhäufung von Homocystein im Knochen. Es wird dort an Kollagen gebunden, was die Knochenmatrix kompromittiert und zur krankhaft veränderten Knochenstruktur beiträgt. Homocystein verschlechtert die Knochenqualität und erhöht die Anfälligkeit für Knochenbrüche. [Herrmann 2007c] Es wird deutlich weniger Bälkchenknochen gebildet, was die Festigkeit schwächt. Zudem verschiebt sich der Knochenstoffwechsel (Knochenaufbau/-abbau) unter dem Einfluss von Homocystein in Richtung Knochenabbau. Das ist ein Grund für das erhöhte Knochenbruchrisiko bei hohen Homocysteinspiegeln. [Ozdem 2007]

Die Bruchanfälligkeit beruht aber nicht auf der verminderten Knochendichte (wie bei Osteoporose), sondern auf den giftigen Homocysteinwirkungen bei B-Vitaminmangel. Es entsteht Knochen minderer Qualität. [Herrmann 2007b]

Knochenbrüchigkeit

Bei hohen Homocysteinspiegeln steigt die Anfälligkeit für Knochenbrüche deutlich, unabhängig von der Knochendichte. Hyperhomocysteinämie ist ein unabhängiger Faktor für Knochenbrüchigkeit.

• Eine Studie mit 2000 älteren Menschen (59–91 Jahre) untersuchte 14 Jahre lang das Bruchrisiko in Bezug auf die Homocysteinspiegel der Teilnehmer. In der Kategorie der höchsten Homocysteinwerte hatten Männer ein um den Faktor vier und Frauen ein um den Faktor zwei erhöhtes Risiko für einen Schenkelhalsbruch. [McLean 2004]

• 2406 ältere Menschen (> 55 Jahre) nahmen zehn Jahre an einer Studie teil. In der Kategorie mit den höchsten Homocysteinwerten hatten Männer und Frauen ein fast doppelt erhöhtes Risiko für Knochenbrüche. Die Knochendichte und andere Faktoren beeinflussten das Ergebnis nicht. [van Meurs 2004]

• Eine Metaanalyse (10 438 Patienten; 15 Studien) kam zu ähnlichen Ergebnissen: Das Risiko für Schenkelhalsbrüche war bei Männern 1,7- bis 3,8-fach und bei Frauen 2,4- bis 2,8-fach erhöht, bei Homocysteinwerten > 15 µmol/l. Die Beziehung von Homocystein und Knochendichte war nur schwach ausgeprägt oder fehlte ganz. [Herrmann 2007b]

• Bei 1002 75-jährigen Patienten beobachtete man in einer Studie ein um 70 Prozent erhöhtes Risiko für Schenkelhalsfrakturen, wenn die Homocysteinwerte über 14 µmol/l lagen – je niedriger die Blutwerte von Folsäure, Vitamin B6 und B12, desto höher der Homocysteinspiegel. [McLean 2008]

• 790 ältere Männer wurden im Rahmen einer schwedischen Studie sechs Jahre beobachtet. Teilnehmer mit den niedrigsten Holo-TC- bzw. B12-Serumwerten hatten ein 1,7- bzw. 1,6-fach erhöhtes Risiko für jede Art Knochenbruch. [Lewerin 2014]

Patienten, die jahrelang Magensäureblocker (Protonenpumpenhemmer) einnehmen, müssen mit Knochenbruchanfälligkeit rechnen. Nach sieben Therapiejahren ist das Risiko für Schenkelhalsbrüche 4,5-fach und für jede Frakturart doppelt erhöht. Wenige klinische Studien haben die Wirkung von B-Vitamin-Supplementen in Bezug auf die Knochenbruchrate untersucht, mit uneinheit-

Hyperhomocysteinämie ist ein unabhängiger Risikofaktor der Knochenbrüchigkeit.

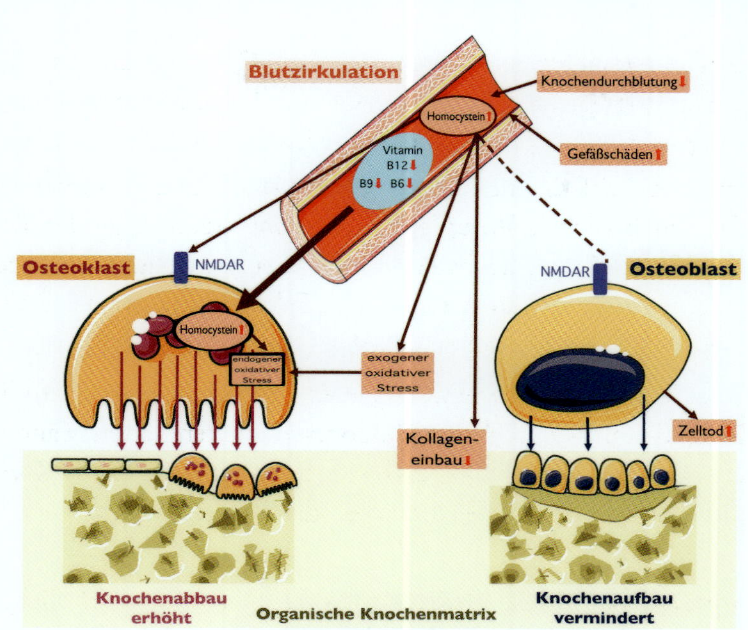

Knochenstoffwechselstörung

- Hohe Homocysteinspiegel stimulieren über NMDAR-Rezeptoren die Aktivität von Osteoklasten (knochenabbauende Zellen) und stören den normalen Einbau von Kollagen in die Knochenmatrix.
- B12/B6-Mangel führt zur Anhäufung von Homocystein intrazellulär und stimuliert die Aktivität von Osteoklasten (Knochenabbau).
- Homocystein fördert das Absterben von Osteoblasten-Vorläuferzellen (Knochenaufbau), schädigt Gefäßendothel (Arteriosklerose) und beeinträchtigt die Knochendurchblutung. [nach Herrmann 2007b, Wormer 2017a]

lichen Ergebnissen. [Herrmann 2011] Eine japanische Doppelblindstudie mit 628 Schlaganfallpatienten (mit Sturzneigung) zeigte, dass Supplementierung mit 5 mg Folsäure und 1500 µg Vitamin B12 pro Tag das Knochenbruchrisiko um 75 Prozent reduziert – auch diese Studie hat Schwächen. [Sato 2005, 2006]

Selbstverständlich gibt es auch Untersuchungen, die keine ausgeprägte Wirkung von B-Vitamingaben beobachten konnten [Ennemann 2015, Ruan 2015] – dafür gibt es viele Gründe.

Wahrscheinlich wirkt Homocystein direkt schädlich auf Gelenkstrukturen und Bindegewebe.

Der Dachverband Osteologie in Deutschland empfiehlt seit Langem Vitamin D3 plus Calcium zur Vorbeugung von Knochenbrüchen – neuerdings auch die Supplementierung mit Folsäure und Vitamin B12 (2009).

Rheumatoide Arthritis und Arthrose

Die rheumatoide Arthritis (RA, chronische Polyarthritis, cP) ist die häufigste entzündliche Gelenkerkrankung. Die Ursachen sind unklar. Man geht von einer Autoimmunerkrankung aus, bei der Immunzellen körpereigenes Gewebe angreifen (z. B. Gelenkknorpel). RA beginnt meist schleichend, kann aber auch plötzlich einsetzen: Schmerzen in den kleinen Finger- oder Zehengelenken, in Hand-, Knie-, Schulter-, Fuß-, Hüftgelenken – typischerweise an Handwurzelknochen, Fingergrund- und Zwischenfingergelenken. In der Regel verläuft RA schubweise (Wochen bis Monate).

Arthrose ist eine degenerative Erkrankung des Gelenks, die zum stetig zunehmenden Verlust von Knorpel führt: „Knorpelschwund". Am Ende steht der Totalverlust des Knorpels und seiner stoßdämpfenden Eigenschaften. Im Gelenk trifft dann Knochen auf Knochen. Wie Arthrose verursacht wird, ist nicht bekannt. Es gibt viele Faktoren, die dazu beitragen.

- Eine Studie ergab, dass die Homocysteinwerte von Frauen mit Rheuma mit 17,3 µmol/l vergleichsweise hoch waren (Frauen ohne Rheuma: 7,6 µmol/l). [Hernanz 1999]

- Eine andere Studie mit Rheumapatienten (Thrombosevorgeschichte oder Blutgerinnungsstörungen) bestätigte diese Beobachtung. [Seriolo 2001] Wahrscheinlich wirkt Homocystein direkt schädlich auf Gelenkstrukturen und andere Gewebe.

- Bei 691 Männern und 966 Frauen wurde die Beziehung zwischen dem Homocysteinspiegel und Verlauf einer Kniearthrose (Röntgenbilder) untersucht. Bei Männern war ein signifikant erhöhtes Risiko für Arthroseattacken bei Homocysteinwerten von 9 bis 11,3 µmol/l zu beobachten. [Fayfman 2009]

- Entspannung im schwefelhaltigen Bad wirkte bei 40 Arthrosepatienten signifikant homocysteinsenkend. Ohne Schwefel im Wasser stiegen die Homocysteinwerte an. [Leibetseder 2004]

- Nur wenige Studien haben die B-Vitamin-Supplementierung bei Gelenkentzündungen untersucht. Beispielsweise behandelten Ärzte aus Florida 26 Patienten mit Handarthrose länger als fünf Jahre mit B-Vitaminen

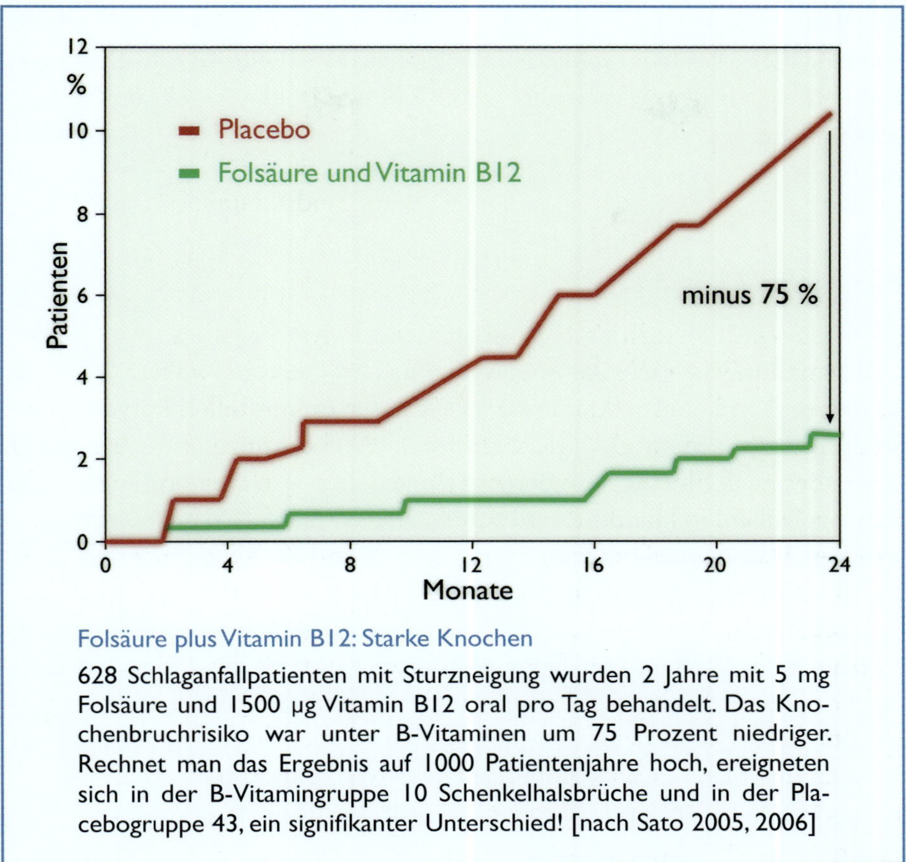

Folsäure plus Vitamin B12: Starke Knochen

628 Schlaganfallpatienten mit Sturzneigung wurden 2 Jahre mit 5 mg Folsäure und 1500 µg Vitamin B12 oral pro Tag behandelt. Das Knochenbruchrisiko war unter B-Vitaminen um 75 Prozent niedriger. Rechnet man das Ergebnis auf 1000 Patientenjahre hoch, ereigneten sich in der B-Vitamingruppe 10 Schenkelhalsbrüche und in der Placebogruppe 43, ein signifikanter Unterschied! [nach Sato 2005, 2006]

statt Schmerzmitteln (NSAR). In Bezug auf die Griffstärke waren B-Vitamine genau so gut wirksam wie NSAR – ohne Nebenwirkungen! [Flynn 1994]

Altersabbau?

Ist der Lebensabend unweigerlich mit geistigem und körperlichem Verfall und schlechter Lebensqualität verbunden? Nicht unbedingt – aber das Alter ist oft schwer erträglich. Zahlreiche Gebrechen und heimtückische Erkrankungen können sich bemerkbar machen. Zudem verspricht der Medizinbetrieb Problemlösungen aus dem „Wunderland der Chemie" – Apotheker und Ärzte sind ganz vorne mit dabei.

Synthetische Arzneimittel stiften aber häufig mehr Leid als Segen. Älteren Menschen werden allzu oft viel zu viele Medikamente verordnet. Hinzu kommen überflüssige und gefährliche medizinische Eingriffe.

Dennoch könnte der „goldene Herbst des Lebens" genauso gesund und erfüllt gelebt werden wie jüngere Lebensalter. Es hängt vom Einzelnen, vom familiären und kulturellen Umfeld, vom Bildungsgrad, von den sozialen Gegebenheiten, und der eigenen Handlungsbereitschaft ab. In der postmodernen Welt, auch in sozialen Medien vermisst man mitunter den Respekt und die Würdigung der Lebensleistung älterer Menschen.

In jedem Fall gilt: Gesunde Ernährung, Bewegung, Neugier und Interesse, ein wacher Geist und lebenslanges Lernen sind die Rezeptur für den erfüllten Lebensabend.

Der Wissenschaft ist es bislang nicht gelungen, die Mechanismen von „Alterung", „Abnutzung", „Abbau", „Schwund", „Verfall" beim Menschen zu entschlüsseln. So wird das Etikett „altersbedingt" von Ärzten oder Angehörigen gerne dann aus dem Ärmel gezogen, wenn sie ratlos und überfordert sind – Resignation, Verdrängung und Verunsicherung.

In nur 200 Jahren hat es der Mensch auf eine erstaunliche Lebenserwartung von 100 Jahren gebracht. Der vitale Lebensabend ist aber keine exklusive Veranstaltung der Pillen-, Ersatzteil- und Reparaturmedizin. In jedem Lebensalter sollte der Körper alles bekommen, was er braucht, um gesund zu bleiben: Nähr- und Vitalstoffe, Bewegung und geistige Fitness – im Grunde das moderne Äquivalent des Lebensstils der Jäger und Sammler.

Der Mensch ist von Natur aus langlebig. Und Ihr Vitalstoffstatus ist die erste Adresse, wenn Sie bei bester Gesundheit bleiben wollen. Vitamine werden permanent für die Balance der Regelwerke in jeder Körperzelle benötigt. Leider wird diese Naturgegebenheit vom derzeitigen Medizinbetrieb weitgehend ignoriert. Am besten, Sie kümmern sich selbst darum.

Wer seine Vitaminversorgung im Auge behält, tut viel dafür, topfit zu bleiben – ab sofort und lebenslang.

Fit mit B-Vitaminen

Zu den unentbehrlichen Vitalstoffen gegen „Altersabbau" gehören B-Vitamine. Sie sind bei „schlechtem Sehen" (Makuladegeneration, siehe S. 180), Knochenbrüchen und „Knochenschwund" (Osteoporose, Frakturen, siehe S. 183), „Arterienverkalkung" (Arteriosklerose, siehe S. 144) und „Vergesslichkeit" (Demenz, siehe S. 154, und Depression, siehe S. 170) wirksam. Lassen Sie Ihren Homocysteinspiegel bestimmen. Supplementieren Sie B-Vitamine falls nötig.

• An einer Studie waren 900 gestresste/depressive Senioren beteiligt. Sie nahmen regelmäßig Vitamin B12 und Folsäure ein und profitierten nach zwei Jahren von ausgezeichneter geistiger Frische. [Walker 2012]

Das Etikett »altersbedingt« wird von Ärzten oder Angehörigen gerne dann aus dem Ärmel gezogen, wenn sie ratlos sind: Resignation, Verdrängung und Verunsicherung.

• 96 ältere Menschen mit kognitiven Einbußen und Depression wurden acht Wochen mit Folsäure behandelt. B-Vitamine waren vergleichbar wirksam wie das Antidepressivum Trazodon. [Passeri 1993]

• Eine Studie untersuchte die Wirksamkeit von Vitamin-B-Injektionen bei 1430 67-Jährigen mit typischen „Alterskrankheiten“: Diabetes, KHK, Bluthochdruck u. a. plus Antriebsschwäche, Mattigkeit, Erschöpfung und Depression. Die Senioren waren hochzufrieden mit der Vitaminkur und genossen die neue Lust am Leben. [Engels 2007]

Vielleicht doch Old-School-Therapie: eine Vitamin-B-Spritzenkur?

Zwischenrufe!

In Deutschland steigt der Anteil der über 60-Jährigen von 22 Prozent im Jahr 2000 auf schätzungsweise 38 Prozent der Bevölkerung im Jahr 2030 an. 2050 ist fast die Hälfte über 60.

• *„Fitte Alte“ – gut oder schlecht? Fitte Rentner leben länger und kommen Rentenkassen teuer zu stehen. Man möchte gesundheitsbewusste Senioren haben, aber gleichzeitig nicht auf Millionen ältere „Kunden“ von Arztpraxen und Kliniken verzichten. Wer zahlt? Richtig: die nächste Generation.*

• *„Demenzepidemie“ – „Wir werden immer älter und immer kränker“ – gut oder schlecht? Die Pflege-Industrie boomt. Vitaminmangel trägt dazu bei, dass die Heime gut gefüllt bleiben.*

• *Demenz-Vorbeugung? – Also doch: Weniger Erkrankungen in westlichen Industriestaaten, das belegt eine Metaanalyse. [Roehr 2018] Menschen, die heute 85 Jahre alt sind, erkranken seltener an Demenz als die gleichaltrige Vorgeneration. Die verringerten Neuerkrankungen an Demenz zeigen vor allem: Das Risiko, an Demenz zu erkranken, ist beeinflussbar und Vorbeugung ist möglich.*

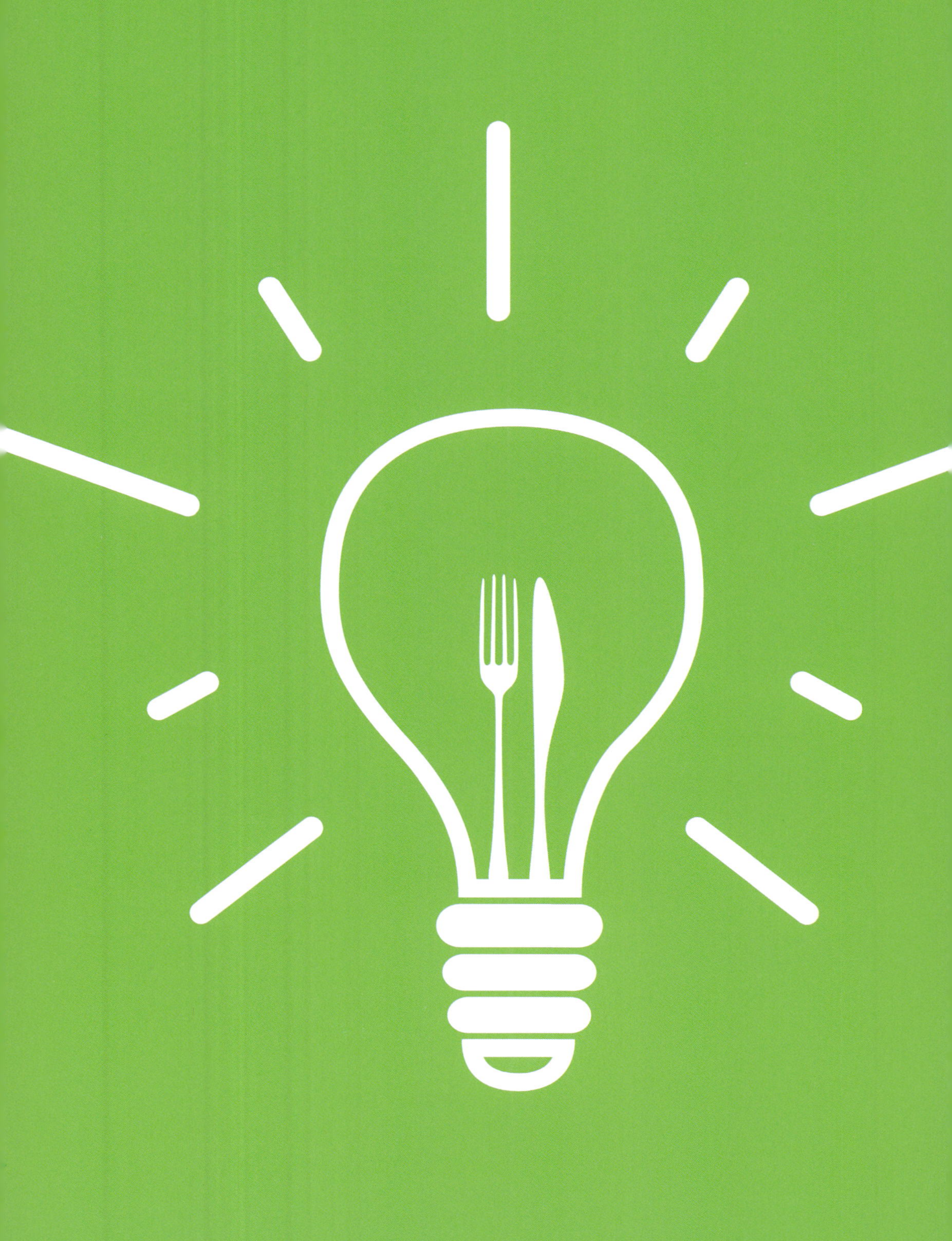

HOMOCYSTEIN-PROTOKOLL

Der moderne Lebensstil bringt so manche Gefahren mit sich. Bestimmte Faktoren belasten die B-Vitaminversorgung besonders, beispielsweise Rauchen. Auch passionierte Kaffeetrinker haben einen erhöhten Bedarf, ebenso die Anhänger des exzessiven Alkoholgenusses. Andere Faktoren wie Übergewicht, Bluthochdruck und hohe Cholesterinwerte verursachen Zellstress und gefährden zusammen mit hohen Homocysteinwerten die Gesundheit von Herz, Hirn und Gefäßen.

Zum gesunden Lebensstil gehören die gesunde Ernährung, Bewegung und ein ausgeglichenes Gemüt. In jedem Fall sollten Sie Ihren B12-Status kennen und auf eine ausreichende Vitalstoffversorgung achten.

Das Homocystein-Protokoll setzt auf gesunde Ernährung, B-Vitamin-Supplementierung, Stressabbau und Bewegung zur Vorbeugung von Arteriosklerose – Do-it-yourself für jedermann.

Homocystein-Protokoll

- Homocysteinspiegel im Blut (siehe S. 85)
- Gesunde Ernährung: B-Vitamine, Betain, Cholin
- Supplementierung: Vitamin B12, B6 und Folsäure
- Lebensstil: Stressabbau, Bewegung, Entspannung
- Homocysteinkontrolle nach 6 Wochen

Do-It-Yourself: Arteriosklerose vorbeugen

Was die Homocystein-Theorie der Arteriosklerose besonders attraktiv macht, ist ihre einfache Botschaft: Allzu viel Homocystein im Blut ist Gift für Herz und Hirn. Je höher der Homocysteinspiegel, desto größer das

Risiko. Um das Protokoll in die Praxis umzusetzen, brauchen Sie keinen Mediziner. Das übernehmen Sie selbst. Obwohl der Methionin-Homocystein-Stoffwechsel kompliziert erscheinen mag, ist auch für Laien nachvollziehbar, dass hohe Homocysteinspiegel im Blut schlecht für die Gesundheit sind.

Der zweite Aspekt betrifft B-Vitamine: Die Homocysteinspiegel im Blut werden durch die Vitamine B12, B6 und Folsäure beeinflusst. Wer diese Vitamine mit der Nahrung über Monate und Jahre optimal aufnimmt, schützt sich nachhaltig vor Arteriosklerose.

Dass ein gesunder Lebensstil plus Supplement (B-Vitamine) den Homocysteinspiegel und damit verbundene Risiken positiv beeinflusst, zeigte die norwegische Hordaland-Homocystein-Studie mit knapp 12 000 Teilnehmern (40–67 Jahre). Diejenigen, die gesundheitsbewusst lebten, profitierten von guten Homocysteinwerten und der damit verbundenen Risikominderung. [Nygård 1998]

- Männer, die regelmäßig trainieren, verbessern ihren Homocysteinspiegel (minus 1 µmol/l), verglichen mit „Sofakartoffeln".
- Wer reichlich Früchte und Gemüse sowie zusätzlich Supplemente konsumiert, senkt den Homocysteinspiegel (minus 0,8–1,4 µmol/l).
- Wer Arteriosklerose vorbeugen möchte, achtet auf Homocysteinspiegel im Bereich von 8 bis 10 µmol/l.
- Gene, Lebensalter und Geschlecht sind unbeeinflussbare Risikofaktoren, die unterschiedlich stark zur Geltung kommen. Deshalb ist der individuell nötige Bedarf an B-Vitaminen variabel.
- Männer sind für Herzkrankheiten und Arteriosklerose früher anfällig als Frauen. Nach den Wechseljahren erreicht ihr Risiko aber fast das Niveau der Männer. Im Alter von 65 bis 67 Jahren haben Männer im Schnitt 12,5 µmol/l und Frauen 10,5 µmol/l Homocystein im Blut.

Wer nachhaltig Arteriosklerose vorbeugen möchte, konzentriert sich auf beeinflussbare Risikofaktoren: optimale Ernährung, B-Vitaminsupplemente, viel Bewegung, Vermeidung von Tabak, Alkohol und Drogen. Denken Sie daran, dass Arteriosklerose bereits im frühen Erwachsenalter beginnt und sich unbemerkt über Jahre und Jahrzehnte entwickelt.

Gesunde Ernährung

Die gesündeste Ernährung besteht aus frischem Gemüse und frischen Früchten, Vollkorngetreide und Hülsenfrüchten – am besten aus ökologischem Anbau. Ab und zu Fleisch oder Fisch bes-

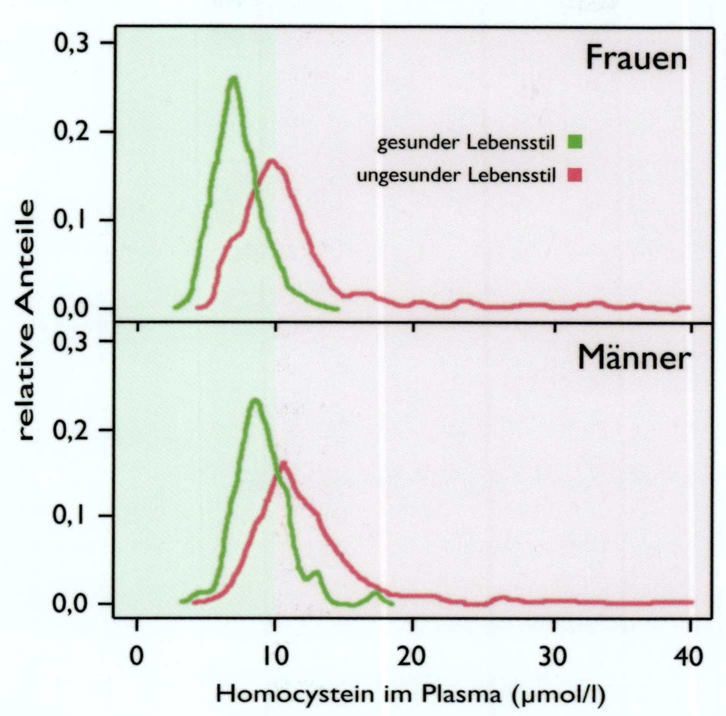

Gesunder Lebensstil und Homocystein

Studienteilnehmer (123 Frauen, 56 Männer) profitierten vom gesunden Lebensstil (Nichtraucher, < 1 Tasse Kaffee pro Tag, Folsäure-Supplement). Ihre Homocysteinwerte verschoben sich in den (grünen) Bereich, im Vergleich zum ungesunden Lebensstil (Raucher, Kaffeetrinker, kein Supplement; 153 Frauen, 356 Männer). [Nygård 1998]

ter Qualität und Milchprodukte gehören auch dazu. Bevorzugen Sie hochwertige Fette und Öle. Vermeiden Sie Zucker, zu viel Salz und Alkohol. Wer sich daran hält, ist mit B-Vitaminen versorgt, die vor Arteriosklerose schützen.

B-Vitamine in der Nahrung

Die Realität sieht anders aus. Die empfohlene B-Vitaminzufuhr aus der Nahrung wird meist nicht erreicht. Vorbeugung allein über die Ernährung scheint kaum möglich.

- Eine Studie zeigte, dass die erhöhte tägliche B12-Zufuhr über die Nahrung den B12-Status durchaus günstig beeinflusst. [van Asselt 1998]
- Bei mehr als einem Drittel von über 60-Jährigen sowie bei Vegetariern und Veganern kann in der Regel B12-Mangel ausschließlich über die Ernährung nicht ausgeglichen werden.
- Eine Studie mit dänischen Frauen nach den Wechseljahren ergab, dass 4 bis 6 µg Vitamin B12 pro Tag nötig sind, um normale Konzentrationen von Holo-TC und MMA aufrechtzuerhalten. [Bor 2006]
- Bei älteren Menschen ist die B12-Supplementierung die beste Strategie zum Schutz vor Mangelzuständen.
- Jüngere Menschen (< 60 Jahre) erreichen nur über Nahrungsmittel kaum die empfohlene B12-Mindestmenge. Durch Supplementierung wurden in einer Studie bei 20 Männern die anfangs hohen Homocysteinspiegel abgesenkt. Dann wurde B-vitaminreiche Kost verabreicht. Die Teilnehmer nahmen höchstens 3 µg Vitamin B12 pro Tag auf. Ihre Homocysteinspiegel waren nach 18 Wochen wieder so hoch wie zuvor. [Ubbink 1993]
- Die Folsäurezufuhr bei Normalkost trägt bei Erwachsenen nicht zur ausreichenden Versorgung bei und beeinflusst den B12-Status, gemessen am Homocysteinspiegel im Blut, kaum. [Brouwer 1999]
- In einer Studie mit 304 Herzpatienten und 231 Kontrollpersonen hatte die Hälfte der Patienten Homocysteinspiegel über 14 µmol/l. Jeder zehnte Patient hatte zu niedrige B6-Werte. [Robinson 1995] Wird zu wenig Vitamin B6 mit der Nahrung aufgenommen und sind die B6-Blutspiegel niedrig, steigt der Homocysteinspiegel. [Selhub 1993]
- Bei geringer Vitamin-B6- und Folsäurezufuhr und niedrigen Blutspiegeln fand man bei Herzinfarktpatienten vergleichsweise hohe Homocysteinspiegel. [Verhoef 1996]
- Wie es mit der B12-Versorgung bei Jugendlichen aussieht, die sich auf unterschiedliche Art ernährten, zeigte eine Studie. Bei allen Teilnehmern war keine Supplementierung durchgeführt worden. Allesesser (Omnivoren) hatten mehr Vitamin B12 im Blut und bessere Homocysteinwerte als Veganer. [Herrmann 2003a]

Wer den „offiziellen“ Empfehlungen für B-Vitamine folgt, wird Experten zufolge nicht von Vorbeugungswirkungen profitieren.

Vitamin B12 Die derzeitige Empfehlung von 2,4 µg Vitamin B12 pro Tag via Nahrungsmittel gilt als zu niedrig angesetzt. Im wirklichen Leben erreichen die meisten Menschen 5 bis 10 µg Vitamin B12 pro Tag durch Nahrungsmittel tierischen Ursprungs. Um hohe Homocysteinspiegel abzusenken, ist eine B12-Supplementierung die bessere Lösung.

Vitamin B6 3 bis 3,5 mg Vitamin B6 pro Tag gelten als gute Versorgung. Zur Vorbeugung von Arteriosklerose hat man eine tägliche Zufuhr von 4 bis 4,3 mg Vitamin B6 pro Tag errechnet. [Rinehart 1956] Manche Experten betrachten 25 mg Vitamin B6 pro Tag als optimal. [Braly 2003]

Folsäure Meist kommt viel zu wenig Folsäure aus Nahrungsmitteln im Blut an. 300 bis 400 µg Folsäure pro Tag sollten es mindestens sein. Experten befürworten bis zu 2400 µg Folsäure pro Tag. [Braly 2003] Synthetische Folsäure wird deutlich besser aufgenommen.

B-Vitamine: Allesesser – Vegetarier – Veganer

Vergleicht man den B-Vitaminstatus von Jugendlichen bei unterschiedlichen Ernährungsgewohnheiten, zeigt sich, dass Vegetarier und Veganer nur über Nahrungsmittel nicht genügend Vitamin B12 aufnehmen und oft erhöhte Homocysteinspiegel haben.
Die Versorgung von Vegetariern und Veganern mit anderen B-Vitaminen, wie z. B. Folsäure, ist vergleichsweise gut.

Parameter	Allesesser (Omnivoren)	Lacto-Vegetarier Lacto-Ovo-Vegetarier	Veganer
Vitamin B6	12,9 nmol/l	12,3 nmol/l	12,3 nmol/l
Folsäure	21,8 nmol/l	**27,7** nmol/l	**34,3** nmol/l
Vitamin B12	287 pmol/l	**179** pmol/l	**126** pmol/l
Homocystein	8,8 µmol/l	**10,9** µmol/l	**14,3** µmol/l
Homocystein > 10 µmol/l	16 %	**38** %	**67** %

Statistisch **signifikant** [Herrmann 2003a]

Nahrungsmittel von A bis Z: B12, B6 und Folsäure

Nahrungsmittel	Vitamin B12 (µg)	Vitamin B6 (mg)	Folsäure (µg)
Apfel (mittelgroß)	0	0,20	5
Austern, roh (6)	18	0,05	48
Avocado (Hälfte)	0	0,15	18
Bäckerhefe (1 Päckchen)	0	0,20	130
Banane (mittelgroß)	0	0,51	20
Bier (Pils, hell)	0	0,062	6
Bier (Weizen)	0	0,04	4
Bitterschokolade	0.7	0,187	24
Blumenkohl (1 Tasse)	0	0,32	76
Blumenkohl (gekocht)	0	0,129	26
Bohnen, grün	0	0,80	24
Bohnen, weiß	0	0,56	40
Brokkoli (1 großer Strunk)	0	0,27	76
Camembert	0,5	0,09	–
Cheddarkäse	0,6	0,05	11
Ei (1 großes)	1	0,06	11
Ei (gekocht)	1,5	0,062	59
Eigelb (2 mittelgroße Eier)	3	0,16	12
Eiweiß (3 mittelgroße Eier)	0,5	0,01	1
Erbsen (getrocknet/gekocht)	0	0,031	31
Erbsen (gedünstet)	0	0,146	105
Erdbeeren (6 mittelgroß)	0	0,04	4
Erdnüsse	0	0,44	170
Grapefruit (1/2)	0	0,07	12
Grünkohl (4 große Blätter)	0	0,33	49
Gurke (mittelgroß)	0	0,30	3
Haferbrei (1/2 Tasse)	0	0,06	22
Haferflocken	0	0,16	85
Hartkäse (50 % i.d.Tr.)	2,0	0,13	10
Hering (TK)	11,0	0,3	8
Hering (geräuchert)	9,8	0,234	8
Huhn, dunkles Fleisch	0,5	0,39	14

Nahrungsmittel	Vitamin B12 (µg)	Vitamin B6 (mg)	Folsäure (µg)
Huhn, helles Fleisch	0,5	0,82	18
Hüttenkäse	1,0	0,04	12
Joghurt (1,5 % Fett)	0,4	0,044	13
Kartoffel (1 große)	0	0,30	31
Kirschen (10 große)	0	0,06	3
Kopfsalat (4 große Blätter)	0	0,06	24
Kopfsalat (Essig und Öl)	0	0,046	30
Kürbis (groß)	0	0,08	11
Lachsfilet, frisch	19	0,84	20
Lamm, mager	2,5	0,33	6
Leber, vom Rind	9,6	1,00	174
Limabohnen	0	0,58	37
Linsen (1/2 Tasse)	0	0,60	23
Mais (1 EL)	0	0,16	19
Mandeln (20 mittelgroß)	0	0,30	14
Melone (1/4)	0	0,10	50
Milch von der Kuh (1 Tasse)	0,7	0,07	4
Milch (1,5 % Fett UHT)	0,4	0,046	5
Mischbrot (Graubrot)	0	0,082	27
Möhre (groß)	0	0,15	18
Muttermilch (1 Tasse)	0,7	0,02	9
Orange (1 mittelgroß)	0	0,07	29
Pfeffer (grün, groß)	0	0,16	2
Pfirsich (1 mittelgroß)	0	0,02	2
Pflaume (1 mittelgroß)	0	0,04	2
Quark (30 % Fett)	0,9	0,06	28
Reis, braun (1 Tasse)	0	0,83	36
Reis, weiß (1 Tasse)	0	0,26	9
Rindfleisch, mager	1,7	0,52	8
Rinderleber (gebraten)	50	0,63	520
Rindersteak (gebraten)	5,5	0,183	3
Roggenvollkornbrot	0	0,15	14
Rosenkohl (10 mittelgroß)	0	0,32	17

Nahrungsmittel	Vitamin B12 (µg)	Vitamin B6 (mg)	Folsäure (µg)
Rüben (mittelgroß)	0	0,03	27
Schweinefleisch	3,2	0,54	14
Schweineschnitzel (gebraten)	1,1	0,38	9
Sauerkraut (roh)	1,8	0,21	31
Seelachs (frittiert)	1,8	0,191	5
Sellerie (1/2 Tasse)	0	0,04	7
Sirup (1 EL)	0	0,06	3
Spargel (8 Dose)	0	0,36	10
Spargel (8 frisch)	0	0,90	38
Spinat (4 große Blätter)	0	0,28	33
Spinat (gedünstet)	0	0,20	94
Süßkartoffeln (1 mittelgroß)	0	0,22	19
Tintenfisch (TK, frittiert)	5,7	0,423	11
Tomaten (2 mittelgroß)	0	0,10	6
Tunfisch (Dose)	7	0,51	7
Tunfisch, Filet (frisch)	16	1,08	7
Vollkornbrot (2 Scheiben)	0	0,11	32
Walnüsse	0	0,6	73
Wein (weiß, rot)	0	0,02	7
Weintrauben (12 mittelgroß)	0	0,05	2
Weißbrot (2 Scheiben)	0	0,02	21
Weißkraut (1 Tasse)	0	0,22	42
Weizenmehl, Vollkorn (30 g)	0	0,10	11
Weizenmehl, weiß (30 g)	0	0,02	2
Weizenkeime	0	0,49	300
Weizenvollkornbrot	0	0,79	29
Zitrone (1 klein)	0	0,01	1
Zucchini (geschmort)	0	0,118	7
Zwiebeln (2 mittelgroß)	0	0,08	10

Eiweiß (Protein)

Homocystein wird ausschließlich aus Methionin gebildet, eine der 20 essenziellen Aminosäuren. Da alle Proteine Methionin enthalten, ist bei gesunder gemischter Kost kein Mangel zu erwarten. Anders sieht es in Ländern aus, wo wenig Nahrungsprotein konsumiert wird und deshalb die gesunde Entwicklung von Kindern gefährdet ist.

Der tägliche Proteinbedarf wird mit ca. 60 g für Männer und 50 g für Frauen angegeben. Die Position der Deutschen Gesellschaft für Ernährung (DGE 2017): „Diese Menge kann über den Verzehr proteinreicher Lebensmittel erreicht werden. Dazu zählen bei den pflanzlichen Lebensmitteln vor allem Hülsenfrüchte wie Soja, Linsen und Erbsen. Proteinreiche tierische Lebensmittel wie Fleisch, Fisch, Milchprodukte und Eier ergänzen die Zufuhr." Eine zu optimistische Darstellung, die den massenhaften Konsum tierischer Produkte ausblendet.

Tierische Nahrungsmittel wie Fleisch, Eier, Milch und Käse enthalten mehr Protein als pflanzliche Nahrungsmittel, aber kaum Ballaststoffe. Zudem enthält tierisches Protein die dreifache Menge Methionin im Vergleich zu pflanzlichem Eiweiß. Deshalb nehmen Vegetarier weniger Methionin auf als Allesesser.

Es gibt viele pflanzliche Nahrungsmittel, die hohe Anteile an hochwertigem Protein enthalten. Damit kann man sich mit gesundem Eiweiß versorgen: Hülsenfrüchte (alle Bohnen, Sojabohnen, Erbsen, Linsen), Samen (Leinsamen, Hanfsamen, Sesam, Sonnenblumenkerne), Getreide (Weizen, Emmer, Roggen, Hafer, Gerste, Reis), Pseudogetreide (Amaranth, Quinoa,

Schätzwerte der täglichen Aufnahme

Nahrungsmittel	Vitamin B12 (µg)	Vitamin B6 (mg)	Folsäure (µg)
Erwachsene	9	1,1–1,3	194–357
Ältere Menschen	4,5	1,3–1,6	174–220
Optimalwerte	5–15	3,0–3,6	350–400

[McCully 1999, Braly 2003, Till 2003]

Buchweizen, Wildreis), Nüsse und Gemüse (Brokkoli, Grünkohl).

Die Tabellen Eiweiß (Protein) in Nahrungsmitteln (siehe S. 201/202) und Vitamin B12, B6 und Folsäure in Nahrungsmitteln (siehe S. 196–198) informieren über den Vitamingehalt, die Qualität proteinhaltiger Nahrungsmittel sowie Portionsgrößen.

Wer viel Fleisch isst und zu wenig Vitamin B6 aufnimmt, dessen Homocysteinspiegel wird nach der Mahlzeit einige Stunden lang gefährlich hoch sein.

In den meisten pflanzlichen Nahrungsmitteln stecken größere Mengen Vitamin B6 und Folsäure (kein Vitamin B12), was die Umwandlung von Methionin in Homocystein begrenzt. Daraus ergibt sich, dass bei bevorzugter Ernährung mit tierischen Proteinen auch reichlich Vitamin B6 und Folsäure im Nahrungsangebot vorhanden sein müssen, um die Homocysteinproduktion zu drosseln. Das wird häufig vergessen.

Um optimale Schutzeffekte vor Arteriosklerose zu erzielen und eine exzessive Umwandlung von Methionin in Homocystein zu verhindern, müssen ausreichend Vitamin B6 und Folsäure über die Nahrung zugeführt werden.

Wie wichtig Vitamin B6 und Folsäure sind, um Homocysteinwerte in Schach zu halten, zeigte eine tierexperimentelle Studie. Bei Vitamindefiziten kann der Homocysteinspiegel im Blut innerhalb einer Stunde dramatisch ansteigen und fünf Stunden lang hoch bleiben. [Miller 1994]

Das heißt, wer viel Fleisch isst und zu wenig Vitamin B6 aufnimmt, dessen Homocysteinspiegel wird nach der Mahlzeit einige Stunden lang gefährlich hoch sein. Anschließend wird überschüssiges Homocystein durch ein Folsäure-/B12-abhängiges Enzym wieder in Methionin verwandelt.

- Fischmahlzeiten (Kaltwasser- und ölreiche Fische) sind im Prinzip empfehlenswert. [Lind 2017b] Fische enthalten hochwertiges Protein, essenzielle Omega-3-Fettsäuren, die Aminosäure Taurin und Spurenelemente (z. B. Selen). Allerdings sind Speisefische zunehmend mit Schwermetallen, Antibiotika, Hormonen und Mikroplastik belastet. Wenn Sie Fisch essen möchten, dann in kleinen Mengen und nur einmal pro Woche. Achten Sie auf die Qualität und Herkunft beim Einkauf von Fisch. Fisch- und Fettverzehr tragen zur Absenkung der Plasmaspiegel von SAH (S-Adenosylhomocystein) bei – das bedeutet niedrigere Homocysteinspiegel. Fischprotein selbst beeinflusst offenbar den Homocysteinspiegel nicht. [Nenseter 2000]

• Sojaprotein ist empfehlenswert, aber nicht im Übermaß. Der Vergleich von Sojaprotein und magerem Fleisch bei Menschen mit hohem Risiko für Herzkrankheiten ergab, dass Tofu, Tempeh, Miso & Co. Homocystein im Blut absenken können. [Jenkins 2002] Eine norwegische Studie untersuchte die Wirkung von 30 g oder 50 g Sojaprotein täglich 16 Wochen lang bei Probanden mit hohen Cholesterinwerten. Ohne weitere Vorgaben oder Supplemente verringerten 30 g Sojaprotein den Homocysteinwert im Blut signifikant um 1 µmol/l. [Tonstad 2002]

Eiweiß (Protein): Nahrungsmittel von A bis Z

Nahrungsmittel	Protein-Kalorienanteil %	Portionsgröße für 20 g Protein	Proteinqualität
Bohnen	20	200 g	gut
Bohnen und Reis	15	125 g Trockengewicht	sehr gut
Brauner Reis	5	400 g Kochgewicht	sehr gut
Brokkoli	50	40 g	gut
Cashew-Nüsse	12	115 g	gut
Eier	34	115 g/2 mittelgroß	sehr gut
Erbsen (TK)	26	250 g	gut
Huhn	63	75 g/1 kleines Stück gebraten	sehr gut
Hüttenkäse	49	125 g	sehr gut
Joghurt (natur)	22	450 g	sehr gut
Kabeljau	60	35 g/1 sehr kleines Stück	sehr gut
Kichererbsen	22	115 g Kochgewicht	gut
Kürbissamen	21	75 g	gut

Eiweiß (Protein): Nahrungsmittel von A bis Z

Nahrungsmittel	Protein-Kalorienanteil %	Portionsgröße für 20 g Protein	Protein-qualität
Lachs	50	85 g/1 sehr kleines Stück	sehr gut
Linsen	28	85 g Kochgewicht	gut
Linsen und Reis	18	125 g Trockengewicht	sehr gut
Mais	4	500 g Kochgewicht	gut
Mandeln	13	115 g	gut
Quinoa	16	100 g Trockengewicht	sehr gut
Sardinen	49	49 g/1 Stück gebacken	sehr gut
Sonnenblumensamen	15	185 g	gut
Spinat	49	40 g	gut
Tofu	40	275 g	gut
Tunfisch (Dose)	61	85 g/1	sehr gut

[Braly 2003]

Kohlenhydrate und Fett

Vitamin B6 und Folsäure sind wasserlösliche Vitamine und unlöslich in Fett. Das heißt, je fettreicher das Essen ausfällt, desto weniger B6 und Folsäure sind verfügbar. Wenn die Hälfte der Energie (Kalorien) aus Fett bezogen wird, müssen Kohlenhydrate- und Eiweißprodukte den Bedarf an B6 und Folsäure decken. Dieses Verhältnis verbessert sich, wenn nur bis zu ein Drittel der Kalorien aus fettreichen Nahrungsmitteln kommen. Je höher der Fettanteil in der Ernährung, desto mehr Abstriche gibt es bei der B6-/Folsäure-Versorgung.

Kohlenhydrate kommen in Nahrungsmitteln als komplexe Stärke oder einfache Zucker vor. Stärke ist reichlich in Gemüse, Vollkornprodukten und Hülsenfrüchten enthalten – Nahrungsmittel, die viel B6 und Folsäure mitbringen. Tierische Nahrungsmittel enthalten weniger Kohlenhydrate als pflanzliche Kost. Fleisch, Leber und Eier liefern Vitamin B12, B6 und Folsäure, wenn sie bei der Zubereitung nicht zu stark denaturiert werden.

Für Zucker gilt: Je mehr Zucker im Nahrungsmittel, desto weniger Vitamin B6 und Folsäure stehen zur Verfügung. Das heißt, wer sich zuckerreich ernährt, muss mit B6-/Folsäuredefiziten rechnen – und hohen Homocysteinspiegeln.

Früchte und Gemüse

Mit Früchten und Gemüse kann man innerhalb von nur vier Wochen den Homocysteinspiegel im Blut um 10 Prozent absenken. In der Praxis sieht das so aus: [Broekmans 2000]

- Frühstück: eine Handvoll getrocknete Aprikosen, getrocknete Feigen oder frische Früchte (Apfel, Birne) mit Ihrem gewohnten Müsli/Joghurt.
- Vormittagssnack: ein Apfel, Apfelbrei, eine Birne, zwei Kiwis oder eine ganze Orange oder ein Glas frisch gepresster Frucht- oder Gemüsesaft.
- Mittag-/Abendessen: frisches oder gedünstetes Gemüse, ein Salat mit Olivenöl-Dressing.
- Dessert: eine Tasse frische Brombeeren, Blaubeeren, Erdbeeren, Johannisbeeren, Weintrauben und/oder ein Stück Melone.

Folsäurereiche Nahrungsmittel

Folsäure hat den größten Einfluss auf den Homocysteinspiegel und die Gesundheit. Nicht zuletzt deshalb hat man sich 1996 in den USA für die Folsäure-Anreicherung von Lebensmitteln entschieden (siehe S. 112). Um den Homocysteinspiegel deutlich unter 10 µmol/l zu bringen, müssen 400 bis 2400 µg Folsäure pro Tag verfügbar sein. Das erreichen Sie durch Folsäure-Supplementierung – für Schwangere ist sie sogar obligatorisch (siehe S. 221).

Gute Quellen für Folsäure sind Weizenkeime, Endiviensalat, Spinat, Romanasalat, Brokkoli, Erdnüsse, Bohnen, Samen und Orangensaft (siehe S. 105/106). Um etwa 400 µg Folsäure aufzunehmen, haben Sie beispielsweise folgende Optionen:

- Romana- und Endiviensalatblätter, eine halbe Avocado, eine Handvoll Sonnenblumensamen plus ein Glas frisch gepresster Orangensaft.

- Spinat- und Linsen- (oder Hirse)-Gericht plus Brokkoli und Pastinake.
- Fruchtsalat mit Papaya, Kiwi, Orange und Zuckermelone in frisch gepresstem Orangensaft, dazu eine Handvoll ungesalzene Erdnüsse oder eine Orange.
- Gericht mit Brokkoli, Spinat, Rosenkohl und eine Schale Misosuppe.

Wer es schafft, hält sich an die Vorgabe „5 am Tag“: fünf Handvoll frische Früchte und Gemüse pro Tag. Mit 300 µg Folsäure zusätzlich kann der Homocysteinspiegel um 9 Prozent abgesenkt werden. [Riddell 2000] Das klingt nach wenig, ist aber ausreichend, um das Risiko für Schlaganfall um 20 Prozent und für Herz-Kreislauf-Erkrankungen um 13 Prozent zu verringern. [Bazzano 2002]

Ballaststoffe

Der Sammelbegriff Ballaststoffe (Faserstoffe) betrifft Bestandteile pflanzlicher Herkunft. Es handelt sich um Kohlenhydrate, die für den Dünndarm unverdaulich sind. Deshalb werden sie nicht direkt verstoffwechselt. Allerdings fermentieren Bakterien im Dickdarm einen Großteil der Ballaststoffe. Dort verwandeln sie sich in kurzkettige Fettsäuren und sind dann verwertbar. Darüber hinaus haben unverdauliche Faserstoffe ein 100-faches Wasserbindungsvermögen. Sie können Giftstoffe unschädlich machen und Gallensalze binden. Ballaststoffe sind auch an der Aktivierung von Hormonen beteiligt. Pflanzliche Ballaststoffe sind reich an Vitaminen und Mineralstoffen – die bei der Zubereitung meist verloren gehen. Ein gutes Argument dafür, Rohkost in den Speiseplan einzubauen.

Da Ballaststoffe in Verbindung mit Wasser aufquellen, verstärken sie das Sättigungsgefühl und erhöhen das Stuhlvolumen im Darm. So entsteht Druck auf die Darmwände. Das regt die Darmbewegung (Peristaltik) an und verkürzt die Verweildauer des Stuhls im Darm. Schadstoffe werden rascher ausgeschieden.

Es gibt wasserlösliche Ballaststoffe wie Johannisbrotkernmehl, Guar, Pektine und Dextrine. Ein wasserununlöslicher Ballaststoff ist Zellulose, die in Obst und Gemüse vorkommt. Hemizellulosen sind im Getreide enthalten, Lignine in Obst und Getreide, Betaglucane in Getreide, Pektine in Obst, die Alginsäure in Braunalgen, Carrageen in Rotalgen, Agar-Agar in Braunalgen, Pflanzengummi in Johannisbrotkernmehl und Schleimstoffe in Leinsamen.

Ballaststoffe regulieren den Stuhlgang, senken den Cholesterinspiegel im Blut, schützen das Herz und sind vor allem für Diabetiker empfehlenswert.

Manche Ballaststoffe binden und entsorgen krebserregende Stoffe. Andere binden primäre Gallensäuren, die in krebserregende sekundäre Gallensäuren umgewandelt werden können, oder sind an der Entstehung von Buttersäure während der Verdauung beteiligt. Buttersäure hemmt das Wachstum von Krebszellen. Ballaststoffreiche, pflanzliche Ernährung ist sehr gesund und empfehlenswert: mindestens 25 bis 30 Gramm pro Tag.

Ballaststoffe: Nahrungsmittel

Ballaststoff	Nahrungsmittel
Zellulose	Getreide, Obst, Gemüse
Hemizellulose	Vollkorngetreide, Gerste, Hülsenfrüchte
Lignin	Obstkerne, Gemüse (grüne Bohnen), Getreide
Pektin	Obst, Gemüse (z. B. Äpfel, Quitten)
Alginate	Algen (Agar-Agar, Carrageen)
Inulin	Chicorée, Schwarzwurzel, Topinambur, Zutat der Lebensmittelherstellung (z. B. Joghurt)

Ungesättigte Fettsäuren

Ungesättigte Fettsäuren sind Bestandteile von Zellmembranen (siehe S. 53). Sie sind auch für Botenstoffe erforderlich, die den Blutdruck, Entzündungsprozesse, die Blutgerinnung und den Fettstoffwechsel regulieren. Die Vitamine A, D, E und K werden ausschließlich in Verbindung mit Fett aufgenommen.

• Tierexperimentell waren ungesättigte Fettsäuren in Pflanzenölen (z. B. Maisöl) vorbeugend gegen den Anstieg der Homocysteinspiegel und Arteriosklerose wirksam. [McCully 1990]

• Ungesättigte Fettsäuren senkten die Homocysteinspiegel von Männern mit hohen Cholesterinwerten ab. [Olszewski 1993]

Einfach ungesättigte Fettsäuren können im Körper selbst hergestellt werden. Wer statt Fleisch und Milchprodukten einfach ungesättigte Fettsäuren in Oliven- und Rapsöl bevorzugt, lebt besonders gesund und profitiert zusätzlich von antioxidativem Vitamin E.

Mehrfach ungesättigte Fettsäuren Es handelt sich um Omega-3-Fettsäuren wie Alpha-Linolensäure und um Omega-6-Fettsäuren, wie Linolsäure. Beide sind essenzielle Fettsäuren, die aus der Nahrung kommen müssen. Sie helfen bei der Bekämpfung von Giftstoffen, Bakterien, Viren, krebserregenden und allergenen Stoffen und schützen Körperzellen.

• Omega-3-Fettsäuren gelten als gutes Mittel, um Herzinfarkt und Schlaganfall vorzubeugen. Die Omega-3-Fettsäuren Eicosapentaensäure (EPA) und Docosahexaensäure (DHA) finden sich vor allem in fettreichen Meeresfischen wie Makrelen, Thunfisch, Lachs und Hering. Lachs enthält etwa 30 bis 35 Prozent Omega-3-Fettsäuren. Langkettige Omega-3-Fettsäuren sind zur Energieversorgung des Auges und des Gehirns nötig.

• Omega-6-Fettsäuren sind in Borretsch- und Nachtkerzenöl, in Sonnenblumen-, Distel- und Maisöl enthalten, in geringer Menge auch in Fleisch und Milchprodukten.

Gesunde Zubereitung

Die Mittelmeerküche macht es vor: Olivenöl, frisches Gemüse, frische Kräuter, frischer Fisch, dazu Kartoffeln oder Pasta und frisches Obst als Nachspeise. Meist brauchen Gemüse und Fisch nur wenige Minuten Garzeit.

• Bei Salaten und Obst ist die Sache klar: Frisch und roh schmeckt am besten und ist am gesündesten. Da Glucosinolate in Kohlgewächsen hitzeempfindlich sind, kann man Rot- oder Weißkohl zur Abwechslung auch roh genießen. Auberginen, und Bohnen eignen sich nicht als Rohkost.

• Für getrocknete Hülsenfrüchte gilt: vor dem Garen einweichen. Giftige Lektine werden durch Erhitzen zerstört. Das Einweichwasser schütten Sie weg und spülen die Hülsenfrüchte vor dem Kochen ab. Durch Zugabe von Knoblauch, Kümmel oder Ingwer verlieren Hülsenfrüchte ihre blähenden Eigenschaften.

• Sulfidhaltige Lebensmittel wie Knoblauch, Zwiebeln, Schalotten oder Frühlingszwiebeln sind gesünder, wenn man sie roh isst.

Herrscht Betain- und/oder Cholin-Unterversorgung und gleichzeitig Mangel an einem oder mehreren B-Vitaminen, kann der Homocysteinspiegel dramatisch ansteigen.

Die beste Nährstoffversorgung gelingt mit Rohkost (Ausnahme: Karotten). Oft sinkt der Nährwert, wenn Gemüse erhitzt wird. Wer bei der Zubereitung achtsam ist, Gemüse so kurz wie möglich dämpft oder in Öl anbrät, profitiert noch vom Nährwert. Empfehlenswert ist auch die Zubereitung im nicht zu heißen Wok. Schneiden Sie Ihr Gemüse vor der Zubereitung in nicht zu kleine Stücke. Die Garflüssigkeit eignet sich gut für Saucen oder Suppen. Fast immer reichen drei (bis fünf) Minuten vollkommen aus, um bissfest und nährstoffschonend zu garen.

Betain und Cholin

Betain und Cholin sind vitaminähnliche Nährstoffe. Sie sind in den Methionin-Homocystein-Stoffwechsel involviert, allerdings ohne Beteiligung der drei B-Vitamine. Die Cholin- und Betainzufuhr mit der Nahrung steht in umgekehrter Beziehung zum Homocysteinspiegel. Das heißt: Je weniger Betain und Cholin verfügbar sind und je mangelhafter die Folsäureversorgung ist, desto stärker steigt der Homocysteinspiegel.

- Herrscht Betain- und/oder Cholin-Unterversorgung und gleichzeitig Mangel an einem oder mehreren B-Vitaminen, kann der Homocysteinspiegel dramatisch ansteigen. [Till 2013]

Konservierung?

- Viele Gemüse- und Obstsorten können ohne nennenswerte Nährstoffverluste eingefroren werden.
- Blanchieren Sie das Gemüse, bevor Sie es einfrieren.
- Das Gefriergut wird in Plastikbehältern oder Kunststoffbeuteln gut verpackt, luftdicht verschlossen und bei mindestens –25 °C tiefgefroren, in Portionen von 300 bis 500, maximal 1000 g.
- Trocknen bis maximal 42 °C erhält Rohkostqualität und ist für bestimmte Lebensmittel sehr empfehlenswert. So bleiben die Vitamine erhalten.

- Cholin und Betain könnten für die Vorbeugung von Arteriosklerose bedeutsam sein, da die Homocysteinspiegel günstig beeinflusst werden. Zwei große Studien zeigten, dass cholinreiche Ernährung zur Absenkung der Homocysteinwerte führt. [Cho 2006, Chiuve 2007]

Betain: Methylgruppenlieferant

Betain (eine organische Base) ist stark wasserlöslich und fällt bei der Zuckerproduktion aus Rüben an. Es wird mit der Nahrung aufgenommen oder aus Cholin (in Nahrungsmitteln) in Betain umgewandelt. Es ist in Getreide (Weizen), in Rüben (z. B. Rote Bete), Spinat und Mangold enthalten. Man schätzt, dass der Tagesbedarf bei mindestens 100 bis 300 (maximal 2000) mg liegt. Da Betain wasserlöslich ist, geht es beim Kochen fast vollständig verloren. Bei Ofenerhitzung bleibt es stabil.

Betain ist ein wichtiger Faktor im Getriebe des Methionin-Homocystein-Stoffwechsels: Methylgruppenlieferant für die Umwandlung von Homocystein in Methionin (Remethylierung, siehe S. 81). Homocystein kann ohne B-Vitamine über das Enzym BHMT (Betain-Homocystein-Methyltransferase) remethyliert werden. Der Methylgruppenlieferant ist Betain, dessen Vorläufer Cholin, das aus Lecithin (Phosphatidylcholin) entsteht.

Betain ist auch für die gesunde Ewntwicklung des ungeborenen Kindes in der Schwangerschaft von Bedeutung. Ob eine Supplementierung sinnvoll sein könnte, ist unklar. [Lever 2011] Ein Kenner der Materie bemerkt: „Bei Gesunden kann mit Betain eine signifikante Homocysteinsenkung erreicht werden." [Stanger 2004]

Cholin: Membranfaktor

Der wasserlösliche Nährstoff Cholin gehört zum Umfeld der B-Vitamine. Cholin (Phosphatidylcholin) ist für die Struktur und Ausstattung der Zellmembran von größter Bedeutung. Es kann in der Leber auch selbst hergestellt werden. Die besten Cholinquellen in der Nahrung sind Leber und Eier. Die tägliche Cholinzufuhr mit der Nahrung wird mit 300 bis 1000 mg angegeben.

Nach der Umwandlung in Betain steuert Cholin Methylgruppen bei, wird für den Transport von Fettstoffen der Leber sowie für die normale

Betain: Nahrungsmittel

Nahrungsmittel	Betain [mg/100 g]
Quinoa	630
Rote Bete	220
Roggen	150
Spinat	100
Bulgur	85
Amaranth	70
Süßkartoffel	35
Currypulver	30
Hühnerleber	17
Basilikum	16
Steinpilze	11
Oregano	10
Kurkuma	10
Pfeffer	9
Schweinefleisch	3
Erdnussbutter	1

Cholin: Nahrungsmittel

Nahrungsmittel	Cholin [mg/100 g]
Rinderleber	418,2
Hühnerei	293,8
Hering	179,4
Weizenkeime	152,1
Kabeljau	83,6
Rindfleisch	79,3
Kürbiskerne	63,1
Weizen (Vollkorn)	61,4
Erdnüsse	52,4
Sonnenblumenkerne	55,0
Brokkoli	40,1
Artischocke	34,4
Haferflocken	32,2

Cholin: Nahrungsmittel

Nahrungsmittel	Cholin [mg/100 g]
Tofu	27,4
Sesam	25,0
Mais	24,2
Butter	18,8
Hüttenkäse	18,4
Pilze	16,9
Vollmilch	14,3
Avocado	14,2
Banane	9,8
Zucchini	9,4
Kirsche	6,0

Muskelfunktion gebraucht. Es ist auch für die gesunde Entwicklung des Gehirns beim ungeborenen Kind unbedingt nötig. [Mudd 2016]

• Cholinmangel wird mit Muskelschäden in Verbindung gebracht. Er kann Fettleber und Leberversagen verursachen. [Stanger 2004]

• Höchstwahrscheinlich kommt es bei Cholinmangel zu hohen Homocysteinspiegeln im Blut, wenn methioninreich (viel Fleisch) gegessen wird.
• Cholinmangel bei schwangeren Frauen könnte zu kognitiven Einbußen beim Nachwuchs beitragen. [Teng 2011]

Supplementierung

Angesichts der Menge an Hinweisen auf die Bedeutung von Homocystein, ist die B-Vitamin-Supplementierung, zugeschnitten auf Ihr persönliches Risiko, eine wesentliche Komponente des Homocystein-Protokolls. Konsequente Supplementierung gehört zum gesunden Lebensstil – spätestens ab dem 50. Lebensjahr. Am häufigsten kommen B-Kombipräparate in Frage (Vitamin B12, B6 und Folsäure).

Supplementkombination: Vitamin B12, B6 und Folsäure

Gut und schön, wenn Sie sich gesund ernähren und Ihre Fitness verbessern. Reicht das, um aus der Risikozone zu kommen? Antwort: wahrscheinlich nicht. Die bessere Idee ist eine Supplementierung mit den wichtigsten B-Vitaminen: B12, B6 und Folsäure. Sie können dann damit rechnen, dass Ihr Homocysteinwert bestmöglich im optimalen Bereich gehalten wird.

Immerhin könnte es sein, dass Sie einer von zehn Europäern sind, die die Genvariante des MTHFR-Enzyms in sich tragen (siehe S. 82). Die Supplementierung mit B-Vitaminen ist dann definitiv ratsam, um Herz-Kreislauf-Erkrankungen vorzubeugen.

Die Nahrungsergänzung mit Vitamin B12, B6 und Folsäure zielt auf zwei wichtige Stoffwechselprozesse der Zelle ab: den Methionin-Homocystein-Stoffwechsel und die Energiegewinnung in Mitochondrien.

Auf der Grundlage von Studienergebnissen gibt es Empfehlungen für die Mischungsverhältnisse der drei B-Vitamine in Kombipräparaten (siehe Tabelle S. 212). In jedem Fall geht es darum, die Zone des geringsten Homocysteinrisikos zu erreichen und den Wert dann stabil zu halten.

Wenn Sie sehr hohe Homocysteinwerte haben, beginnen Sie mit der Hochdosis-Supplementierung (siehe Tabelle: gelb/rot) Mit dem Homocysteinwert können Sie den Erfolg kontrollieren und gegebenenfalls die Supplementierung mit niedrigeren Dosierungen fortsetzen (siehe Tabelle: grün). Mit der Kombisupplementierung profitieren Sie von Synergieeffekten im Vergleich zur Anwendung einzelner B-Vitamine.

Achten Sie darauf, dass in den Tabletten/Kapseln Methylcobalamin (B12) enthalten ist. Methylcobalamin gilt als die wirksamste orale B12-Form. Von Cyanocobalamin, ein Blausäurederivat, wird abgeraten.

Obwohl Homocysteinspiegel von 10 bis 11 µmol/l häufig als „normal" eingestuft werden, gibt es genügend Belege dafür, dass der optimale Zielwert bei 8 bis 9 µmol/l oder weniger liegt.

Die Kosten der Supplementierung sind überschaubar. Vitamin-B-Präparate sind sehr preiswert.

Wirksamkeit

Was bringt die Supplementierung? Ist sie überhaupt wirksam? Falls ja, zeigt es der Homocysteinwert.

Dosierung B12/B6/Folsäure vs. Homocystein

Es wird die Anwendung von zwei Kapseln (bei Bedarf auch mehr) pro Tag empfohlen: eine morgens und eine nachmittags.

Risikozone	Homocystein im Blut	Supplementierung		
		Folsäure	Vitamin B12	Vitamin B6
geringstes Risiko	unter 6 μmol/l	200 μg	10 μg	25 mg
	6–8,9 μmol/l	500 μg	500 μg	50 mg
mittleres Risiko	9–15 μmol/l	1200 μg	1000 μg	75 mg
höchstes Risiko	über 15 μmol/l	2000 μg	1500 μg	100 mg

[Braly 2003]

• Eine Studie verglich die Wirksamkeit von B-Vitaminkombinationen und einzelnen B-Vitaminen in Bezug auf Homocystein. Von den Einzelvitaminen war Folsäure am stärksten wirksam, gefolgt von Vitamin B12 und Vitamin B6. Die kombinierte Supplementierung (B12, B6, Folsäure) führte bei allen Teilnehmern zur bestmöglichen Absenkung des Homocysteinspiegels (< 10 μmol/l). Je höher die Dosis, desto besser der Homocysteinwert – um bis zu 40 Prozent! [Ubbink 1994]

• Auch die zusätzliche Gabe von Vitamin B6 bei Studienteilnehmern mit zufriedenstellendem B12-Status, die mit Folsäure vorbehandelt waren, konnte die Homocysteinwerte noch verbessern. 12 Wochen später war der Homocysteinwert um 7,5 Prozent niedriger. [McKinley 2001]

Die Absenkung von Homocystein auf unkritische Werte durch B-Vitamin-Supplementierung ist eine der einfachsten Möglichkeiten, um sich vor Herzinfarkt, Schlaganfall und Demenz zu schützen.

Dosierungshinweise

Der Homocysteinwert im Blut gilt derzeit als bester Parameter zur Einschätzung der Versorgung mit B-Vitaminen (B12, B6, Folsäure). Gelingt es, den Homocysteinspiegel auf unter 10 µmol/l abzusenken, wird die Anwendung von Supplementen als erfolgreich gewertet. In Bezug auf die Dosierungen der einzelnen Vitamine und von B-Vitaminkombinationen lassen sich aus Studien folgende Empfehlungen ableiten: [Till 2013]

Vitamin B12 Mindestens 400 µg Vitamin B12 werden empfohlen, wenn der B12-Status nicht sicher bekannt ist. Zeigt sich, dass die aktive B12-Aufnahme normal funktioniert, können auch 200 µg Vitamin B12 reichen, um Homocystein im Blut auf einem unkritischen Wert zu halten.

Vitamin B6 Die richtige Dosis wird in Bezug auf die Folsäuredosis bestimmt: Sie sollte etwa das Zehnfache der Folsäuredosis betragen:

Folsäure:Vitamin B6 = 1:10. Aus Sicherheitsgründen wird eine obere Dosisgrenze für Vitamin B6 mit 25 mg pro Tag angegeben.

Folsäure Mindestens 1 mg Folsäure pro Tag werden empfohlen.

- Wenn Sie beispielweise via Internet nach B-Kombipräparaten suchen, die zu Ihrem individuellen Bedarf passen, orientieren Sie sich an den in der Tabelle genannten Dosisempfehlungen (siehe S. 212).

- Die Dosierung einer B-Vitaminkombination bei relativ geringem Homocysteinrisiko (9–10 µmol/l) kann so aussehen: 500 µg Vitamin B12 plus 500 µg Folsäure plus 50 mg Vitamin B6.

Diese Vorgaben orientieren sich an den Richtlinien der D/A/CH-Liga Homocystein, für Deutschland, Österreich und die Schweiz, und der *American Heart Association*. [Stanger 2003, Malinow 1999]

Anwendungssicherheit

In den empfohlenen Dosierungen sind B-Kombinationen (B12, B6, Folsäure) als Nahrungsergänzung sehr sicher anwendbar. Nebenwirkungen gibt es keine. Vitamin B12, B6 und Folsäure sind wasserlösliche Vitamine.

Kombinierte B-Vitamine sind in empfohlener und passender Dosierung nebenwirkungsfrei. Befindet sich zu viel davon im Blut, wird der Überschuss via Nieren ausgeschieden. B12 und Folsäure können nicht überdosiert werden.

Dies gilt nicht für Vitamin B6. Wissenschaftler und Pharmazeuten in der EU haben für B6 einen Höchstwert festgelegt: 25 mg pro Tag. Bei langer

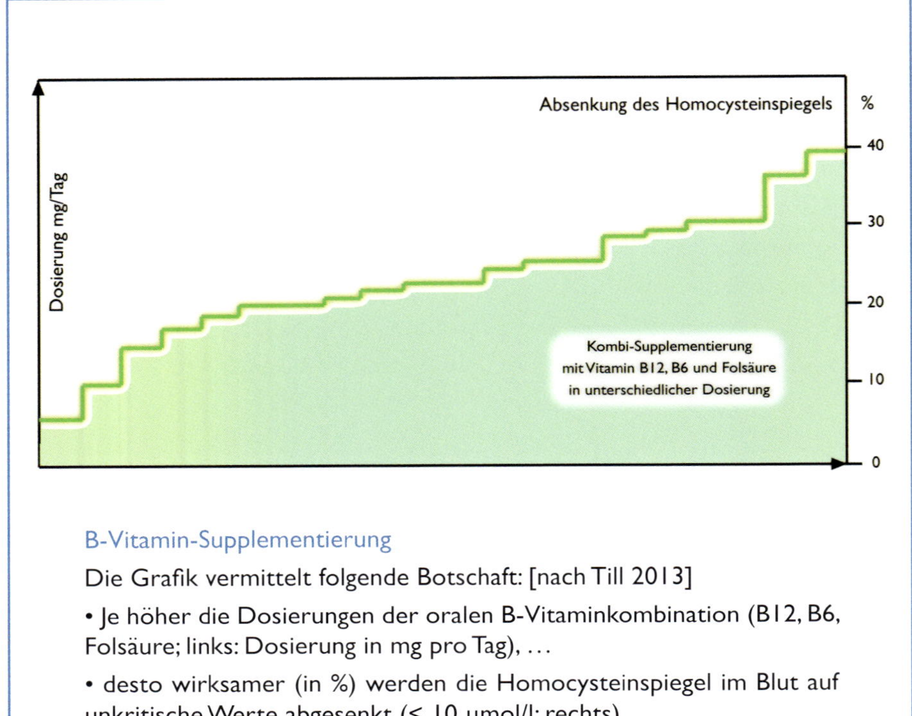

B-Vitamin-Supplementierung

Die Grafik vermittelt folgende Botschaft: [nach Till 2013]

- Je höher die Dosierungen der oralen B-Vitaminkombination (B12, B6, Folsäure; links: Dosierung in mg pro Tag), …
- desto wirksamer (in %) werden die Homocysteinspiegel im Blut auf unkritische Werte abgesenkt (< 10 µmol/l; rechts).

Die Daten stammen aus 20 Studien mit Gesunden und Risikopatienten.

und hochdosierter B6-Anwendung (100–5000 mg pro Tag) wurden Empfindungsstörungen an den Gliedmaßen beobachtet.

B-Vitamine und Krebs? Die Auswertung von mindestens 50 Studien zeigte, dass es keinen Zusammenhang zwischen der Krebsneuerkrankungshäufigkeit (fast alle Arten von Tumoren) und B-Vitaminen (B12, B6, Folsäure) gibt. In Metaanalysen (> 60 000 Patienten) fand man keinen signifikanten Unterschied zwischen B-Vitamin-Supplementen und Placebo, was die Erkrankungshäufigkeit und die Sterblichkeit betraf (alle Tumortypen).

B-Vitamine können allerdings manche Krebserkrankungen günstig beeinflussen, etwa Brustkrebs. [Till 2013] Beim Prostatakarzinom ist möglicherweise Vorsicht geboten. [Collin 2013]

Vitamin B12 im Blut

Für die Aufnahme von Vitamin B12 aus der Nahrung oder Supplementen stehen zwei Wege zur Verfügung:

Aktive Aufnahme Die Aufnahmekapazität (via Magen) ist begrenzt.

- Höchstens 1,5 (maximal 2) µg Vitamin B12 pro Mahlzeit gelangen ins Blut.
- Die Aufnahme von B12 durch Bindung an den Intrinsischen Faktor (IF) und die anschließende Aufnahme ins Blut via Dünndarm sind festgelegt: etwa 1,5 µg Vitamin B12.

Mehr kann nicht aufgenommen werden, da die Zahl der B12-Rezeptoren im Dünndarm begrenzt ist. Einige Stunden nach der Mahlzeit sind die Rezeptoren dann wieder für die Aufnahme von B12 bereit.

Passive Aufnahme Die Aufnahmekapazität (via Mundschleimhaut) liegt bei 1 (maximal 2) Prozent der zugeführten B12-Menge – Beispiel: von 1000 µg Vitamin B12 als Lutschtablette gelangen höchstens 10 µg ins Blut. Wenn reichlich Vitamin B12 über die Nahrung oder Supplemente zugeführt werden, gelangen in jedem Fall 1 Prozent der B12-Menge durch passive Diffusion ins Blut (via Mund- und Darmschleimhaut). Überschüssiges B12 wird ausgeschieden.

Was ist besser: Eine Einzeldosis Vitamin B12 oder mehrere Dosierungen über den Tag verteilt? Gesunde benötigen nur geringe Mengen von B12-Supplementen – empfehlenswert sind 3 bis 7 µg B12 über den Tag verteilt eingenommen. [DGE 2013, www.vegansociety.com] Gegen eine hohe B12-Einzeldosis spricht in allen anderen Fällen nichts (z. B. bei Veganern). B12-Supplemente sind generell gut wirksam und verträglich. Die Naturheilkunde empfiehlt die Mehrfachdosierung als schonende und „naturgemäße“ B12-Anwendung.

Tagesbedarf B12: Zu niedrig angesetzt?

Richtwerte für den Vitamin-B12-Tagesbedarf bei Gesunden:

- Deutschland (DGE): 3,0 µg Vitamin B12 pro Tag [DGE 2013]
- Europa: 2,5 µg Vitamin B12 pro Tag [EG 2008]
- USA/WHO/FAO: 2,4 µg Vitamin B12 pro Tag [NRC 1989, WHO 2005]

Grundsätzlich sollten Sie B12-Supplemente täglich einnehmen. Das ist eine Vorgabe der menschlichen Natur. Depotdosierungen wie 2000 µg oder mehr einmal pro Woche sind suboptimal. In der Regel ist die tägliche orale B12-Dosierung sehr gut wirksam, wird gut vertragen und ist einfach anzuwenden.

Vitamin B12: Cobalamine

Für Supplemente stehen vier Formen von Vitamin B12 (Cobalamine) zur Verfügung: synthetisches Cyanocobalamin, natürliches Hydroxocobalamin sowie die biologisch aktiven Coenzyme Methylcobalamin und Adenosylcobalamin. Alle B12-Formen sind annähernd gleich gut bioverfügbar. Hierzulande werden Hydroxocobalamin und Methylcobalamin oder Adenosylcobalamin bevorzugt. Cyanocobalamin gilt als unterlegen.

Cyanocobalamin In den USA enthalten B12-Supplemente meist Cyanocobalamin. Es ist haltbar, leicht und günstig herzustellen und wird in stoffwechselaktives Cobalamin umgewandelt. Cyanocobalamin ist häufig in B12-Trink-/Injektionslösungen, seltener in Tabletten und Kapseln zu finden. Wie wirksam Cyanocobalamin wirklich ist, ist unklar. [Kondo 1982, Pezacka 1990] Zudem gibt es Kontraindikationen: Raucher, Patienten, die an einer seltenen Augenerkrankung (Optikusatrophie) leiden, Patienten mit Lebererkrankungen, angeborene Cobalamin-Stoffwechselstörungen (MMACHC-Protein). [Kim 2008]

Hydroxocobalamin Eine Studie zeigte, dass 200 µg Hydroxocobalamin (intramuskulär injiziert) länger im Blutkreislauf verbleiben als dieselbe Menge Cyanocobalamin. Es könnte sein, dass die Halbwertszeit von Hydroxocobalamin länger ist als von Cyanocobalamin. [Hall 1984] Nach B12-Injektionen werden 80 Prozent Cyanocobalamin, aber nur 25 Prozent Hydroxocobalamin nach 24 Stunden mit dem Urin ausgeschieden. [Hertz 1964] Hydroxocobalamin-Supplemente werden gut verstoffwechselt, sind antioxidativ wirksam, sicher und gut verträglich. [Uhl 2006]

Methylcobalamin/Adenosylcobalamin Methylcobalamin ist das aktive Coenzym im Zellplasma. Adenosylcobalamin ist das aktive Coenzym in Mitochondrien (siehe S. 128). Methylcobalamin ist wesentlich besser bioverfügbar als Cyanocobalamin. [Okuda 1973] Beide Cobalamaine sind auch als Injektionen gut verträglich und wirksam. [Sato 2005, James 2009] Methylcobalamin und Adenosylcobalamin gelten heute als beste B12-Option.

Cobalamin-Kombination Möglicherweise enthält das „allerbeste" B12-Supplement sowohl Methylcobalamin als auch Adenosylcobalamin. Eine Studie zeigte, dass eine solche Kombination oral und als Injektion vergleichbar wirksam ist. [Thakkar 2015]

B12-Tabletten/-Kapseln/-Injektionen

B12-Präparate gibt es in unterschiedlicher Zubereitung: Kapseln, Tabletten/Lutschtabletten (sublingual), Tropfen/Spray, Injektionslösung und Zahnpasta ([DGK 2012]). Sie können davon ausgehen, dass die Supplementierung mit oralen Präparaten genauso gut wirkt wie eine B12-Injektion – gemessen am B12-Status und Homocysteinspiegel. Aus diesem Grund sind B12-Tabletten/Kapseln das Mittel der ersten Wahl.

Vorteil: Tabletten/Kapseln sind preiswert, schneller und leichter anzuwenden als Injektionen (Termine, Arztbesuch, Beratung, Eingriff). Eine Entscheidungshilfe für die Auswahl Ihres B12-Präparats finden Sie hier: www.vitaminb12.de/praeparate/test.

Tabletten/Kapseln Seit mehr als 40 Jahren ist die B12-Supplementierung mit Kapseln/Tabletten in Schweden sehr populär. Knapp drei Viertel der schwedischen B12-Supplemente im Jahr 2000 waren Präparate zur oralen Anwendung. [Nilsson 2005]

Studien zeigten, dass der B12-Status mit oralem und injiziertem Vitamin B12 gleich gut normalisiert werden kann – auch bei Patienten mit perniziöser Anämie. [Magnus 1986, Kuzminski 1998, Andrès 2003, 2009, Bolaman

Achtung: Wissenslücken!

Eine Umfrage in den USA ergab, dass 90 Prozent der befragten Ärzte glaubten, dass bei Patienten mit perniziöser Anämie (B12-Aufnahmestörung) B12-Tabletten/Kapseln wirkungslos sind. Fast alle Ärzte wussten nicht, dass die perniziöse Anämie auch mit oralen B12-Präparaten sehr gut behandelt werden kann! [Lederle 1991] Auch hierzulande ist damit zu rechnen, dass die vergleichbare Wirksamkeit von oralem und injiziertem Vitamin B12 vielen Ärzten nicht geläufig ist.

B-Vitamin-Injektionen: Wann sinnvoll?

- Schwerer B12-Mangel (z. B. bei perniziöser Anämie)
- Unwirksamkeit oraler Supplemente (Nachweis: anhaltend hohe Homocysteinspiegel)
- Bei Heimbewohnern, Hochbetagten und bei psychiatrischen Problemen
- Patienten mit hohen Homocysteinspiegeln und Gefäßkomplikationen (z. B. Thrombosen)
- Patienten mit Niereninsuffizienz und Dialysepatienten
- Polyneuropathie (z. B. Diabetiker mit Empfindungsstörungen an den Gliedmaßen)

2003] B12-Kapseln/Tabletten sind preiswert, leicht zu bekommen und einfach anzuwenden. Gesundheitsbewusste Menschen nehmen ihre B12-Versorgung selbst in die Hand.

Injektionen Wenn die Speicher fast leer sind und B12-Mangel herrscht, eignen sich Injektionen gut zur raschen Auffüllung derselben. Intramuskulär (i.m.) injiziertes Vitamin B12 gelangt schnell ins Blut. In manchen Situationen ist die B12-Injektion vorteilhaft (z. B. bei Heimbewohnern).

Injektionen haben folgende Nachteile: Sie können als unangenehm empfunden werden; es kann zu „blauen Flecken" kommen (Hämatom); Nerven und Knochenhaut können verletzt werden; die Injektion kann schmerzhaft sein; man braucht geschultes Personal. Nachteil der Injektion ist weiterhin, dass es nur Lösungen mit Cyanocobalamin (100/1000 µg) und Hydroxocobalamin (1000 µg) gibt – besser wäre Methylcobalamin.

Wie die verfügbaren Injektionslösungen zu bewerten sind, erfahren Sie hier: http://www.vitaminb12.de/spritze-injektion.

B12-Dosis

Die Do-it-yourself-Supplementierung mit oralen B12-Präparaten ist ein guter Weg. Sie können sich für Lutschtabletten (auch zuckerfrei), Kapseln oder Tabletten entscheiden, die es in unterschiedlich hohen Dosierungen gibt. Die B12-Aufnahme via Lutschtabletten über die Mundschleimhaut ist genauso wirksam wie über die Darmschleimhaut. Dies gilt auch für Tabletten/-Kapseln. [Delpre 1999, Sharabi 2003, Yazaki 2006]

Wie viel Vitamin B12 Sie brauchen, hängt von Ihrem Homocysteinspiegel ab. Je nach dem vorliegenden Homocysteinrisiko werden unterschiedliche Dosierungen empfohlen (siehe Tabelle).

Studien haben sich mit der Dosisfrage befasst:

- Gesunde 150 bis 250 µg pro Tag.

- Alkohol/Medikamente 250 bis 500 µg pro Tag, z. B. bei Diabetikern oder Rheumapatienten. [Andrès 2009]

- Magen-Darm-Probleme/Darmoperationen 500 µg pro Tag. [Rhode 1995, Poitou 2007]

- Ältere Menschen 500 bis 1000 µg pro Tag. [Eussen 2005]

- Blutarmut (perniziöse Anämie) 500 bis 1000 µg pro Tag. [Berlin 1968]

Man unterscheidet geringe, mittlere, erhöhte, hohe und Mega-Dosierungen, meist einmal täglich verabreicht. Genauere Angaben hierzu finden Sie bei www.vitaminb12.de und bei [Wormer 2017a]. Es gibt zwei Wege, um B12-Mangel vorzubeugen oder zu behandeln: die Supplementierung und die Kur.

Vitamin-B12-Supplementierung Als Nahrungsergänzung werden 10 bis 1000 µg Vitamin B12 pro Tag empfohlen. Ziel: B12-Mangel vorbeugen, Körperspeicher füllen, unkritische Homocysteinspiegel, Schutz vor Arteriosklerose und Herz-Kreislauf-Erkrankungen.

Dosierung: B12 vs. Homocystein

Risikozone	Homocystein im Blut	Vitamin-B12-Dosis
kein Risiko	< 6 µmol/l	10 µg
geringes Risiko	6–9 µmol/l	500 µg
hohes Risiko	9–15 µmol/l	1000 µg
sehr hohes Risiko	> 15 µmol/l	1500 µg

[Braly 2003]

Vitamin-B12-Kur Bei hochgradigem Mangel und im Krankheitsfall (z. B. Anämie) kann eine Kur mit 1000 µg pro Tag als Einzeldosis oder mit zwei Dosierungen à 500 µg empfehlenswert sein: 1000 µg Vitamin B12 pro Tag (3–6 Monate) oder 3000 bis 5000 µg pro Tag (4 Wochen). Sie können die Kur auch komplett mit Tabletten/Kapseln durchführen.

Vitamin B12 in der Schwangerschaft/Stillzeit

Das ungeborene Kind kann sich nur dann gesund entwickeln, wenn es von der Mutter gut mit Vitamin B12 und Folsäure versorgt wird. Durch B12- und Folsäuremangel in der Schwangerschaft ist der Nachwuchs von Missbildungen (Spina bifida) und bleibenden Schäden des Nervensystems bedroht. [Molloy 2008]

Stillende Mütter haben einen noch höheren Tagesbedarf als schwangere Frauen. Im ersten Schwangerschaftsdrittel sollten Mutter und Kind gut mit Vitamin B12 versorgt sein. Das fördert die gesunde geistige Entwicklung des Kindes. [Duggan 2014]

Vegane und vegetarische Mütter müssen häufig mit B12-Mangel rechnen. Solchen Müttern wird zur Kontrolle der wBlutwerte von Eisen (Ferritin) und Vitamin B12 (Holo-TC) geraten (siehe S. 135). Gehen Sie kein unnötiges Risiko ein!

Gegenanzeigen für B12 und Folsäure in der Schwangerschaft gibt es nicht. Für Babys sind spezielle B12-Sprays verfügbar.

Vitamin B12 für Veganer/Vegetarier

Sind Veganer und Vegetarier für B12-Mangel besonders anfällig? Vitamin B12 ist fast nur in Nahrungsmitteln tierischen Ursprungs vorhanden. Pflanzen enthalten kein verwertbares B12.

B12-Dosierung: Veganer/Vegetarier

• Optimale Gesundheit:	5–10 µg Vitamin B12 pro Tag
• Gute Gesundheit:	250 µg Vitamin B12 pro Tag
• Stressbelastung (Leistungssport, ungesunder Lebensstil):	500 µg Vitamin B12 pro Tag

Bei etwa 10 bis 40 Prozent der Veganer sind keine Anzeichen von Mangel bemerkbar. [Baker 1981] Die Mehrheit der Veganer/Vegetarier (60–90 Prozent) muss aber nach Jahren oder Jahrzehnten mit B12-Mangel rechnen. Unterschätzen Sie nicht Ihr Risiko. [Herrmann 2003a, Elmadfa 2009]

Für Veganer und Vegetarier ist die Supplementierung in jedem Fall empfehlenswert. Es gibt vegane B12-Präparate (*Vegan Society, Europäische Vegetarier-Union, Vegan OK*). Bevorzugen Sie Methylcobalamin und Hydroxocobalamin.

B12-Nebenwirkungen/-Überdosierung?

B12, B6 und Folsäure sind als wasserlösliche Vitamine sehr sicher anwendbar. Nebenwirkungen von B12-Supplementen in empfohlener Dosierung gibt es nicht. [Till 2013]

Die Vitamin-B12-Hypermegadosis ist ein probates Mittel bei Vergiftungen. [Mégarbane 2006] Überdosierung von Vitamin B12 ist kaum möglich, da Überschuss mit dem Urin ausgeschieden wird. Es gelangen ja nur maximal 1 Prozent der geschluckten B12-Menge ins Blut – also 10 µg von 1000 µg! (siehe S. 215). B12-Supplemente sind sicher und verträglich, auch für Schwangere, stillende Mütter und Babys.

Einzelsupplement: Folsäure

Eine flächendeckende Supplementierung ist die Folsäureanreicherung von Nahrungsmitteln, beispielsweise in den USA (siehe S. 112). Pro 100 g Weizen oder Maismehl, Reis oder Teigwaren müssen 140 µg Folat enthalten sein – geschätzt etwa plus 120 plus 130 µg pro Tag.

Der Durchschnittsmensch nimmt etwa 240 µg Folsäure pro Tag auf. Nötig wären aber 400 bis 500 µg, um den Homocysteinspiegel unkritisch zu halten. Je höher der Homocysteinwert, desto mehr Folsäure wird gebraucht (siehe S. 222).

Folsäure und andere B-Vitamine sind lebenswichtig für Zellen. Folsäuremangel ist eine Begleiterscheinung zahlreicher Krankheiten, inklusive Herzinfarkt, Schlaganfall oder Demenz. [Green 1999]

- Ältere Menschen könnten für Folsäuremangel anfällig sein: Fehlernährung oder Verdauungsschwäche. [Koehler 1997]
- Supplementierung verbessert bei Typ-2-Diabetikern den Zuckerstoffwechsel und die Insulinresistenz. [Lind 2017a]

Dosierung: Folsäure vs. Homocystein

Risikozone	Homocystein im Blut	Folsäuredosis pro Tag
kein Risiko	< 6 µmol/l	200 µg
geringes Risiko	6–9 µmol/l	500 µg
hohes Risiko	9–15 µmol/l	1200 µg
sehr hohes Risiko	> 15 µmol/l	2000 µg

[Braly 2003]

Wie gut die Folsäureversorgung im Einzelfall ist, zeigt ein Blick auf den Homocysteinwert im Blut (siehe Tabelle)

Folsäuresupplementierung hat sich in zahlreichen Studien als sehr wirksam erwiesen, um gefährlich hohe Homocysteinspiegel abzusenken. Vergleichsweise hatten Folsäure-angereicherte Getreideprodukte geringe Auswirkungen auf den Homocysteinspiegel. Erst die Supplementierung mit höheren Dosierungen senkte den Homocysteinwert merklich ab.

- Orale Folatsupplemente sind wirksamer als Folsäure aus Nahrungsmitteln. [Riddell 2000] Wer 100 µg Folsäure supplementiert, müsste 170 µg Folsäure aus der Nahrung aufnehmen, um auf dieselbe Wirkung zu kommen. [Bailey 1998]
- Folsäure-Supplementierung senkt den Homocysteinspiegel deutlich stärker als folatreiche Ernährung allein. [Ashfield-Watt 2002]
- In jedem Fall wird Frauen empfohlen, zum frühesten Zeitpunkt einer Schwangerschaft mit der Supplementierung zu beginnen (siehe S. 89).

Multisupplement: B6, B2, Zink und Magnesium

Vitamin B6 Fastfood und industriell produzierte Lebensmittel enthalten kaum noch Vitamin B6. Ältere Menschen und Frauen, die Östrogene einnehmen (Pille, Hormonersatz) sind für B6-Mangel besonders disponiert. Der Tagesbedarf wird mit nur 2 mg Vitamin B6 angegeben. Die optimale Zufuhr würde aber bei bis zu 25 mg B6 pro Tag liegen.

Frauen mit prämenstruellen Beschwerden profitieren von der Supplementierung. B6-Mangel gilt auch als Risikofaktor für Bluthochdruck und Entzündungsanfälligkeit.

• Bei niedrigen B6-Spiegeln findet man erhöhte Entzündungswerte im Blut (CRP). [Friso 2001]

• Eine Studie (> 7000 Teilnehmer) zeigte, dass B6 und Riboflavin (Vitamin B2) langfristig zur geistigen Fitness von Senioren beitragen, die gut mit B12 und Folsäure versorgt sind. [Moore 2017]

Vitamin B2 Vitamin B6 und B2 (Riboflavin) sind an der Transformation von Homocystein in antioxidatives Glutathion beteiligt. Bei B12-/Folsäuremangel oder MTHFR-Mutation kann der Homocysteinspiegel gefährlich ansteigen (siehe S. 108).

• Eine Studie mit 286 Teilnehmern ergab, dass diejenigen mit MTHFR-Mutation und den niedrigsten B2-Spiegeln sehr hohe Homocysteinwerte hatten (18 µmol/l). [McNulty 2002]

Dosierung: Multisupplement vs. Homocystein

Es wird die Anwendung von zwei Kapseln (bei Bedarf auch mehr) pro Tag empfohlen: eine morgens und eine nachmittags.

Risikozone	Homocystein im Blut	Supplementierung Vitamin B6	Vitamin B2	Zink	Magnesium
geringstes Risiko	unter 6 µmol/l	25 mg	10 mg	5 mg	100 mg
	6–8,9 µmol/l	50 mg	15 mg	10 mg	200 mg
mittleres Risiko	9–15 µmol/l	75 mg	20 mg	15 mg	300 mg
höchstes Risiko	über 15 µmol/l	100 mg	50 mg	20 mg	400 mg

[Braly 2003]

Zink Man kennt etwa 300 Enzyme, die Zink benötigen. Zink mischt im Eiweiß-, Fett- und Kohlenhydratstoffwechsel mit. Auf- und Umbauvorgänge im Körper sind ohne Zink nicht machbar. Zink kommt hauptsächlich in Vollkornprodukten, Fleisch und Hülsenfrüchten vor.

Zink ist an der Aktivierung von Vitamin B6 beteiligt, das wiederum für den Homocysteinstoffwechsel nötig ist. Fällt die B6-Aktivierung aus, steigt der Homocysteinspiegel. [Robinson 1995] Anfällig für Zinkmangel sind vor allem Alkoholiker, Diabetiker und Patienten mit entzündlichen Darmerkrankungen (z. B. Morbus Crohn) – hohe Homocysteinspiegel inklusive.

Magnesium Zahlreiche Enzyme, die an lebenswichtigen Reaktionen beteiligt sind, brauchen Magnesium. Es ist für den Energie- und Fettstoffwechsel von Bedeutung und wirkt muskelentspannend. Herz und Kreislauf profitieren davon ganz besonders. Vollkornprodukte, Hülsenfrüchte und Nüsse enthalten reichlich Magnesium. Der Tagesbedarf wird mit 350 mg Magnesium angegeben. Die Supplementierung wird vor allem bei Magnesiummangel, Stresszuständen, ungesunder Ernährung, Diätkuren und Alkoholsucht empfohlen.

Gesunder Lebensstil

Außer B-Vitaminmangel, bestimmten Medikamenten, altersabhängigen Veränderungen, Krankheiten und erblichen Enzymdefekten gibt es weitere Faktoren, die den Homocysteinspiegel ungünstig beeinflussen. Meist wirken mehrere Faktoren zusammen und verstärken sich gegenseitig. Im Endergebnis ist dann zu viel Homocystein im Blut.

Lebensstilfaktoren spielen eine große Rolle: Rauchen, Kaffee, Alkohol, Stress und Bewegungsmangel erhöhen den Homocysteinspiegel. Eine Bevölkerungsstudie (> 7000 Teilnehmer; > 35 Jahre) bestätigte, dass ein gesunder Lebensstil und Bewegung die Homocysteinwerte im unkritischen Bereich halten. [Chen 2017]

Gesunde Ernährung, Stressabbau, Entspannung und Bewegung sind die Grundpfeiler der Gesundheit – plus B-Vitamin-Supplementierung. Wie gesund Ihr Lebensstil sein soll, bestimmen Sie selbst.

Rauchen

Zigarrettenrauch enthält das Gift Zyanid – die B12-Form Hydroxocobalamin wird als Gegenmittel bei Zyanidvergiftung eingesetzt. Rauchen könnte zudem Methylierungsreaktionen stören. Es erhöht auch oxidativen Stress.

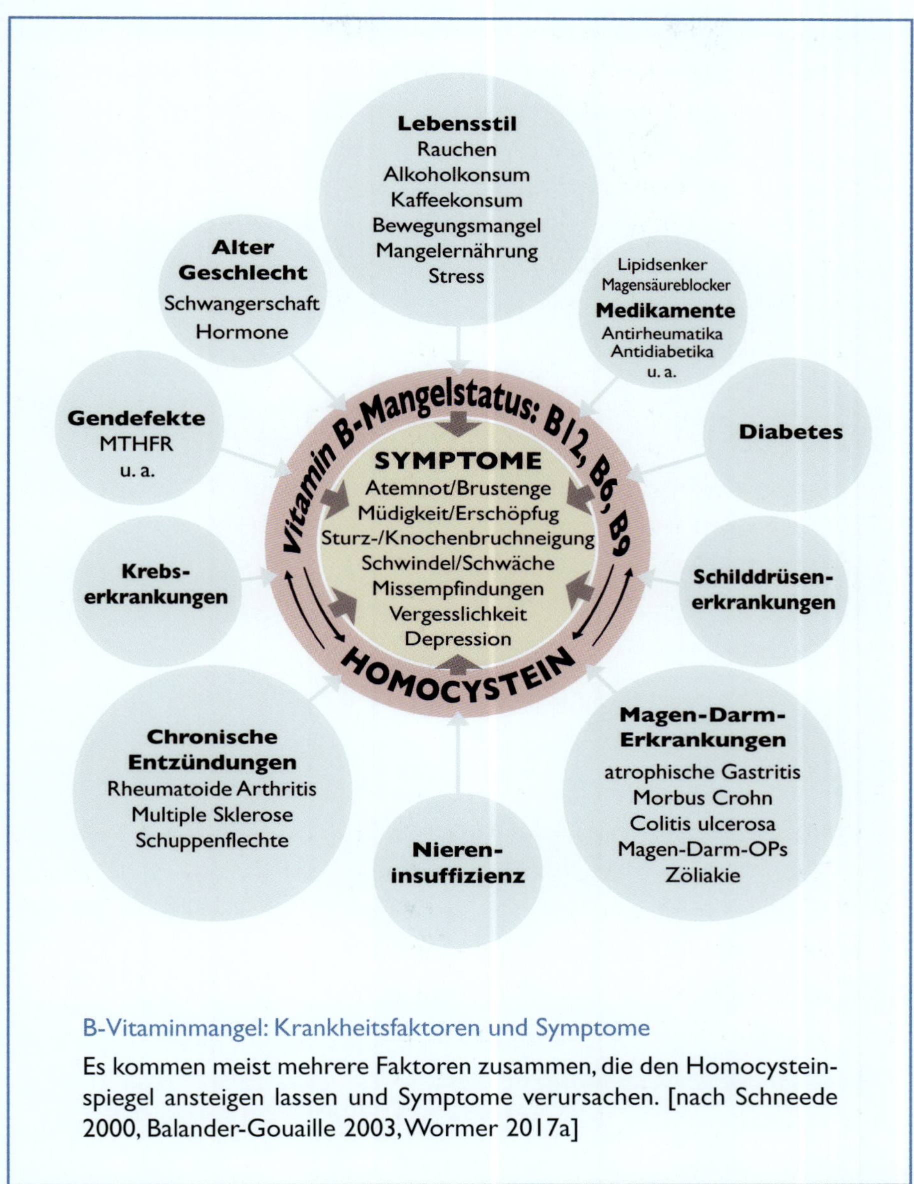

B-Vitaminmangel: Krankheitsfaktoren und Symptome

Es kommen meist mehrere Faktoren zusammen, die den Homocysteinspiegel ansteigen lassen und Symptome verursachen. [nach Schneede 2000, Balander-Gouaille 2003, Wormer 2017a]

• In der Hordaland-Studie tendierten Raucher zu höheren Homocysteinwerten. Die Anzahl der täglich gerauchten Zigarretten ist die treibende Kraft für hohe Homocysteinspiegel. Bei Frauen stieg der Homocysteinspiegel pro gerauchte Zigarrette um 1 Prozent, bei Männern um 0,5 Prozent an. [Nygard 1995]

• Eine andere Studie fand heraus, dass Frauen, die 20 oder mehr Zigarretten pro Tag rauchten, im Vergleich zu Nichtraucherinnen um 18 Prozent höhere Homocysteinspiegel und um 26 Prozent niedrigere Folatspiegel aufwiesen – obwohl die meisten Teilnehmer im Jahr zuvor Multivitaminpräparate eingenommen hatten. [Kato 1999]

• Auch britische Raucher mittleren Alters hatten signifikant hohe Homocystein- und niedrige Folatspiegel. [Dekou 2001]

• Rauchen und Homocystein sind positiv korreliert: Je mehr geraucht wird, desto höher der Homocysteinspiegel. [Jacques 2001]

• Mehr als neun Zigarretten pro Tag verdreifachen das Risiko für Folatmangel im Vergleich zu Nichtrauchern. [Cafolla 2000]

• Ungesunde Ernährung und Rauchen führen einer Studie zufolge unweigerlich zur hohen Homocysteinbelastung. [Osler 2002]

• Raucher mit Homocysteinspiegeln über 12 µmol/l hatten ein 12-fach höheres Risiko für Herz-Kreislauf-Erkrankungen im Vergleich zu Nichtrauchern. [O'Callaghan 2002]

Wer kein Risiko eingehen will, verzichtet auf Zigarretten.

Alkohol

Bier oder Wein? Ja, aber in Maßen: maximal 0,25 l Wein oder 0,5 l Bier pro Tag. Alkohol ist grundsätzlich toxisch. Mäßiger Alkoholkonsum beeinflusst den Homocysteinspiegel kaum. [Vollset 1997] Anders sieht es bei chronischem Alkoholkonsum aus.

• Vitamin-B-Mangel ist eine Begleiterscheinung der Alkoholsucht. Schätzungsweise zwei von drei Alkoholikern haben niedrige B6-Spiegel, jeder fünfte ist mangelernährt. [Cravo 1996]

• Alkoholsucht verdoppelt die Homocysteinwerte im Blut. [Cravo 1996]

• Akute Alkoholintoxikation führt bei Alkoholikern, aber nicht bei Abstinenten, zum Anstieg des Homocysteinspiegels. [van der Gaag 2000, Bleich 2000]

• Alkohol ist positiv mit Homocystein verknüpft: je mehr Alkohol, desto höher der Homocysteinspiegel. [Jacques 2001]

• Bei Alkoholikern kann es trotz normaler B12-Serumwerte zur Inaktivierung von B12 kommen. Auch der Folsäurebedarf ist stark erhöht. Alkohol stört zudem den Methionin-Homocystein-Stoffwechsel. [Kenyon 1998] Bekannt ist immerhin, dass Bier geringe Mengen Folsäure und Vitamin B6 enthält. Wer sich zur Mäßigung oder Abstinenz entschließt, profitiert von sinkenden Homocysteinspiegeln und einem guten B-Vitaminstatus (B12, B6, Folsäure). [de la Vega 2001]

Kaffee

Kaffee oder Tee? Ja, aber in Maßen. Befunde zahlreicher großer Studien zeigen, dass der Kaffeekonsum mengenabhängig zum Anstieg des Homocysteinspiegels im Blut beiträgt.

• Die Hordaland-Studie (16 175 Teilnehmer) fand eine deutlich positive Korrelation zwischen sogar mäßigem Kaffegenuss und dem Homocysteinspiegel. Wird zusätzlich geraucht, erreicht Homocystein beachtlich hohe Werte. Bei 5 bis 8 Tassen Kaffee pro Tag steigt der Homocysteinspiegel um 1,1 µmol/l, bei mehr als 9 Tassen Kaffee pro Tag um 1,9 µmol/l an. [Nygard 1997]

• Zwei andere Studien bestätigten, dass es eine positive, unabhängige und signifikante Dosis-Wirkungs-Beziehung zwischen Kaffeekonsum und Homocystein gibt. [Stolzenberg-Solomon 1999, Jacques 2001]

• Wer vier Wochen lang einen Liter starken Filterkaffee trinkt, kann mit einem Anstieg des Homocysteinwerts von 8,1 µmol/l auf 9,6 µmol/l rechnen. [Urgert 2000]

• Eine Studie mit Freiwilligen zeigte, dass täglich 1 Liter ungefilterter Kaffee über zwei Wochen, den Homocysteinspiegel von 10 bis 11 µmol/l auf 14 µmol/l ansteigen lässt. [Grubben 2000]

• Die Messung der Homocysteinspiegel 3,5 Stunden nach dem Genuss von drei Tassen schwarzem Tee (im Vergleich zu heißem Wasser) ergab, dass es nach Teegenuss zum akuten Anstieg von Homocystein im Blut kommt (0–30 µmol/l). [Hodgson 2007|

Offenbar könnte die Beziehung zwischen Tee-/Kaffeekonsum und dem Homocysteinspiegel ungünstig sein. [Till 2013]

Bewegung

Ein Erwachsener von heute geht am Tag im Höchstfall 600 bis 700 Meter zu Fuß. Das ist für unsere Jäger-und-Sammler-Natur definitiv zu wenig. Verbringt man den Tag hauptsächlich sitzend oder stehend, schwindet die

Fitnesstraining

- Konditionstraing: Laufen, Walken, Joggen, Radfahren, Schwimmen
- Krafttraining: Muskeltraining mit oder ohne Geräte
- Faszientraining: gezielte Rollouts
- Pilates: Haltungs-, Kraft- und Koordinationstraing
- Yoga, Tai Chi, Qigong: Haltungs-, Koordinations- und Konzentrationstraining

Muskulatur, die Fettverbrennung verlangsamt sich, der Stoffwechsel wird träge, Abbauprodukte bleiben länger im Körper. Herz, Kreislauf und Atmung arbeiten auf Sparflamme – und jede nicht verstoffwechselte Kalorie wird in Form von Fett gespeichert. Man wird dick.

Wer sich regelmäßig bewegt, kann mit niedrigeren Homocysteinwerten rechnen. Vor allem ältere Menschen profitieren vom konsequenten Fitnessprogramm: Bewegungsaktive Menschen haben im Durchschnitt 1 µmol/l weniger Homocystein im Blut. [Nygard 1995]

- Schlechte Herz-Kreislauf-Fitness ist mit hohen Homocysteinspiegeln assoziiert. Die Folat-, B12- und Kreatinspiegel im Blut verbessern sich, wenn regelmäßig trainiert wird. [Maroto-Sanchez 2016]
- Im Tierversuch kam es bei körperlicher Belastung zum vorübergehenden Anstieg der Homocysteinspiegel (Methioninbedarf erhöht). Die Remethylierung und Transsulfurierung von Homocystein verändern sich dann so, dass der Methionin-Homocystein-Stoffwechsel ausbalanciert bleibt. [Riberio 2018]
- Bewegung aktiviert offenbar antioxidative Kräfte. [Winchester 2018]
- Wer bereits in der Jugend für optimale Ausdauerfitness sorgt, kann sein Risiko für spätere Herz-Kreislauf-Probleme verringern. Eine finnische Studie hatte die Steifigkeit von Arterien bei Jugendlichen (16–19 Jahre) in Bezug auf deren Fitnessgrad untersucht. Dabei waren keine Trainingshöchstleistungen gefordert. Bei denjenigen, die die beste Konditon hatten, war die Arterienfunktion deutlich dynamischer als bei den weniger gut Trainierten. Der Autor der Studie bemerkt: „Da die Entwicklung von Herz-Kreislauf-Erkrankungen ein langfristiger Prozess ist, ist ausreichend intensive körperliche Aktivität – die in der Kindheit beginnt – das Mittel Nummer eins, um der frühzeitigen Alterung von Arterien vorzubeugen.“ [Haapala 2018]

Entspannung

Stress ist ein dehnbarer Begriff. Er wird vor allem auf Belastungen und Anforderungen bezogen, die im postmodernen Turboleben anfallen. Typische Symptome sind chronische Müdigkeit, Erschöpfung und Schmerz. Auch Frust und Langweile können Stress bedeuten. Mit einem Wort, Sie fühlen sich überfordert und ohnmächtig. Das trübt die Stimmung. Stress. Ein Teufelskreis.

Das Leben im permanenten Kampf-oder-Flucht-Modus belastet den Körper und macht auf Dauer krank: Übergewicht, Diabetes, Herzinfarkt, Schlaganfall, Bluthochdruck und Depression. Der Hochspannungszustand verlangt nach Energie. Fett und Zucker werden mobilisiert und die Blutzucker- und Cholesterinspiegel im Blut steigen. Gleichzeitig werden Darm und Blase ausgebremst. Hohe Cortisolspiegel dämpfen das Sättigungsgefühl, verhindern Entspannung und erholsamen Schlaf.

• Psychischer Stress treibt den Homocysteinspiegel nach oben. Feindseligkeit ist bei beiden Geschlechtern siginifikant positiv mit dem Homocysteinspiegel korreliert. [Stoney 1999]

• Stressabbau, beispielsweise durch Yoga, kann den Homocysteinspiegel senken. Zwei Mal pro Woche 30 Minuten Yoga (acht Wochen) halbiert den Homocysteinwert. [Chien 2013]

• Wirksamer Stressabbau gelang auch Frauen, die ein Tai-Chi-Training (acht Wochen) absolvierten: Sie waren entspannter und die Homocysteinspiegel niedriger. [Palasuwan 2011]

Entspannungstraining

- Muskelentspannung: Progressive Muskelrelaxation nach Jacobson (PMR)
- Massage: Fußreflexzonenmassage, Körpermassagen
- Selbsthypnose: Autogenes Training (AT) Grundstufe
- Achtsamkeitsbasierte Stressreduktion (MBSR)
- Visualisierung: Vorstellungsarbeit, positives Denken
- Meditation: Yoga, Zen

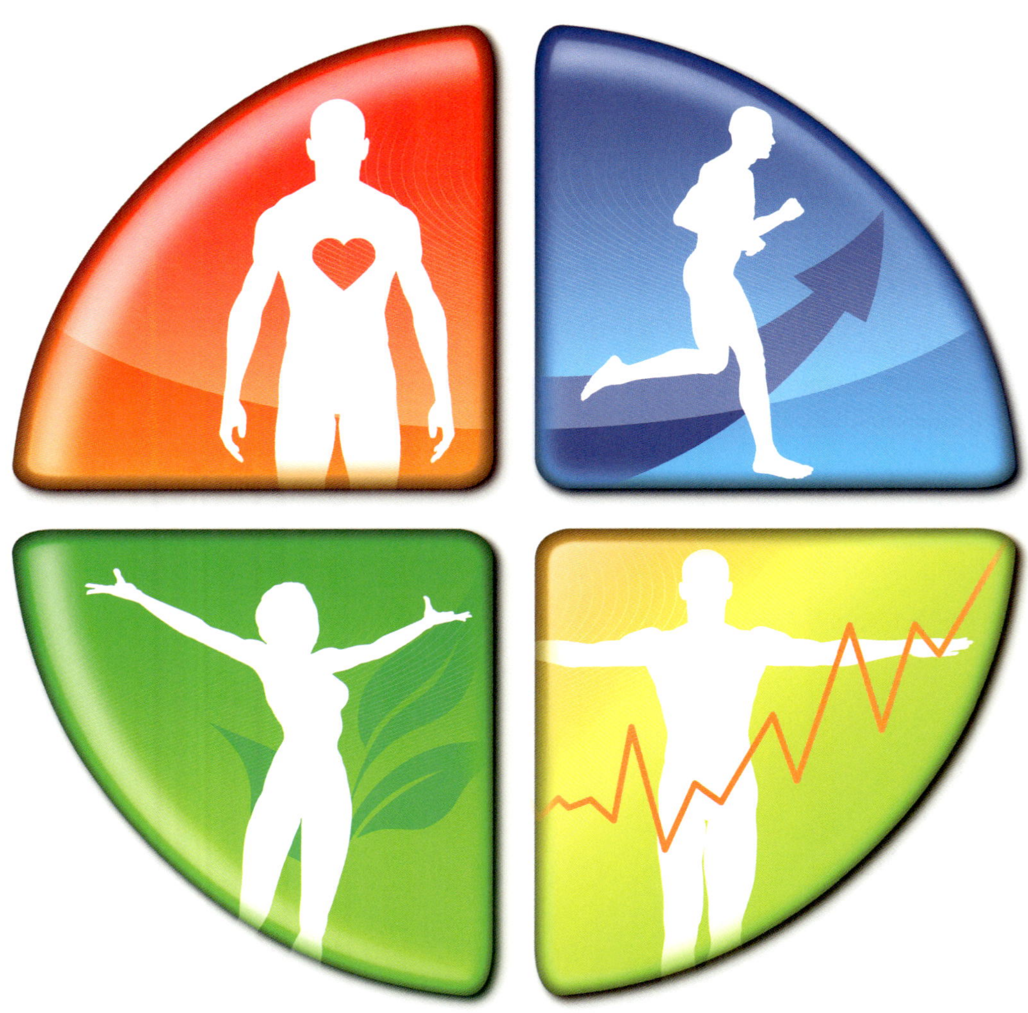

ANHANG

Risikocheck: Hohe Homocysteinwerte

Nachfolgend finden Sie eine Checkliste mit Fragen in Bezug auf die häufigsten Faktoren, die mit einem Risiko für erhöhte Homocysteinwerte im Blut sowie Symptomen und Erkrankungen verbunden sind. [nach Braly 2013]

- Sind Sie ein Mann? ❑
- Sind Sie über 40 und unter 60 Jahre alt? ❑
- Sind Sie 60 Jahre alt oder älter? ❑
- Haben Sie die Wechseljahre hinter sich (postmenopausal)? ❑
- Konsumieren Sie regelmäßig alkoholische Getränke? ❑
- Konsumieren Sie exzessiv alkoholische Getränke? ❑
- Rauchen Sie, auch nur gelegentlich? ❑
- Sind Sie häufig aggressiv oder wütend, unterdrücken Sie meistens Ihren Ärger? ❑
- Sie bewegen sich selten körperlich? ❑
- Konsumieren Sie stimulierende Getränke wie Tee, Kaffee oder koffeinhaltige Drinks? ❑
- Sind Sie schwanger? ❑
- Ernähren Sie sich vegan oder streng vegetarisch? ❑
- Essen Sie täglich rotes Fleisch oder anderes tierisches Eiweiß? ❑
- Schätzen Sie Ihre Ernährung als relativ fettreich ein? ❑

- Salzen Sie Ihr Essen häufig nach? ❑
- Sie benutzen nur selten Nahrungsergänzungsmittel? ❑
- Benutzen Sie Nahrungsergänzungsmittel nur in der täglich empfohlenen Dosierung? ❑
- Leiden Sie an einer Schilddrüsenunterfunktion (Hypothyreose)? ❑
- Haben Sie Probleme mit den Nieren, den Blut-Harnstoff-Stickstoffwerten im Blut (BUN) und/oder den Kreatininwerten? ❑
- Benutzen Sie eine tägliche Nahrungsergänzung mit mehr als 1 Gramm Vitamin B3 (Niacin)? ❑
- Benutzen Sie eine tägliche Nahrungsergänzung mit mehr als 2 bis 4 Gramm Vitamin C (Ascorbinsäure)? ❑
- Haben Sie kürzlich eine kalorienreduzierte Diät gemacht, um abzunehmen? ❑
- Nehmen Sie antiepileptische Medikamente ein? ❑
- Nehmen Sie andere Medikamente ein, die den Homocysteinspiegel erhöhen (Antirheumatika, Antidiabetika, Kortison, Antiepileptika, Immunsuppressiva, L-Dopa, Lipidsenker, Proteasehemmer)? ❑
- Sind Sie von den nachfolgend gelisteten Gesundheitsproblemen oder Erkrankungen betroffen? ❑

- Demenz ❑
- Diabetes mellitus ❑
- Entzündliche Darmerkrankung (Morbus Crohn, Colitis ulcerosa) ❑
- Entzündliche Erkrankungen inklusive Arthritis, Arthrose, Asthma oder Ekzem ❑
- Fibromyalgie/Burnout ❑
- Herz-Kreislauf-Probleme inklusive Herzinfarkt, Angina pectoris, Herzoperationen, Thrombose ❑
- Kopfschmerzen/Migräne ❑
- Krebs ❑
- Krebsartige Veränderungen der Mundschleimhaut ❑

- Krebsartige Veränderungen der Vaginalschleimhaut ❑
- Magengeschwür (vor allem *Helicobacter pylori*-bedingt) ❑
- Mangelzustand: Folsäure, Vitamin B12/B6/B2, Zink oder Magnesium ❑
- Nierenschwäche/-versagen ❑
- Osteoporose, abnehmende Knochendichte ❑
- Schilddrüsenprobleme ❑
- Schlaganfall ❑
- Schwangerschaftsprobleme inklusive Fehl-, Frühgeburt, Empfängnisprobleme, Missbildungen bei Neugeborenen ❑
- Wechseljahrebeschwerden ❑

Wenn Sie drei oder mehr Punkte angekreuzt haben, sollten Sie Ihren Homocysteinwert und Vitamin-B-Status im Labor prüfen lassen.

A bis Z: Erkrankungen/Zustände mit hohen Homocysteinspiegeln

Hier finden Sie eine Auswahl der häufigsten Zustände und Krankheiten, die mit erhöhten Homocysteinspiegeln verbunden sind. Die vollständige Liste hat über 100 Einträge.

- Alkoholabhängigkeit
- Arteriosklerose/Atherosklerose
- Arthritis
- Arthrose
- Autoimmunerkrankungen (z. B. Diabetes Typ 1, rheumatoide Arthritis)
- Beschleunigte Alterung
- Blutarmut/Anämie (B-Vitaminmangel)
- Blutkrebs/Leukämie
- Brustenge/Angina pectoris
- Brustkrebs
- Burnout
- Cholesterinämie/hohe Gesamt- und LDL-Cholesterinwerte
- Chronische Müdigkeit (häufig mit erhöhter Schmerzempfindichkeit)
- Colitis ulcerosa
- Darmkrebs
- Demenz
- Depression (insbesondere bei Frauen)
- Diabetes mellitus Typ 1 und 2
- Down-Syndrom (bei Müttern mit Down-Syndrom-Kindern)
- Entwicklungsstörungen (Gehirn)
- Epilepsie (bei Kindern und Erwachsenen)
- Fehlgeburt
- Fibromyalgie

- Folsäuremangel (Symptome: Anämie, Ängstlichkeit, Gedächtnisstörungen, Depression u. a.)
- Gedächtnisschwund (höheres Lebensalter)
- Gefäßspasmen: Gehirn (Schlaganfall), Herz (Herzinfarkt)
- Glutathionmangel in der Leber, im Gehirn und anderen Organen
- Glutenüberempfindlichkeit (Zöliakie)
- Hashimoto-Thyreoiditis
- Hautkrebs
- Herzinfarkt
- Herzmissbildungen/Neugeborene
- Hirnschwund (bei „normalen gesunden" älteren Menschen)
- HIV/AIDS
- Impotenz (erektile Dysfunktion)
- Leberzirrhose
- Lungenembolie
- Migräne
- Missbildungen/Neugeborene
- Morbus Crohn
- Neuralrohrdefekt (Neugeborene)
- Nierenschwäche/-versagen (Dialysepatienten)
- Osteoporose
- Östrogenmangel
- Parkinson-Erkrankung
- Polyzystische Eierstockerkrankung (PCOS)
- Psoriasis
- Schilddrüsenkrebs
- Schilddrüsenunterfunktion (Hypothyreose)
- Schizophrenie
- Schlafapnoe-Syndrom

- Schlafstörungen
- Schlaganfall
- Schwangerschaftsprobleme (z. B. Präeklampsie, Frühgeburt)
- Spermienbeweglichkeit reduziert
- Venenthrombose (tiefe)
- Vitamin-B2 (Riboflavin)-Mangel
- Vitamin-B6-Mangel
- Vitamin-B12-Mangel
- Vorzeitiges Ableben (jede Ursache)
- Wechseljahreprobleme
- Zinkmangel

Selbsttest: B12-Mangel

Mit dem nachfolgenden Selbsttest können Sie abschätzen, ob und welcher Grad von B12-Mangel bei Ihnen vorliegen könnte. Je frühzeitiger der Mangel erkannt wird, desto leichter können Sie Beschwerden loswerden und zukünftigen Erkrankungen vorbeugen. [nach Pacholok 2011, Wormer 2017a]

Allgemeinbefinden

Wenn eines der Symptome vorliegt, vergeben Sie 1 Punkt.

- Leiden Sie an Müdigkeit, Erschöpfung oder Schwäche? ☐
- Fühlen Sie sich generell körperlich geschwächt? ☐
- Haben Sie einen Gewichtsverlust oder Appetitlosigkeit bemerkt? ☐
- Leiden Sie an Brustbeklemmung/-schmerzen oder Atemnot/Kurzatmigkeit schon bei gering belastenden Aktivitäten? ☐
- Ist Ihre Haut ungewöhnlich blass, wirkt sie grau oder ist sie zitronengelb verfärbt? ☐
- Ist Ihre Zunge rau, entzündet oder stark gerötet? ☐
- Leiden Sie an Tinnitus oder lästigen Ohrgeräuschen? ☐
- Hat Ihr Arzt bei Ihnen (wenn Sie eine Frau sind) einen abnormen Befund beim Gebärmutterhalsabstrich festgestellt? ☐
- Leiden Sie (wenn Sie eine Frau sind) an Unfruchtbarkeit? ☐
- Leiden Sie (wenn Sie ein Mann sind) an Impotenz? ☐

Nervensystem

Wenn eines der Symptome vorliegt, vergeben Sie 2 Punkte. Für jedes weitere Symptom vergeben Sie 1 Punkt.

- Haben Sie das Gefühl von »Nadelstichen, Kribbeln«, spüren Sie ein Taubheitsgefühl oder Brennen an den Füßen, Händen, Armen und/oder Beinen? ☐
- Leiden Sie an Diabetes mit peripherer Neuropathie? ☐
- Leiden Sie an einer Schwäche in den Armen oder Beinen? ☐
- Haben Sie Benommenheit oder Schwindel bemerkt? ☐
- Sind sie anfällig für Stürze oder fallen Sie häufig hin? ☐

- Haben Andere auffällige Veränderungen Ihres Gangs bemerkt (Stolpern, Humpeln, Trippeln u. a.) oder fällt es Ihnen schwer, lesbar zu schreiben? ❑
- Haben Sie Probleme mit dem Gedächtnis oder Denkvermögen bemerkt: Vergesslichkeit von Namen, Daten, Probleme beim Kopfrechnen? Fühlen Sie sich manchmal verwirrt oder orientierungslos? ❑
- Können Sie in der Dunkelheit gehen, wenn Sie Ihre Füße nicht sehen? ❑
- Erscheint Ihnen Ihre Berührungs- und Schmerzempfindung irgendwie abnorm verändert? ❑
- Haben Sie ein Zittern bemerkt? ❑
- Leiden Sie an Darm- oder Blaseninkontinenz? ❑
- Haben Sie Sehstörungen oder eine Sehschwäche bemerkt? ❑

Psyche

Wenn eines der Symptome vorliegt, vergeben Sie 2 Punkte. Für jedes weitere Symptom vergeben Sie 1 Punkt.

- Haben Sie (oder Andere) Veränderungen Ihrer Persönlichkeit bemerkt: »Sie sind nicht mehr Sie selbst« oder fühlen sich ungewohnt gereizt oder leicht erregbar? ❑
- Fühlen Sie sich teilnahmslos, gleichgültig oder depressiv, wurde bei Ihnen eine Depression diagnostiziert oder hatten Sie Suizidgedanken? ❑
- Haben Sie jemals Wahnvorstellungen oder Halluzinationen bemerkt? ❑
- Neigen Sie zu gewalttätigem Verhalten? ❑
- Wurde bei Ihnen jemals irgendeine Art von Psychose oder eine psychische Erkrankung (inklusive Schizophrenie und bipolare (manisch-depressive) Erkrankung) diagnostiziert? ❑
- Bemerken Sie eine gewisse Paranoia bei sich in Bezug auf die Handlungen und Absichten Anderer? ❑

Blutbild

Wenn eines der Symptome vorliegt, vergeben Sie 2 Punkte. Für jedes weitere Symptom vergeben Sie 1 Punkt.

- Wurde bei Ihnen jemals abnorm große rote Blutzellen (Makrozytose) beobachtet? ❑

- Wurden bei Ihnen jemals abnorm kleine rote Blutzellen, Eisenmangel oder eine Eisenmangelanämie diagnostiziert? ☐
- Wurden bei Ihnen jemals eine Anämie mit Blutarmut und Hämoglobinmangel diagnostiziert oder niedrige Werte von weißen Blutkörperchen oder Blutplättchen gefunden? ☐

Magen und Darm

Wenn eines der Symptome vorliegt, vergeben Sie 2 Punkte. Für jedes weitere Symptom vergeben Sie 1 Punkt.

- Wurde bei Ihnen eine Magenschleimhautentzündung oder eine atrophische Gastritis diagnostiziert? ☐
- Leiden Sie an Magensäuremangel? ☐
- Leiden Sie an Gastritis? ☐
- Leiden Sie an einer Refluxerkrankheit (GERD)? ☐
- Leiden Sie an Divertikulose? ☐
- Hat man bei Ihnen krebsartige Veränderungen am Magen oder einen Magen-Darm-Tumor diagnostiziert? ☐
- Wurden bei Ihnen Magenteile operativ entfernt (z. B. zur Gewichtsreduktion) oder wurde Ihr Krummdarm (Ileum) teilweise oder komplett operativ entfernt? ☐
- Leiden Sie am Malabsorptionssyndrom, z. B. wegen Morbus Crohn, Colitis ulcerosa, Reizdarm oder Zöliakie? ☐
- Ist jemand aus Ihrer näheren Verwandtschaft jemals an perniziöser Anämie (Autoimmunerkrankung) erkrankt? ☐
- Wurde bei Ihnen eine bakterielle Überwucherung im Dünndarm festgestellt? ☐
- Wurde bei Ihnen eine Bandwurmerkrankung oder eine Infektion mit einem anderen Magen-Darm-Parasiten diagnostiziert? ☐

Risikofaktoren

Wenn eines der Symptome vorliegt, vergeben Sie 1 Punkt.

- Sind Sie älter als 60 Jahre? ☐
- Sind Sie Vegetarier, Veganer, Makrobiotiker oder Rohköstler? ☐
- Konsumieren Sie regelmäßig größere Mengen alkoholische Getränke? ☐

- Rauchen Sie? ❑
- Sind Sie jemals anlässlich einer Operation mit Lachgas (Narkose) behandelt worden? ❑
- Benutzen Sie Lachgas als Freizeitdroge? ❑
- Leiden Sie an einer Schilddrüsen- oder einer Autoimmunerkrankung: z. B. Hashimoto-Thyreoiditis, Lupus erythematodes, Typ-1-Diabetes, rheumatoide Arthritis? ❑
- Sind Sie jemals an Krebs erkrankt? Sind Sie mit Chemotherapie oder Bestrahlung behandelt worden? ❑
- Nehmen Sie regelmäßig ein oder mehrere dieser Medikamente ein: Protonenpumpenhemmer (z. B. Omeprazol), H2-Blocker (z. B. Tagamet), Metformin (Diabetiker), Antikonvulsiva (Krampflöser wie Phenytoin), Natrium-Supplemente, Antibabypille, Colchicin (bei Gicht), Neomycin (Antibiotikum), Methotrexat (bei Rheuma), Colestyramin (Cholesterinsenker), Mesalazin (bei entzündlicher Darmerkrankung), 4-Aminosalicylsäure (bei Tuberkulose)? ❑

Bewertung

Geringes Risiko: weniger als 3 Punkte

Wahrscheinlich ist Ihre B12-Versorgung normal und Sie fühlen sich gesund. Denken Sie daran, dass sich die B12-Versorgung mit zunehmendem Alter verschlechtern kann. Achten Sie auf mögliche Risikofaktoren und Warnzeichen für B12-Mangel. Lassen Sie gelegentlich Ihren B12-Status bestimmen.

Moderates Risiko: 3 bis 6 Punkte

Sie sollten Ihren B12-Status bestimmen lassen. Sollte ein B12-Mangel auffallen, können Sie frühzeitig mit Supplementen Symptome beseitigen und Erkrankungen vorbeugen.

Hohes Risiko: 7 oder mehr Punkte

Lassen Sie umgehend Ihren B12-Status bestimmen. Beginnen Sie sofort mit einer passenden Dosierung von B12-Supplementen. Sprechen Sie mit Ihrem Arzt über Ihr Langzeitrisiko durch B12-Mangel oder die damit assoziierten Erkrankungen. Wenn sich Ihr Arzt nicht dafür interessiert, kümmern Sie sich selbst um Ihre B12-Versorgung. Versuchen Sie einen anderen Arzt zu finden, der Ihre Leidensgeschichte respektiert, Ihnen zuhört und Ihre Heilung unterstützt.

Abkürzungen

ACC *American College of Cardiology*

AHA *American Heart Association*

AMD altersbedingte Makuladegeneration

BHMT Betain-Homocystein-Methyltransferase

1C ein Kohlenstoff

CBS Cystathionin-β-Synthase

CRP C-reaktives Protein, ein Entzündungsmarker im Labor

CSE Cholesterinsyntheseenzym

CT Computertomografie

DGE Deutsche Gesellschaft für Ernährung

DHA Docosahexaensäure

dl Deziliter

DNA Desoxyribonukleinsäure (*deoxyribonucleic acid*)

EPA Eicosapentaensäure

EPIC *European Prospective Investigation into Cancer and Nutrition*

g Gramm

HIV AIDS-Virus-Erkrankung

HMG-CoA 3-Hydroxy-3-Methylglutaryl-Coenzym A

Holo-TC Holotranscobalamin II

hsCRP hochempfindliches C-reaktives Protein

Hz Hertz

IF *intrinsic factor*, Intrinsischer Faktor

IGeL individuelle Gesundheitsleistung

IMD Intima-Media-Dicke

kcal Kilokalorie

KHK koronare Herzkrankheit

L-DOPA Levodopa, L-Dopa, L-3,4-Dihydroxyphenylalanin

MCI *mild cognitive impairment*

ME myalgische Enzephalitis

mg Milligramm

µg Mikrogramm

ml Milliliter

MMA Methylmalonsäure

MMACHC *Methylmalonic aciduria and homocystinuria type C protein*

MM-CoA Methylmalonyl-Coenzym A

mmol Millimol

µmol Mikromol

MMSE *mini-mental state-examination,* Denkleistungstest

MRT *magnetic resonance imaging (MRI)*, Magnetresonanztomografie, bildgebendes Verfahren

MS Multiple Sklerose

MTHF 5-Methyl-Tetrahydrofolsäure

MTHFR 5,10-Methylen-Tetrahydrofolat-Reduktase

ng Nanogramm

NMDA N-Methyl-D-Aspartat

NMDAR NMDA-Rezeptor-abhängig

nmol Nanomol

NO Stickstoffmonoxid

NSAR nicht-steroidale Antirheumatika

NTD *neural tube defect*, Neuralrohrdefekt

PABA p-Aminobenzoesäure

pAVK periphere arterielle Verschlusskrankheit

PCSK9 Proproteinconvertase Subtilisin/Kexin Typ 9

PEMT Phosphatidylethanolamin-N-Methyltransferase

pg Pikogramm

PLP Pyridoxal-5-Phosphat, Pyridoxalphosphat

RBC *red blood cell,* Anzahl der roten Blutkörperchen

RNA Ribonukleinsäure

SAH S-Adenosylhomocystein

SAM S-Adenosylmethionin

SSRI *selective serotonin reuptake inhibitor*, Selektive Serotonin-Wiederaufnahmehemmer

TC Transcobalamin

TCII Transcobalamin II

THF Tetrahydrofolsäure

TMG Trimethylglycin

VEGF *vascular endothelial growth factor*

WHO *World Health Organisation*, Weltgesundheitsorganisation

GLOSSAR

Aminotransferase Enzyme in allen Lebewesen, die die Übertragung von α-Aminogruppen von einem Donor- auf ein Akzeptormolekül vermitteln (Transaminierung)

asymptomatisch ohne Beschwerden/Symptome

Atherosklerose Arteriosklerose

Atrophie Schwund/Abbau von Gewebe

Beta-Amyloid Amyloid-beta 40 (Aβ40) und Amyloid-beta 42 (Aβ42), organische Verbindungen zwischen Aminosäuren, im normalen Stoffwechsel fallen sie an, werden aber nicht abgelagert. Beta-Amyloid gilt als giftig für Nervenzellen. Beta-Amyloid-Ablagerungen in Gehirn und Blutgefäßen werden bei Alzheimer-Demenz beobachtet.

Betain Oxidationsprodukt von Cholin. Wie S-Adenosylmethionin (SAM) ist Betain ein wichtiger Methylgruppendonator bei Transmethylierungsprozessen.

1C-Stoffwechsel biochemische Reaktionen, bei denen Verbindungen mit einem Kohlenstoffatom übertragen werden: die 1C-Reste Methyl-, Formiat-, Formimino-, Methylen- und Methenyl-Gruppen. Die dafür erforderlichen Zusatzstoffe sind SAM (S-Adenosylmethionin), unterschiedliche Folate und Betain.

Citratzyklus Kreislauf biochemischer Reaktionen, der eine wichtige Rolle im Stoffwechsel (Metabolismus) lebender Zellen spielt, die vom Sauerstoff abhängig sind. Der Citratzyklus dient dem oxidativen Abbau organischer Stoffe, um Energie zu gewinnen und Zwischenprodukte für Biosynthesen bereitzustellen.

Colitis ulcerosa chronisch-entzündliche Darmerkrankung, ausschließlich des Dickdarms

Cystathionin Zwischenprodukt der Synthese von Cystein

Cystein eine schwefelhaltige proteinogene α-Aminosäure

Demyelinisierung Entmarkung von Nervenfasern: Die Myelinscheide, die die Nervenzelle oder deren Fortsatz (Axon) im zentralen Nervensystem umgibt und elektrisch isoliert, wird geschädigt oder zerstört.

Dermatitis Hautentzündung/-erkrankung

Diabetes Typ 2 „Zuckerkrankheit", eine Störung, bei der Insulin vorhanden, aber an den Zellmembranen nicht mehr ausreichend wirksam ist (Insulinresistenz). Die Insulinproduktion der Bauchspeicheldrüse reicht schließlich nicht mehr aus, um den Blutzuckerspiegel zu kontrollieren und ein Diabetes mellitus Typ 2 macht sich bemerkbar.

Dialyse Blutreinigungsverfahren, Nierenersatztherapie bei chronischem Nierenversagen

Diffusion physikalischer Prozess, bei dem Stoffe eine Membran durchdringen

Dopamin ein biogenes Amin aus der Gruppe der Katecholamine und ein wichtiger (erregender) Neurotransmitter des Nervensystems (Glückshormon) und Arzneistoff

Epigenetik Fachgebiet der Biologie, das sich mit Faktoren der Genaktivität und der zeitweilig festgelegten Entwicklung der Zelle befasst (Änderungen der Genfunktion, die nicht auf Mutation beruhen und dennoch vererbt werden)

Erythrozytenfolat Folsäure in roten Blutzellen, Laborwert des Folsäurestatus

Fibroatherom bindegewebig-faserige Geschwulst im Inneren von Arterien, das bei Arteriosklerose entstehen kann

Folat Summe aller folatwirksamen Verbindungen

Gliazellen Zellen im Nervengewebe mit Stütz- und Haltefunktion

Glutamat einer der wichtigsten erregenden Neurotransmitter im zentralen Nervensystem

Glutathion körpereigenes Antioxidans

Glycin die kleinste und einfachste, nicht essenzielle α-Aminosäure, Bestandteil fast aller Proteine und wichtiger Knotenpunkt im Stoffwechsel

Glycogenphosphorylase Enzym des Zucker (Glykogen)-Stoffwechsels in Zellen

Glycoprotein Makromoleküle aus einem Protein (Eiweiß) und einer oder mehreren gebundenen Zuckergruppen (Kohlenhydrate)

Hämoglobin Blutfarbstoff, eisenhaltiger Proteinkomplex, der in roten Blutkörperchen Sauerstoff bindet und ihnen ihre rote Farbe gibt

Homocystinurie vermehrte Ausscheidung von Homocystein im Urin

Hydrolyse Spaltung einer biochemischen Verbindung durch Reaktion mit Wasser

Hyperhomocysteinämie hohe Homocysteinspiegel im Blut

Kognition Denken im alles umfassenden Sinn

Kollagen Strukturprotein des Bindegewebes (extrazelluläre Matrix), Kollagenfasern haben enorme Zugfestigkeit und sind kaum dehnbar

Makrozytäre Anämie megaloblastäre Anämie, Blutarmut mit abnorm vergrößerten roten Blutzellen durch Vitamin-B12-, Thiamin- oder Folsäuremangel

Manie Raserei, affektive Störung, die meist phasenweise verläuft, Antrieb und Stimmung sind extrem ausgeprägt

Metaanalyse quantitative und statistische Aufarbeitung und Zusammenfassung von Ergebnissen und Daten früherer Einzelstudien

Methionin essenzielle proteinogene, schwefelhaltige α-Aminosäure, kommt in Proteinen aller Lebewesen vor

Methylierung Transfer von Methylgruppen innerhalb einer chemischen Reaktion von einem Molekül auf ein anderes (Donator-Akzeptor-Prinzip)

Mitochondrium Zellorganelle, die vor allem für die Energiegewinnung in lebenden Zellen zuständig ist

Morbus Crohn chronisch-entzündliche Darmerkrankung, bevorzugt des untere Dünndarms (terminales Ileum) und Dickdarms (Colon)

Myelose Entzündung des Rückenmarks (oder des Knochenmarks)

Neuroleptika Antipsychotika, Arzneistoffe (Psychopharmaka) mit sedierender und antipsychotischer Wirkung

Neurotransmitter Botenstoffe des Nervensystems

Oxalsäure Ethandisäure (Kleesäure, *Acidum oxalicum*), einfachste Dicarbonsäure, ihre Salze heißen Oxalate, in höherer Konzentration gesundheitsschädlich, in geringer Konzentration in Lebensmitteln (schwarzer Tee, Pfefferminztee), Wurzeln, Rinden und zahlreichen Pflanzen als unlösliches Calciumoxalat enthalten

Parietalzellen Belegzellen des Magenbodens (*Exocrinocyti parietales*), die Protonen ausschütten, die sich extrazellulär mit Chloridionen zu Salzsäure zusammenlagern und den Intrinsischen Faktor bilden

Periphere Neuropathie Erkrankungen des peripheren Nervensystems (Polyneuropathie), meist Folge anderer Erkrankungen (z. B. Diabetes mellitus) oder neurotoxischer Stoffe (z. B. Alkohol) mit vielfältigen Symptomen (z. B. Empfindungsstörungen)

Perniziöse Anämie perniziös = schädlich, verderbend, Anämie = Blutarmut. Die perniziöse Anämie ist die zweithäufigste Ursache von B12-Mangel weltweit. Perniziöse Anämie ist eine Autoimmunerkrankung: Immunzellen greifen den Intrinsischen Faktor (IF) und Parietalzellen der Magenschleimhaut an. Dann fehlt der für die B12-Aufnahme nötige Intrinsische Faktor.

Peroxinitrit reaktive Stickstoff- bzw. Sauerstoffverbindung (Sauerstoffradikal)

Phenytoin Arzneistoff zur Dauerbehandlung der Epilepsie (Antikonvulsivum), vermuteter Wirkmechanismus: Hemmung von Natriumkanälen mit Stabilisierung des Membranpotentials

Phospholipide phosphorhaltige, amphiphile Fettstoffe (Lipide), die als Membranlipide am Aufbau der Doppellipidschicht einer Biomembran (z. B. Zellwände) beteiligt sind

Prämenstruelles Syndrom Beschwerden, die während der letzten vier bis vierzehn Tage vor der Regelblutung in jedem Monatszyklus der Frau auftreten können und mit Beginn der Regel aufhören

Präsenilin-1-Gen Erbinformation für ein Transmembranprotein. Mutationen der Präsenilin-Gene verursachen die familiäre (genetisch bedingte) Alzheimer-Demenz.

Protein Tau Tau-Protein, ein Protein, das in tierischen Zellen an stützende Zytoskelett-Proteine (Mikrotubuli) bindet und deren Zusammenbau reguliert. Mutationen können beim Menschen erbliche Erkrankungen (z. B. Pick-Krankheit, HDDD-Demenz) verursachen, Alzheimer-Demenz ist eine neurodegenerative Erkrankung mit Ablagerung von Tau-Protein.

Protonenpumpenhemmer Arzneistoffe, die die Bildung von Magensäure über die Hemmung der H+/K+-ATPase (Protonenpumpe) in den Belegzellen (Parietalzellen) des Magens unterdrücken (Magensäureblocker)

Purine wichtige Bausteine von Nukleinsäuren (DNA, RNA), organische Verbindungen

Pyrimidine organische Verbindungen, die sich von Pyrimidin ableiten, einer Base des DNA-Moleküls

Sapropterin natürlicher essenzieller Cofaktor, der zum Abbau der Aminosäure Phenylalanin und für die Produktion von Neurotransmittern (Serotonin, Dopamin, Noradrenalin u. a.) gebraucht wird

Serin proteinogene, nicht essenzielle α-Aminosäure. In Glia- und Nervenzellen wird D-Serin gebildet.

Serotonin Gewebshormon und Neurotransmitter (Glückshormon), der im zentralen Nervensystem, Darmnervensystem, Herz-Kreislauf-System und im Blut vorkommt

Sphingomyelin Phospholipide, Bausteine von Plasmamembranen, insbesondere von Nervenzellen (Myelinscheiden)

Steroidhormone fettähnliche Steroide, die als Hormone wirken: Sexualhormone der Keimdrüsen und Corticosteroide der Nebennierenrinde

Stickstoffmonoxid chemische Verbindung aus den Elementen Stickstoff und Sauerstoff (NO, Stickoxide), farbloses und giftiges Gas, wirkt blutgefäßerweiternd

Succinyl-CoA Thioester der Bernsteinsäure mit dem Coenzym A, Bestandteil des Citratzyklus zur Energiegewinnung

Supplement(ierung) Nahrungsergänzung

Transsulfurierung Übertragung von schwefelhaltigen Molekülen im Aminosäurestoffwechsel

Trizyklische Antidepressiva Antidepressiva mit dreifacher Ringstruktur der Wirkstoffe (z. B. Imipramin, Clomipramin, Amitriptylin)

Tryptophan essenzielle Aminosäure, die mit der Nahrung zugeführt werden muss. L-Tryptophan wird als stimmungsaufhellend, beruhigend und gewichtsreduzierend beschrieben.

Zöliakie Glutenunverträglichkeit mit Merkmalen einer Allergie und Autoimmunerkrankung. Sie verursacht eine chronische Entzündung der Dünndarmschleimhaut aufgrund einer Überempfindlichkeit gegen Bestandteile von Gluten (Klebereiweiß) in vielen Getreidesorten.

FACHLITERATUR

ACC: 67th Scientific Session of the American College of Cardiology (ACC 2018), 10. bis 12. März, Orlando/USA

ACC/AHA (American College of Cardiology, American Heart Association): ASCVD risk estimator. http://tools.acc.org/ASCVD-Risk-Estimator

Addison T: On the constitutional and local effects of disease of the suprarenal capsules. S. Highley, London 1855

Albert MJ, Mathan VI, Baker SJ: Vitamin B12 synthesis by human small intestinal bacteria. *Nature* 283 (1980) 781–782

Almeida OP, McCaul K, Hankey GJ, Norman P, Jamrozik K, Flicker L: Homocysteine and Depression in Later Life. *Arch Gen Psychiatry* 65(11) (2008) 1286–1294

Almeida OP, Marsh K, Ford AH, Flicker L, Davis TM, Hankey GJ: B-vitamins reduce the long-term risk of depression after stroke: The VITATOPS-DEP trial. *Ann Neurol* 68(4) (2010) 503–510

Almeida OP, Ford AH, Flicker L: Systematic review and meta-analysis of randomized placebo-controlled trials of folate and vitamin B12 for depression. *International Psychogeriatrics* 27(5) (2015) 727–737

Anastogiannis H, Karanasios P, Makridou A, Makris N, Argyriou AA: Cobalamin deficiency triggering de novo status epilepticus. *Epileptic Disord* 16(1) (2014) 138–139

Andreotti F, Burzotta F, Mazza A, Manzoli A, Robinson K, Maseri A: Homocysteine and arterial occlusive disease: a concise review. *Cardiologia* 44(4) (1999) 341–345

Andrès E, Kaltenbach G, Noel E, Noblet-Dick M, Perrin AE, Vogel T, Schlienger JL, Berthel M, Blicklé JF: Efficacy of short-term oral cobalamin therapy for the treatment of cobalamin deficiencies related to food-cobalamin malabsorption: a study of 30 patients. *Clin Lab Haematol* 25(3) (2003) 161–166

Andrès, E., Dali-Youcef, N., Vogel, T., Serray, K. Zimmer, J: Oral cobalamin (vitamin B12) treatment. An update. *Int J Lab Hematol* 31 (2009) 1–8

Anitschkov N, Chalatov S: Über experimentelle Cholesterinsteatose und ihre Bedeutung für die Entstehung einiger pathologischer Prozesse. *Centralbl Allgemeine Pathologie Pathol Anatom* 24 (1913) 1–9

Aroda VR, Edelstein SL, Goldberg RB, Knowler WC, Marcovina SM, Orchard TJ, Bray GA, Schade DS, Temprosa MG, White NH, Crandall JP; Diabetes Prevention Program Research Group: Long-term Metformin Use and Vitamin B12 Deficiency in the Diabetes Prevention Program Outcomes Study. *J Clin Endocrinol Metab* 101(4) (2016) 1754–1761

Arshi B, Shaw S: Subacute ascending numbness. *Clin Toxicol* 52 (2014) 905–906

Ashfield-Watt PA, Pullin CH, Whiting JM, Clark ZE, Moat SJ, Newcombe RG, Burr ML, Lewis MJ, Powers HJ, McDowell IF: Methylenetetrahydrofolate reductase 677C-->T genotype modulates homocysteine responses to a folate-rich diet or a low-dose folic acid supplement: a randomized controlled trial. *Am J Clin Nutr* 76(1) (2002) 180–186

Atta HM, El-Rehani MA, Raheim SA, Galal AM: Lowering homocysteine decreases levels and expression of VEGF(165) and endostatin. *J Surg Res* 146(2) (2008) 202–210

Bailey LB: Dietary reference intakes for folate: the debut of dietary folate equivalents. *Nutr Rev* 56(10) (1998) 294–299

Baker SJ: Contribution of the microflora of the small intestine to the vitamin b12 nutriture of man. *Nutr Rev* 39(3) (1981) 147–148

Balander-Gouaille C, Bottiglieri T: Homocysteine related vitamins and neuropsychiatric disorders. Springer, Paris 2003

Balk EM, Raman G, Tatsioni A, Chung M, Lau J, Rosenberg IH: Vitamin B6, B12, and folic acid supplementation and cognitive function: a systematic review of randomized trials. *Arch Intern Med* 167(1) (2007) 21–30

Bar-Shai M, Gott D, Marmor S: Acute psychotic depression as a sole manifestation of vitamin B12 deficiency. *Psychosomatics* 52 (2011) 384–386

Barić I, Staufner C, Augoustides-Savvopoulou P, Chien YH, Dobbelaere D, Grünert SC, Opladen T, Petković Ramadža D, Rakić B, Wedell A, Blom HJ: Consensus recommendations for the diagnosis, treatment and follow-up of inherited methylation disorders. *J Inherit Metab Dis* 40(1) (2017)1 5–20

Bauer J, Wormer EJ: Fibromyalgie. Die Lösung des Schmerzproblems. Kopp, Rottenburg 2018

Bazzano LA, He J, Ogden LG, Loria C, Vupputuri S, Myers L, Whelton PK: Dietary intake of folate and risk of stroke in US men and women: NHANES I Epidemiologic Follow-up Study. National Health and Nutrition Examination Survey. *Stroke* 33(5) (2002) 1183–1188

Bellomo G, Lippi G, Saronio P, Reboldi G, Verdura C, Timio F, Timio M: Inflammation, infection and cardiovascular events in chronic hemodialysis patients: a prospective study. *J Nephrol* 16(2) (2013) 245–251

Benn M, Nordestgaard BG, Frikke-Schmidt R, Tybjærg-Hansen A: Low LDL cholesterol, PCSK9 and HMGCR genetic variation, and risk of Alzheimer's disease and Parkinson's disease: Mendelian randomisation study. *BMJ* 357 (2017) j1648

Berghoff SA, Gerndt N, Winchenbach J, Stumpf SK, Hosang L, Odoardi F, Ruhwedel T, et. al.: Dietary cholesterol promotes repair of demyelinated lesions in the adult brain. *Nat Commun* 8 (2017) 14241

Berkiten G, Yildirim G, Topaloglu I, Ugras H: Vitamin B12 levels in patients with tinnitus and effectiveness of vitamin B12 treatment on hearing threshold and tinnitus. *B-ENT* 9(2) (2013) 111–116

Berlin H, Berlin R, Brante G: Oral treatment of pernicious anemia with high doses of vitamin B12 without intrinsic factor. *Acta Med Scand* 184 (1968) 247–258

Bertoia ML, Pai JK, Cooke JP, Joosten MM, Mittleman MA, Rimm EB, Mukamal KJ: Plasma homocysteine, dietary B vitamins, betaine, and choline and risk of peripheral artery disease. *Atherosclerosis* 235(1) (2014) 94–101

Beydoun I MA, Beydoun HA, GamaldoAA, Teel A, Zonderman AB, Wang Y: Epidemiologic studies of modifiable factors associated with cognition and dementia: systematic review and meta-analysis. *BMC Public Health* 14 (2014) 643

Bhakdi S, Tranum-Jensen J, Utermann G, Füssle R: Binding and partial inactivation of Staphylococcus aureus alpha-toxin by human plasma low density lipoprotein. *J Biol Chem* 258(9) (1983) 5899–5904

Biermer A: A form of progressive pernicious anemia complicated by fatty degeneration in the circulatory apparatus. *Korrespondenzblatt f. Schweiz. Naturforscher, Aerzte* 2 (1872) 15

Bjelland I, Tell GS, Vollset SE, Refsum H, Ueland PM: Folate, vitamin B12, homocysteine, and the MTHFR 677C→T polymorphism in anxiety and depression – The Hordaland Homocysteine Study. *Arch Gen Psychiatry* 60(6) (2003) 618–626

Bleich S, Degner D, Bandelow B, von Ahsen N, Rüther E, Kornhuber J: Plasma homocysteine is a predictor of alcohol withdrawal seizures. *Neuroreport* 11(12) (2000) 2749–2752

Blom HJ, Kölker S, Huemer M, Groenendijk M, Dianisi-Vici C, Morris AA, Baumgartner MR, Kozich V: Consensus guidelines for inherited disorders. 11th International Conference on Homocysteine & One-Carbon Metabolism, 14.–18. May (2017) Abstr. O5

Böttiger LE, Carlson LA: Risk factors for death for males and females. A study of the death pattern in the Stockholm prospective study. *Acta Med Scand* 211(6) (1983) 437–442

Bohula EA, Giugliano RP, Leiter LA, Verma S, Park JG, Sever PS, Pineda AL, Honarpour N, Wang H, Murphy SA, Keech A, Pedersen TR, Sabatine MS: Inflammatory and cholesterol risk in the FOURIER Trial (Further Cardiovascular Outcomes Research With PCSK9 Inhibition in Patients With Elevated Risk). *Circulation* (2018} doi: 10.1161/CIRCULATIONAHA.118.034032

Bolaman Z, Kadikoylu G, Yukselen V, Yavasoglu I, Barutca S, Senturk T: Oral versus intramuscular cobalamin treatment in megaloblastic anemia: a single-center, prospective, randomized, open-label study. *Clin Ther* 25(12) (2003) 3124–3134

Bor MV, Lydeking-Olsen E, Møller J, Nexø E: A daily intake of approximately 6 microg vitamin B-12 appears to saturate all the vitamin B-12-related variables in Danish postmenopausal women. *Am J Clin Nutr* 83(1) (2006) 52–58

Bor MV, von Castel-Roberts KM, Kauwell GPA, Stabler SP, Allen RH, Maneval DR, Bailey LB, Nexo E: Daily intake of 4 to 7 µg dietary vitamin B-12 is associated with steady concentrations of vitamin B-12–related biomarkers in a healthy young population. *Am J Clin Nutr* 91(3) (2010) 571–577

Bostom AG, Rosenberg IH, Silbershatz H, Jacques PF, Selhub J, D'Agostino RB, Wilson PW, Wolf PA: Nonfasting plasma total homocysteine levels and stroke incidence in elderly persons: the Framingham Study. *Ann Intern Med* 131(5) (1999) 352–355

Bots ML, Launer LJ, Lindemans J, Hoes AW, Hofman A, Witteman JC, Koudstaal PJ, Grobbee DE: Homocysteine and short-term risk of myocardial infarction and stroke in the elderly: the Rotterdam Study. *Arch Intern Med* 159(1) (1999) 38–44

Boustani, M Peterson B, Hanson L, Harris R, Lohr KN: Screening for Dementia in Primary Care: A Summary of the Evidence for the U.S. Preventive Services Task Force. *Ann Intern Med* 138(11) (2003) 927–937

Braly JB, Holford P: The H-factor solution. Basic Health Publications, North Bergen 2003

Brandt EJ, Myerson R, Perraillon MC, Polonsky TS: Hospital Admissions for Myocardial Infarction and Stroke Before and After the Trans-Fatty Acid Restrictions in New York. *JAMA Cardiol* 2(6) (2017) 627–634

Broekmans WM, Klöpping-Ketelaars IA, Schuurman CR, Verhagen H, van den Berg H, Kok FJ, van Poppel G: Fruits and vegetables increase plasma carotenoids and vitamins and decrease homocysteine in humans. *J Nutr* 130(6) (2000) 1578–1583

Brouwer IA, van Dusseldorp M, West CE, Meyboom S, Thomas CM, Duran M, van het Hof KH, Eskes TK, Hautvast JG, Steegers-Theunissen RP: Dietary folate from vegetables and citrus fruit decreases plasma homocysteine concentrations in humans in a dietary controlled trial. *J Nutr* 129(6) (1999) 1135–1139

Brownstein D: Vitamin B-12 for health. Medical Alternative Press, Fieldbrook 2012

Bunout D, Petermann M, de la Maza P, Kauffmann R, Suazo M, Hirsch S: Serum homocysteine levels in healthy Chilean adults. *Rev Med Chil* 126(8) (1998) 905–910

Butz LW, du Vigneaud V: The formation of a homologue of cystine by the decomposition of methionine with sulfuric acid. *J Biol Chem* 99 (1932) 135–142

Cafolla A, Dragoni F, Girelli G, Tosti ME, Costante A, Pastorelli D, Bedogni G, Scott S: Folate status in Italian blood donors: relation to gender and smoking. *Haematologica* 85(7) (2000) 694–698

Carmel R, Mallidi PV, Vinarskiy S, Brar S, Frouhar Z: Hyperhomocysteinemia and cobalamin deficiency in young Asian Indians in the United States. *Am J Hematol* 70(2) (2002) 107–114

Carmel R: Subclinical cobalamin deficiency. *Curr Opin Gastroenterol* 28 (2012) 151–158

Castle WB, Ham TH: Observations on the etiologic relationship of achylia gastrica to pernicious anemia. V. Further evidence for the essential participation of extrinsic factor in hematopoietic responses to mixtures of beef muscle and gastric juice and to hog stomach mucosa. *JAMA* 251 (1936) 514–521

Cattaneo M, Lombardi R, Lecchi A, Bucciarelli P, Mannucci PM: Low plasma levels of vitamin B(6) are independently associated with a heightened risk of deep-vein thrombosis. *Circulation* 104 (2001) 2442–2446

Cattaneo M, Lombardi R, Lecchi A, Bos G, Blom H, Rosendal F, den Heijer M: Low plasma levels of vitamin B6 and recurrent venous thrombosis: risk assessment and effect of combined vitamin supplementation in the VITRO-trial. *J Thromb Haemost* 3 (2005) P1079

Chambers JC, Obeid OA, Kooner JS: Physiological increments in plasma homocysteine induce vascular endothelial dysfunction in normal human subjects. *Arterioscler Thromb Vasc Biol* 19(12) (1999) 2922–2927

Chan WB, Tong PC, Chow CC, So WY, Ng MC, Ma RC, Osaki R, Cockram CS, Chan JC: Triglyceride predicts cardiovascular mortality and its relationship with glycaemia and obesity in Chinese type 2 diabetic patients. *Diabetes Metab Res Rev* 21(2) (2005) 183–188

Chen S, Guo X, Dong S, Li Z, Sun Y: Relationship between lifestyle factors and hyperhomocysteinemia in general Chinese population: a cross-sectional study. *Postgrad Med* 129(2) (2017) 216–223

Chien LW, Chang HC, Liu CF: Effect of yoga on serum homocysteine and nitric oxide levels in adolescent women with and without dysmenorrhea. *J Altern Complement Med* 19(1) (2013) 20–23

Chiuve SE, Giovannucci EL, Hankinson SE, Zeisel SH, Dougherty LW, Willett WC, Rimm EB: The association between betaine and choline intakes and the plasma concentrations of homocysteine in women. *Am J Clin Nutr* 86(4) (2007) 1073–1081

Cho E, Zeisel SH, Jacques P, Selhub J, Dougherty L, Colditz GA, Willett WC: Dietary choline and betaine assessed by food-frequency questionnaire in relation to plasma total homocysteine concentration in the Framingham Offspring Study. *Am J Clin Nutr* 83(4) (2006) 905–911

Christen WG, Glynn RJ, Chew EY, Albert CM, Manson JE: Folic acid, pyridoxine, and cyanocobalamin combination treatment and age-related macular degeneration in women: the Women's Antioxidant and Folic Acid Cardiovascular Study. *Arch Intern Med* 169(4) (2009) 335–341

Christen WG, Cook NR, Chiuve SE, Ridker PM, Gaziano JM: Prospective study of plasma homocysteine, its dietary determinants, and risk of age-related macular degeneration in men. *Ophthalmic Epidemiol* 25(1) (2018) 79–88

Christensen KE, Mason JB, Rozen R: Folate and cancer risk. In: Herrmann W, Obeid R (eds.): Vitamins in the prevention of human diseases. De Gruyter, Berlin 2011, p. 166–186

Clarke R, Smith AD, Jobst KA, Refsum H, Sutton L, Ueland PM: Folate, vitamin B12, and serum total homocysteine levels in confirmed Alzheimer disease. *Arch Neurol* 55(11) (1998) 1449–1455

Clarke R, Bennett DA, Parish S, Verhoef P, Dötsch-Klerk M, Lathrop M, Xu P, Nordestgaard BG, Holm H, Hopewell JC, Saleheen D, Tanaka T, Anand SS, MTHFR Studies Collaborative Group: Homocysteine and coronary heart disease: meta-analysis of MTHFR case-control studies, avoiding publication bias. *PLoS One* 9(2) (2012) e1001177

Clarke EM, Thompson RC, Allam AH, Wann LS, Lombardi GP, M. Sutherland ML, Sutherland JD, Cox SL, et al.: Is atherosclerosis fundamental to human aging? Lessons from ancient mummies. *J Cardiology* 63 (2014a) 329–334

Clarke R, Bennett D, Parish S, Lewington S, Skeaff M, Eussen SJ, Lewerin C, Stott DJ; et al.: B-Vitamin treatment trialists' collaboration: Effects of homocysteine lowering with B vitamins on cognitive aging: meta-analysis of 11 trials with cognitive data on 22,000 individuals. *Am J Clin Nutr* 100(2) (2014b) 657–666

Collin SM: Folate and B12 in prostate cancer. *Adv Clin Chem* 60 (2013) 1–63

Collins AB, Pawlak R: Prevalence of vitamin B-12 deficiency among patients with thyroid dysfunction. *Asia Pac J Clin Nutr* 25(2) (2016) 221–226

Cowan LD, O'Connell DL, Criqui MH, Barrett-Connor E, Bush TL, Wallace RB: Cancer mortality and lipid and lipoprotein levels. Lipid Research Clinics Program Mortality Follow-up Study. *Am J Epidemiol* 131(3) (1990) 468–482

Cravo ML, Glória LM, Selhub J, Nadeau MR, Camilo ME, Resende MP, Cardoso JN, Leitão CN, Mira FC: Hyperhomocysteinemia in chronic alcoholism: correlation with folate, vitamin B-12, and vitamin B-6 status. *Am J Clin Nutr* 63(2) (1996) 220–224

CTT (Cholesterol Treatment Trialists') Collaboration: Efficacy and safety of more intensive lowering of LDL cholesterol: a meta-analysis of data from 170 000 participants in 26 randomised trials. *Lancet* 376(9753) (2010) 1670–1681

Curfman G: Risks of Statin Therapy in Older Adults. *JAMA Intern Med* 177(7) (2017) 966

Dale KM1, Coleman CI, Henyan NN, Kluger J, White CM: Statins and cancer risk: a meta-analysis. *JAMA* 295(1) (2006) 74–80

Dalery K, Lussier-Cacan S, Selhub J, Davignon J, Latour Y, Genest J Jr: Homocysteine and coronary artery disease in French Canadian subjects: relation with vitamins B12, B6, pyridoxal phosphate, and folate. *Am J Cardiol* 75(16) (1995) 1107–1111

Dardiotis E, Arseniou S, Sokratous M, Tsouris Z, Siokas V, Mentis AA, Michalopoulou A, Andravizou A, Dastamani M, Paterakis K, Bogdanos D, Brotis A: Vitamin B12, folate, and homocysteine levels and multiple sclerosis: A meta-analysis. *Mult Scler Relat Disord* 17 (2017) 190–197

D'Cunha NM, Georgousopoulou EN, Dadigamuwage L, Kellett J, Panagiotakos DB, Thomas J, McKune AJ, Mellor DD, Naumovski N: Effect of long-term nutraceutical and dietary supplement use on cognition in the elderly: a 10-year systematic review of randomised controlled trials. *Br J Nutr* 119(3) (2018) 280–298

Dehghan M, Mente A, Zhang X, Swaminathan S, Li W, Mohan V, Iqbal R, Kumar R, Wentzel-Viljoen E, Rosengren A, Amma LI, Avezum A, et al.; Prospective Urban Rural Epidemiology (PURE) study investigators: Associations of fats and carbohydrate intake with cardiovascular disease and mortality in 18 countries from five continents (PURE): a prospective cohort study. *Lancet* 390(10107) (2017) 2050–2062

de Carvalho JF, Silva DN: Serum levels of vitamin B12 (cobalamin) in fibromyalgia. *Rheumatol Int* 36(5) (2016) 741–742

Dekou V, Gudnason V, Hawe E, Miller GJ, Stansbie D, Humphries SE: Gene-environment and gene-gene interaction in the determination of plasma homocysteine levels in healthy middle-aged men. *Thromb Haemost* 85(1) (2001) 67–74

de Lau LM, Koudstaal PJ, Hofman A, Breteler MM: Serum cholesterol levels and the risk of Parkinson's disease. *Am J Epidemiol* 164(10) (2006) 998–1002

de la Vega MJ, Santolaria F, González-Reimers E, Alemán MR, Milena A, Martínez-Riera A, González-García C: High prevalence of hyperhomocysteinemia in chronic alcoholism: the importance of the thermolabile form of the enzyme methylenetetrahydrofolate reductase (MTHFR). *Alcohol* 25(2) (2001) 59–67

Delpre G, Stark P, Niv Y: Sublingual therapy for cobalamin deficiency as an alternative to oral and parenteral cobalamin supplementation. *Lancet* 354(9180) (1999) 740–741

den Heijer M: Vitamin B6. In: Herrmann W, Obeid R (eds.): Vitamins in the prevention of human diseases. De Gruyter, Berlin 2011, p. 75–89

den Heijer M, Lewington S, Clarke R: Homocysteine, MTHFR and risk of venous thrombosis: a meta-analysis of published epidemiological studies. *J Thromb Haemost* 3(2)(2005) 292–299

Deutsche Herzstiftung (Hrsg.): Deutscher Herzbericht 2017. Sektorenübergreifende Versorgungsanalyse zur Kardiologie, Herzchirurgie und Kinderherzmedizin in Deutschland. Deutsche Herzstiftung e.V., Frankfurt a. M. 2017

DGE – Deutsche Gesellschaft für Ernährung, Österreichische Gesellschaft für Ernährung, Schweizerische Gesellschaft für Ernährungsforschung, Schweizerische Vereinigung für Ernährung (Hrsg.): Referenzwerte für die Nährstoffzufuhr. 1. Aufl./5. Nachdr. DGE, Bonn 2013, http://www.dge.de

DGK (Deutsches Grünes Kreuz e. V.): Vitamine in der Zahnpasta gegen Mangelerscheinungen? *Kinderkrankenschwester* 31(7) (2012) 296

Díaz de Tuesta AM, Ribó MD, Belinchón O, Marchena PJ, Bruscas MJ, Val E, Cortés A, Nieto JA: Low levels of vitamin B12 and venous thromboembolic disease in elderly men. *J Intern Med* 258(3) (2005) 244–249

Diener H-C: Sekundärprävention des Schlaganfalls: Was ist neu? *Dtsch Arztebl* 104(44) (2007) A3016

Dimitrova KR, DeGroot K, Myers AK, Kim YD: Estrogen and homocysteine. *Cardiovasc Res* 53(3) (2002) 577–588

Dixon JB, Dixon ME, O'Brien PE: Reduced plasma homocysteine in obese red wine consumers: a potential contributor to reduced cardiovascular risk status. *Eur J Clin Nutr* 56(7) (2002) 608–614

Doan T, Chao JR: A woman with bilateral maculopathy and acquired vitamin B12 deficiency. *Eye* 28 (2014) 905–906

Donaldson MS: Metabolic vitamin B12 status on a mostly raw vegan diet with follow-up using tablets, nutritional yeast, or probiotic supplements. *Ann Nutr Metab* 44(5-6) (2000) 229–234

Duggan C, Srinivasan K, Thomas T, Samuel T, Rajendran R, Muthayya S, Finkelstein JL, Lukose A, Fawzi W, Allen LH, Bosch RJ, Kurpad AV: Vitamin B-12 supplementation during pregnancy and early lactation increases maternal, breast milk, and infant measures of vitamin B-12 status. *J Nutr* 144(5) (2014) 758–764

Durga J, van Boxtel MP, Schouten EG, Kok FJ, Jolles J, Katan MB, Verhoef P: Effect of 3-year folic acid supplementation on cognitive function in older adults in the FACIT trial: a randomised, double blind, controlled trial. *Lancet* 369(9557) (2007) 208–216

du Vigneaud V: A trail of research in sulfur chemistry and metabolism and related fields. Cornell University Press, Ithaka, NY 1952

Edison RJ, Muenke M.: Central nervous system and limb anomalies in case reports of first-trimester statin exposure. *N Engl J Med* 350(15) (2004) 1579–1582

EG – Richtlinie 2008/100/EG der Kommission vom 28. Oktober 2008 zur Änderung der Richtlinie 90/496/EWG des Rates über die Nährwertkennzeichnung von Lebensmitteln hinsichtlich der empfohlenen Tagesdosen, der Umrechungsfaktoren für den Energiewert und der Definitionen http://eur-lex.europa.eu/LexUriServ/LexUriServ.do?uri=OJ:L:2008:285:0009:01:DE:HTML

Elmadfa I, Singer I: Vitamin B-12 and homocysteine status among vegetarians: a global perspective. *Am J Clin Nutr* 89(Suppl) (2009) 1693S–1698S

Engels A, Schröer U, Schremmer D: Efficacy of a combination therapy with vitamins B6, B12 and folic acid for general feeling of ill-health. Results of a non-interventional post-marketing surveillance study. *MMW Fortschr Med* 149(49/50) (2007) 51

Enig MG: Know your fats: The complete primer for understanding the nutrition of fats, oils, and cholesterol. Bethesda Press, Silver Spring, MD 2000

Enneman AW, Swart KM, van Wijngaarden JP, van Dijk SC, Ham AC, Brouwer-Brolsma EM, van der Zwaluw NL, et al.: Effect of vitamin B12 and folic acid supplementation on bone mineral density and quantitative ultrasound parameters in older people with an elevated plasma homocysteine level: B-PROOF, a randomized controlled trial. *Calcif Tissue Int* 96(5) (2015) 401–409

Erbe S, Pellert UN: Folate in der Depressionsbehandlung. *Fortschr Neurol Psychiatr* 82 (2014) 78–83

Estruch R, Martínez-González MA, Corella D, Salas-Salvadó J, Fitó M, Chiva-Blanch G, Fiol M, Gómez-Gracia E, Arós F, Lapetra J, Serra-Majem L, Pintó X, Buil-Cosiales P, Sorlí JV, Muñoz MA, Basora-Gallisá J, Lamuela-Raventós RM, Serra-Mir M, Ros E; PREDIMED Study Investigators: Effect of a high-fat Mediterranean diet on bodyweight and waist circumference: a prespecified secondary outcomes analysis of the PREDIMED randomised controlled trial. *Lancet Diabetes Endocrinol* 4(8) (2016) 666–676

Etgen T, Sander D, Bickel H, Förstl: Leichte kognitive Störung und Demenz. *Dtsch Arztebl Int* 108(44) (2011) 743–750

Eussen SJ, de Groot LC, Clarke R, Schneede J, Ueland PM, Hoefnagels WH, van Staveren WA: Oral cyanocobalamin supplementation in older people with vitamin B12 deficiency: a dose-finding trial. *Arch Intern Med* 165(10) (2005) 1167–1172

Fabian E, Elmadfa I: Nutritional situation of the elderly in the European Union: data of the European Nutrition and Health Report (2004). *Ann Nutr Metab* 52 (Suppl 1) (2008) 57–61

Fahmy EM, Elfayoumy NM, Abdelalim AM, Sharaf SA, Ismail RS, Elshebawy H: Relation of serum levels of homocysteine, vitamin B12 and folate to cognitive functions in multiple sclerosis patients. *Int J Neurosci* 31 (2018) 1–23

Fayfman M, Niu J, Zhang YQ, Felson DT, Sack B, Aliabadi P, Selhub J, Hunter DJ: The relation of plasma homocysteine to radiographic knee osteoarthritis. *Osteoarthritis Cartilage* 17 (6) (2009) 766–771

Ferri CP, Prince M, Brayne C, Brodaty H, Fratiglioni L, Ganguli M, Hall K, Hasegawa K, Hendrie H, Huang Y, Jorm A, Mathers C, Menezes PR, Rimmer E, Scazufca M, and Alzheimer's Disease International: Global prevalence of dementia: a Delphi consensus study. *Lancet* 366(9503) (2005) 2112–2117

Finkelstein JD, Mudd SH, Irreverre F, Laster L: Homocystinuria due to cystathionine synthetase deficiency: The mode of inheritance. *Science* 146(3645) (1964) 785–787

Flood VM, Smith WT, Webb KL, Rochtchina E, Anderson VE, Mitchell P: Prevalence of low serum folate and vitamin B12 in an older Australian population. *Aust NZ J Public Health* 30(1) (2006) 38–41

Flynn A, Hirvonen T, Mensink GB, Ocké MC, Serra-Majem L, Stos K, Szponar L, Tetens I, Turrini A, Fletcher R, Wildemann T: Intake of selected nutrients from foods, from fortification and from supplements in various European countries. *Food Nutr Res* 53 Suppl 1 (2009) doi: 10.3402/fnr.v53i0.2038

Flynn MA, Irvin W, Krause G: The effect of folate and cobalamin on osteoarthritic hands. *J Am Coll Nutr* 13(4) (1994) 351–356

Franke C, Verwied-Jorky S, Campoy C, Trak-Fellermeier M, Decsi T, Dolz V, Koletzko B: Dietary intake of natural sources of docosahexaenoic acid and folate in pregnant women of three European cohorts. *Ann Nutr Metab* 53(3-4) (2008) 167–174

Frankenburg FR: Vitamin discoveries and disasters. Praeger, Santa Barbara 2009

Friso S, Jacques PF, Wilson PW, Rosenberg IH, Selhub J: Low circulating vitamin B(6) is associated with elevation of the inflammation marker C-reactive protein indepe dently of plasma homocysteine levels. *Circulation* 103(23) (2001) 2788–2791

Gebbers JO: Cholesterin ist für die Atherosklerose ohne Bedeutung. Die Ergebnisse von Autopsien stützen die Lipidhypothese nicht. *Ars Medici* 88 (1998) 564–569

Georget A: Cholesterin, der große Bluff (*Cholestérol, le grand bluff*). Dokumentarfilm. Arte 2016, 77 min

Gilbody S, Lightfoot T, Sheldon T: Is low folate a risk factor for depression? A meta-analysis and exploration of heterogeneity. *J Epidemiol Community Health* 61 (2007) 631–637

Gimsing P, Hippe E, Helleberg-Rasmussen I, Moesgaard M, Nielsen JL, Bastrup-Madsen P, Berlin R, Hansen T: Cobalamin forms in plasma and tissue during treatment of vitamin B12 deficiency. *Scand J Haematol* 29(4) (1982) 311–318

Goff DC, Bottiglieri T, Arning E, Shih V, Freudenreich O, Evins AE et al.: Folate, homocysteine, and negative symptoms in schizophrenia. *Am J Psychiatry* 161 (2004) 1705–1708

Golomb BA: Cholesterol and violence: is there a connection? *Ann Intern Med* 128 (1998) 478–487

Gordon T, Castelli WP, Hjortland MC, Kannel WB, Dawber TR: High density lipoprotein as a protective factor against coronary heart disease. The Framingham Study. *Am J Med* 62(5) (1977) 707–714

Gorman EB, Finnell RH: Folate fortification for prevention of neural tube defects. In: Herrmann W, Obeid R (eds.): Vitamins in the prevention of human diseases. De Gruyter, Berlin 2011, p. 114–125

Green R, Miller JW: Folate deficiency beyond megaloblastic anemia: hyperhomocysteinemia and other manifestations of dysfunctional folate status. *Semin Hematol* 36(1) (1999) 47–64

Grubben MJ, Boers GH, Blom HJ, Broekhuizen R, de Jong R, van Rijt L, de Ruijter E, Swinkels DW, Nagengast FM, Katan MB: Unfiltered coffee increases plasma homocysteine concentrations in healthy volunteers: a randomized trial. *Am J Clin Nutr* 71(2) (2000) 480–484

Grundy SM: Multifactorial etiology of hypercholesterolemia. Implications for prevention of coronary heart disease. *Circulation* 86 (1992) 1619–1635

Guasch M, Zong G, Willett W, Zock P, wanders A, Hu F, Sun Q: Associations of Monounsaturated Fatty Acids From Plant and Animal Sources With Total and Cardiovascular Mortality Risk. *American Heart Association* Meeting Report (2018) – Poster Presentation MP40 – Session MP07

György P: The history of vitamin B6. *Am J Clin Nutr* 4 (1956) 313–317

Halil MI, Yavuz B, Yavuz BB, Cankurtaran M, Dede DS, Ulger Z, Barak A, Karabulut E, Aytemir K, Kabakci G, Ariogul S, Oto A: Novel cardiovascular risk factors in the elderly and their correlation with the Framingham risk score. *J Cardiovasc Med (Hagerstown)* 9(7) (2008) 683–687

Hall CA, Begley JA, Green-Colligan PD: The availability of therapeutic hydroxocobalamin to cells. *Blood* 63(2) (1984) 335–341

Halsted CH, Esfandiari F, Medici V: Folate in chronic alcoholism and alcoholic liver disease. In: Herrmann W, Obeid R (eds.): Vitamins in the prevention of human diseases. De Gruyter, Berlin 2011, p. 153–166

Han BH, Sutin D, Williamson JD, Davis BR, Piller LB, Pervin H, Pressel SL, Blaum CS; ALLHAT Collaborative Research Group: Effect of Statin Treatment vs Usual Care on Primary Cardiovascular Prevention Among Older Adults: The ALLHAT-LLT Randomized Clinical Trial. *JAMA Intern Med* 177(7) (2017) 955–965

Hankey GJ, Ford AH, Yi Q, Eikelboom JW, Lees KR, Chen C, Xavier D, Navarro JC, Ranawaka UK, Uddin W, Ricci S, Gommans J, Schmidt R, Almeida OP, van Bockxmeer FM; VITATOPS Trial Study Group: Effect of B vitamins and lowering homocysteine on cognitive impairment in patients with previous stroke or transient ischemic attack: a prespecified secondary analysis of a randomized, placebo-controlled trial and meta-analysis. *Stroke* 44(8) (2013) 2232–2239

Haapala EA, Laukkanen JA, Takken T, Kujala UM, Finni T: Peak oxygen uptake, ventilatory threshold, and arterial stiffness in adolescents. *Eur J Applied Physiol* (2018) DOI: 10.1007/s00421-018-3963-3

Hardy ML, Coulter I, Morton SC, Favreau J, Venuturupalli S, Chiappelli F, Rossi F, Orshansky G, Jungvig LK, Roth EA, Suttorp MJ, Shekelle P: S-Adenosyl-L-Methionine for Treatment of Depression, Osteoarthritis, and Liver Disease: Summary. *AHRQ Evidence Report Summaries* (2003)

Herbert V: Vitamin B-12: plant sources, requirements, and assay. *Am J Clin Nutr* 48(3 Suppl) (1988) 852–858

Hernanz A, Plaza A, Martín-Mola E, De Miguel E: Increased plasma levels of homocysteine and other thiol compounds in rheumatoid arthritis women. *Clin Biochem* 32(1) (1999) 65–70

Herrmann W, Schorr H, Obeid R, Geisel J: Vitamin B-12 status, particularly holotranscobalamin II and methylmalonic acid concentrations, and hyperhomocysteinemia in vegetarians. *Am J Clin Nutr* 78(1) (2003a) 131–136

Herrmann W, Schorr H, Obeid R, Geisel J: Functional vitamin B12 deficiency and determination of holotranscobalamin in populations at risk. *Clin Chem Lab Med* 41(11) (2003b) 1478–1488

Herrmann M, Schmidt J, Umanskaya N, Colaianni G, Al Marrawi F, Widmann T, Zallone A, Wildemann B, Herrmann W: Stimulation of osteoclast activity by low B-vitamin concentrations. *Bone* 41(4) (2007a) 584–591

Herrmann M, Schmidt JP, Umanskaya N, Wagner A, Taban-Shomal O, Widmann T, Colaianni G, Wildemann B, Herrmann W: The role of hyperhomocysteinemia as well as folate, vitamin B(6) and B(12) deficiencies in osteoporosis: a systematic review. *Clin Chem Lab Med* 45(12) (2007b) 1621–1632

Herrmann M, Wildemann B, Claes L, Klohs S, Ohnmacht M, Taban-Shomal O, Hübner U, Pexa A, Umanskaya N, Herrmann W: Experimental hyperhomocysteinemia reduces bone quality in rats. *Clin Chem* 53(8) (2007c) 1455–1461

Herrmann W, Lorenz S, Obeid R: Hyperhomocysteinämie und B-Vitaminmangel bei neurologischen und psychiatrischen Erkrankungen. *Fortschr Neurol Psychiat* 75 (2007d) e1–e18

Herrmann W, Obeid R: Ursachen und frühzeitige Diagnostik von Vitamin-B12-Mangel. *Deutsch Ärzteblatt* 105(40) (2008) 680–685

Herrmann W, Obeid R: Cobalamin deficiency. In: Herrmann W, Obeid R (eds.): Vitamins in the prevention of human diseases. De Gruyter, Berlin 2011, p. 213–242

Herrmann W, Obeid R: Hyperhomocysteinämie und degenerative Erkrankungen. In: Thomas L (ed.): Labor und Diagnose. 8. Aufl. TH-Books, Frankfurt/Main 2012a, p. 694–705

Herrmann W, Obeid R: Homocystein. In: Thomas L (ed.): Labor und Diagnose. 8. Aufl. TH-Books, Frankfurt/Main 2012b, S. 705–711

Herrmann W, Obeid R: Vitamin B12 (Cobalamin). In: Thomas L (ed.): Labor und Diagnose. 8. Aufl. TH-Books, Frankfurt/Main 2012c, S. 711–722

Herrmann W, Obeid R: Vitamin B6. In: Thomas L (ed.): Labor und Diagnose. 8. Aufl. TH-Books, Frankfurt/Main 2012d, S. 733–741

Herrmann W, Kirsch SH, Obeid R: Folat (Vitamin B9). In: Thomas L (ed.): Labor und Diagnose. 8. Aufl. TH-Books, Frankfurt/Main 2012e, S. 723–733

Hertz H, Kristensen HP, Hoff-Jorgensen E: Studies on vitamin B12 retention. Comparison of retention following intramuscular injection of cyanocobalamin and hydroxocoabalamin. *Scand J Haematol* 1 (1964) 5–15

Hodgkin DC, Kamper J, Mackay M, Pickworth J, Trueblood KN, White JG: Structure of vitamin B12. *Nature* 178 (1956) 64–66

Hodgkin DC: The Xray analysis of complicated molecules. Nobelpreis-Vortrag 1964. http://www.nobelprize.org/nobel_prizes/chemistry/laureates/1964/hodgkin-lecture.pdf

Hodgson JM, Puddey IB, van Bockxmeer FM, Burke V: Acute effects of tea on fasting and non-fasting plasma total homocysteine concentrations in human subjects. *Br J Nutr* 97(5) (2007) 842–846

Hooshmand B, Solomon A, Kåreholt I, Leiviskä J, Rusanen M, Ahtiluoto S, Winblad B, Laatikainen T, Soininen H, Kivipelto M: Homocysteine and holotranscobalamin and the risk of Alzheimer disease: a longitudinal study. *Neurology* 75(16) (2010) 1408–1414

Hooshmand B, Refsum H, Smith AD, Kareholt I, von Arnim C, Laukka EJ, Bäckman L, Fratiglioni L, Kivipelto M: Vitamin B12, folate, and sulfur amino-acids as risk factors for dementia and cognitive decline: a longitudinal population based study. 11th International Conference on Homocysteine & One-Carbon Metabolism, 14.–18. May (2017) Abstr. O39

Howard BV, Van Horn L, Hsia J, Manson JE et al.: Low-Fat Dietary Pattern and Risk of Cardiovascular DiseaseThe Women's Health Initiative Randomized Controlled Dietary Modification Trial. *JAMA* 295(6) (2006) 655–666

HSC/Homocysteine Studies Collaboration: Homocysteine and risk of ischemic heart disease and stroke: A meta-analysis. *JAMA* 288(16) (2002) 2015–2022

Huemer M, Ausserer B, Graninger G, Hubmann M, Huemer C, Schlachter K et al.: Hyperhomocysteinemia in children treated with antiepileptic drugs is normalized by folic acid supplementation. *Epilepsia* 46 (2005) 1677–1683

Huemer M, Kožich V, Rinaldo P, Baumgartner MR Merinero B, Pasquini E, Ribes A, Blom HJ: Newborn screening for homocystinurias and methylation disorders: systematic review and proposed guidelines. *J Inherit Metab Dis* 38(6) (2015) 1007–1019

Huemer M, Diodato D, Schwahn B, Schiff M, Bandeira A, Benoist JF, Burlina A, Cerone R, et al.: Guidelines for diagnosis and management of the cobalamin-related remethylation disorders cblC, cblD, cblE, cblF, cblG, cblJ and MTHFR deficiency. *J Inherit Metab Dis* 40(1) (2017) 21–48

Huesch MD: Association of Baseline Statin Use Among Older Adults Without Clinical Cardiovascular Disease in the SPRINT Trial. *JAMA Intern Med* (2018) doi: 10.1001/jamainternmed.2017.7844

Hunt A, Harrington D, Robinson S: Vitamin B12 deficiency. *BMJ* 349 (2014) g5226

Hutto BR: Folate and cobalamin in psychiatric illness. *Compr Psychiatry* 38 (1997) 305–314

Ignatovsky MA: Influence de la nourriture animale sur l'organisme des lapins. *Virchow's Arch Pathol Anatom Physiol Klin Med* 20 (1908) 1–20

Ignatovsky MA: Über die Wirkung des tierischen Eiweisses auf die Aorta und die parenchymatösen Organe der Kaninchen. *Virchow's Arch Pathol Anatom Physiol Klin Med* 198 (1909) 248–270

Jacobs D, Blackburn H, Higgins M, Reed D, Iso H, McMillan G, Neaton J, Nelson J, Potter J, Rifkind B, et al.: Report of the Conference on Low Blood Cholesterol: Mortality Associations. *Circulation* 86(3) (1992) 1046–1060

Jacques PF, Bostom AG, Wilson PW, Rich S, Rosenberg IH, Selhub J: Determinants of plasma total homocysteine concentration in the Framingham Offspring cohort. *Am J Clin Nutr* 73(3) (2001) 613–621

James SJ, Cutler P, Melnyk S, Jernigan S, Janak L, Gaylor DW, Neubrander JA: Metabolic biomarkers of increased oxidative stress and impaired methylation capacity in children with autism. *Am J Clin Nutr* 80 (2004) 1611–1617

James SJ, Melnyk S, Fuchs G, Reid T, Jernigan S, Pavliv O, Hubanks A, Gaylor DW: Efficacy of methylcobalamin and folinic acid treatment on glutathione redox status in children with autism. *Am J Clin Nutr* 89(1) (2009) 425–430

Janson JJ, Galarza CR, Murúa A, Quintana I, Przygoda PA, Waisman G, Camera L, Kordich L, Morales M, Mayorga LM, Camera MI: Prevalence of hyperhomocysteinemia in an elderly population. *Am J Hypertens* 15(5) (2002) 394–397

Jelodar G, Javid Z, Sahraian A, Jelodar S: Saffron improved depression and reduced homocysteine level in patients with major depression: A Randomized, Double-Blind Study. *Avicenna J Phytomed* 8(1) (2018) 43–50

Jenkins DJ, Kendall CW, Jackson CJ, Connelly PW, Parker T, Faulkner D, Vidgen E, Cunnane SC, Leiter LA, Josse RG: Effects of high- and low-isoflavone soyfoods on blood lipids, oxidized LDL, homocysteine, and blood pressure in hyperlipidemic men and women. *Am J Clin Nutr* 76(2) (2002) 365–372

Joosten E, van den Berg A, Riezler R, Naurath HJ, Lindenbaum J, Stabler SP, Allen RH: Metabolic evidence that deficiencies of vitamin B-12 (cobalamin), folate, and vitamin B-6 occur commonly in elderly people. *Am J Clin Nutr* 58(4) (1993) 468–476

Kang JH, Loomis SJ, Wiggs JL, Willett WC, Pasquale LR: A prospective study of folate, vitamin B_6, and vitamin B_{12} intake in relation to exfoliation glaucoma or suspected exfoliation glaucoma. *JAMA Ophthalmol* 132(5) (2014) 549–559

Kato I, Toniolo P, Koenig KL, Shore RE, Zeleniuch-Jacquotte A, Akhmedkhanov A, Riboli E: Epidemiologic correlates with menstrual cycle length in middle aged women. *Eur J Epidemiol* 15(9) (1999) 809–814

Kumakura H, Fujita K, Kanai H, Araki Y, Hojo Y, Kasama S, Iwasaki T, Ichikawa S, Nakashima K, Minami K: High-sensitivity C-reactive Protein, Lipoprotein(a) and Homocysteine are Risk Factors for Coronary Artery Disease in Japanese Patients with Peripheral Arterial Disease. *J Atheroscler Thromb* 22(4) (2015) 344–354

Kark JD, Sinnreich R, Rosenberg IH, Jacques PF, Selhub J: Plasma homocysteine and parental myocardial infarction in young adults in Jerusalem. *Circulation* 105(23) (2002) 2725–2729

Kenyon SH, Nicolaou A, Gibbons W: The effect of ethanol and its metabolites upon methionine synthase activity in vitro. *Alcohol* 15(4) (1998) 305–309

Kern B: Der Myokard-Infarkt. Haug, Heidelberg 1969

Kessler H, Bleich S, Falkai P, Supprian T: Homozystein und Demenzerkrankungen. *Fortschr Neurol Psychiat* 71 (2003) 150–156

Keys A: Atherosclerosis: A problem in newer public health. *J Mount Sinai Hosp* 20 (1953) 118–139

Keys A et al.: Lessons from serum cholesterol studies in Japan, Hawaii and Los Angeles. *Ann Intern Med* 48 (1958) 83–94

Keys A: Coronary heart disease in seven countries. *Circulation* 41(Suppl 1) (1970) 1–211

Khandanpour N, Loke YK, Meyer FJ, Jennings B, Armon MP: Homocysteine and peripheral arterial disease: systematic review and meta-analysis. *Eur J Vasc Endovasc Surg* 38(3) (2009) 316–322

Kim GS, Kim CH, Park JY, Lee KU, Park CS: Effects of vitamin B12 on cell proliferation and cellular alkaline phosphatase activity in human bone marrow stromal osteoprogenitor cells and UMR106 osteoblastic cells. *Metabolism* 45(12) (1996) 1443–1446

Kim J, Gherasim C, Banerjee R: Decyanation of vitamin B12 by a trafficking chaperone. *Proc Natl Acad Sci U S A* 105(38) (2008)14551–1454

Kim S, Choi BY, Nam JH, Kim MK, Oh DH, Yang YJ: Cognitive impairment is associated with elevated serum homocysteine levels among older adults. *Eur J Nutr* (2018) doi: 10.1007/s00394-017-1604-y

King DS, Wilburn AJ, Wofford MR, Harrell TK, Lindley BJ, Jones DW: Cognitive impairment associated with atorvastatin and simvastatin. *Pharmacotherapy* 23(12) (2003) 1663–1667

Klein T: Volkskrankheit Vitamin-B12-Mangel. Hygeia, Dresden 2015

Koehler KM, Pareo-Tubbeh SL, Romero LJ, Baumgartner RN, Garry PJ: Folate nutrition and older adults: challenges and opportunities. *J Am Diet Assoc* 97(2) (1997) 167–173

Kozłowska-Wojciechowska M1, Bukowska H, Makarewicz-Wujec M, Daniewski M, Naruszewicz M: Reduction of the plasma LDL-cholesterol level among young healthy men as a result of the change from butter to soft margarine in the unbalanced diet. *Pol Arch Med Wewn* 105(1) (2001) 29–37

Krumholz HM, Seeman TS, Merrill SS, Mendes de Leon CF, Vaccarino V, Silverman DI, Tsukahara R, Ostfeld AM, Berkman LF: Lack of Association Between Cholesterol and Coronary Heart Disease Mortality and Morbidity and All-Cause Mortality in Persons Older Than 70 Years. *JAMA* 272(17) (1994) 1335–1340

Kruth HS: Macrophage foam cells and atherosclerosis. *Front Biosci* (2001) D429–D455

Kumar S: Vitamin B12 deficiency presenting with an acute reversible extrapyramidal syndrome. *Neurol India* 52(4) (2004) 507–509

Kuzminski AM, Del Giacco EJ, *Allen* RH, Stabler SP, Lindenbaum J: Effective treatment of cobalamin deficiency with oral cobalamin. *Blood* 92(4) (1998) 1191–1198

Kuzuya F: Reversibility of atherosclerosis in pyridoxine-deficient monkeys and dogs. In: Proceedings of the 4th Internatinal Conference of Atherosclerosis. Springer, Berlin 1977, p. 275–277

Kwan LL, Bermudez OI, Tucker KL: Low vitamin B-12 intake and status are more prevalent in Hispanic older adults of Caribbean origin than in neighborhood-matched non-Hispanic whites. *J Nutr* 132 (2002) 2059–2064

Lamberti P, Zoccolella S, Armenise E, Lamberti SV, Fraddosio AMM de et al.: Hyperhomocysteinemia in L-dopa treated Parkinson's disease patients: effect of cobalamin and folate administration. *Eur J Neurol* 12 (2005) 365–368

Landé KE, Sperry WM: Human atherosclerosis in relation to the cholesterol content of the blood serum. *Arch Pathol* 22 (1936) 302–312

Lasisi AO, Fehintola FA, Lasisi TJ: The role of plasma melatonin and vitamins C and B12 in the development of idiopathic tinnitus in the elderly. *Ghana Med J* 46(3) (2012) 152–157

Lederle FA: Oral cobalamin for pernicious anemia. Medicine's best kept secret? *JAMA* 265(1) (1991) 94–95

Lee M, Hong KS, Chang SC, Saver JL: Efficacy of homocysteine-lowering therapy with folic Acid in stroke prevention: a meta-analysis. *Stroke* 41(6) (2010) 1205–1212

Leibetseder V, Strauss-Blasche G, Holzer F, Marktl W, Ekmekcioglu C: Improving homocysteine levels through balneotherapy: effects of sulphur baths. *Clin Chim Acta* 343(1-2) (2004) 105–111

Lever M, Slow S, Ueland PM: Betain: osmolyte and methyl donor. In: Herrmann W, Obeid R (eds.):Vitamins in the prevention of human diseases. De Gruyter, Berlin 2011, p. 563–598

Levine J, Stahl Z, Sela BA, Gavendo S, Ruderman V, Belmaker RH. Elevated homocysteine levels in young male patients with schizophrenia. *Am J Psychiatry* 59 (2002) 1790–1792

Levine J, Stahl Z, Sela BA, Ruderman V, Shumaico O, Babushkin I, Osher Y, Bersudsky Y, Belmaker RH: Homocysteine-reducing strategies improve symptoms in chronic schizophrenic patients with hyperhomocysteinemia. *Biol Psychiatry* 60 (2006) 265–269

Lewerin C, Nilsson-Ehle H, Jacobsson S, Johansson H, Sundh V, Karlsson MK, Ljunggren Ö, Lorentzon M, Kanis JA, Lerner UH, Cummings SR, Ohlsson C, Mellström D: Low holotranscobalamin and cobalamins predict incident fractures in elderly men: the MrOS Sweden. *Osteoporos Int* 25(1) (2014) 131–140

Li FJ, Wang DY, Wang HY, Wang L, Yang FB, Lan L, Guan J, Yin ZF, Rosenhall U, Yu L, Hellstrom S, Xue XJ, Duan ML, Wang QJ: Clinical Study on 136 Children with Sudden Sensorineural Hearing Loss. *Chin Med J (Engl)* 129(8) (2016) 946–952

Li N, Yi FX, Rute E, Zhang DX, Slocum GR, Zou AP: Effects of homocysteine on intracellular nitric oxide and superoxide levels in the renal arterial endothelium. *Am J Physiol Heart Circ Physiol* 283(3) (2002) H1237–H1243

Li S, Zhu J, Wu L, Peng L, Luo Y, Zhao Y, Dong R, Chen L, Tang X, Liu J: he association between plasma homocysteine and ambulatory blood pressure variability in patients with untreated hypertension. *Clin Chim Acta* 477 (2018) 32–38

Lildballe DL, Fedosov S, Sherliker P, Hin H, Clarke R, Nexo E: Association of cognitive impairment with combinations of vitamin B_{12}-related parameters. *Clin Chem* 57(10) (2011) 1436–1443

Lind MV, Eriksen JN, Lauritzen L, Kristensen M, Ross A: The effect of folic acid supplement on insulin sensitivity and type 2 diabetes – a metaanalysis of randomized controlled trials. 11th International Conference on Homocysteine & One-Carbon Metabolism, 14.–18. May (2017a) Abstr. O15

Lind MV, Lauritzen L, Pedersen O, Vestergaard H, Stark KD, Hansen T, Ross AB, Kristensen M: Higher intake of fish and fat is associated with lower plasma s-adenosylhomocysteine: a cross-sectional study. *Nutr Res* 46 (2017) 78–87

Lorenz MW, Markus HS, Bots ML, Rosvall M, Sitzer M: Prediction of clinical cardiovascular events with carotid intima-media thickness: a systematic review and meta-analysis. *Circulation* 115(4) (2007) 459–467

Loscalzo J: Homocysteine and dementias. *N Engl J Med* 346(7) (2002) 466–468

Luchsinger JA, Tang MX, Miller J, Green R, Mayeux R: Relation of higher folate intake to lower risk of Alzheimer disease in the elderly. *Arch Neurol* 64(1) (2007) 86–92

Madsen SK, Rajagopalan P, Joshi SH, Toga AW, Thompson PM, and the Alzheimer's Disease Neuroimaging Initiative (ADNI): Higher homocysteine associated with thinner cortical gray matter in 803 ADNI subjects. *Neurobiol Aging* 36(Suppl 1) (2015) p. 203–210

Magnus EM: Cobalamin and unsaturated transcobalamin values in pernicious anaemia: relation to treatment. *Scand J Haematol* 36(5) (1986) 457–465

Malinow MR, Bostom AG, Krauss RM: Homocyst(e)ine, diet, and cardiovascular diseases: a statement for healthcare professionals from the Nutrition Committee, American Heart Association. *Circulation* 99(1) (1999) 178–182

Maroto-Sánchez B, Lopez-Torres O, Palacios G, González-Gross M: Long-term effect of Helicobacter pylori eradication on plasma homocysteine in elderly patients with cobalamin deficiency. *Clin Chem Lab Med* 54(10) (2016) 1561–1577

Mastroeni D, Grover A, Delvaux E, Whiteside C, Coleman PD, Rogers J: Epigenetic changes in Alzheimer's disease: decrements in DNA methylation. *Neurobiol Aging* 31(12) (2010) 2025–2037

McCully KS: Vascular pathology of homocysteinemia: implications for the pathogenesis of arteriosclerosis. *Am J Pathol* 56 (1969) 111–128

McCully KS, Wilson RB: Homocysteine theory of arteriosclerosis. *Atherosclerosis* 22(2) (1975) 215–227

McCully KS, Olszewski AJ, Vezeridis MP: Homocysteine and lipid metabolism in atherogenesis: effect of the homocysteine thiolactonyl derivatives, thioretinaco and thioretinamide. *Atherosclerosis* 83(2) (1990) 197–206

McCully KS, McCully M: The Homocysteine Revolution. Keats/NTC, Lincolnwood 1999

McCully KS, McCully M: The Heart Revolution. HarperPerennial, New York 2000

McKinley MC1, McNulty H, McPartlin J, Strain JJ, Pentieva K, Ward M, Weir DG, Scott JM: Low-dose vitamin B-6 effectively lowers fasting plasma homocysteine in healthy elderly persons who are folate and riboflavin replete. *Am J Clin Nutr* 73(4) (2001) 759–764

McLean RR, Jacques PF, Selhub J, Tucker KL, Samelson EJ, Broe KE, Hannan MT, Cupples LA, Kiel DP: Homocysteine as a predictive factor for hip fracture in older persons. *N Engl J Med* 350(20) (2004) 2042–2049

McLean RR, Jacques PF, Selhub J, Fredman L, Tucker KL, Samelson EJ, Kiel DP, Cupples LA, Hannan MT: Plasma B vitamins, homocysteine, and their relation with bone loss and hip fracture in elderly men and women. *J Clin Endocrinol Metab* 93(6) (2008) 2206–2212

McNulty H, McKinley MC, Wilson B, McPartlin J, Strain JJ, Weir DG, Scott JM: Impaired functioning of thermolabile methylenetetrahydrofolate reductase is dependent on riboflavin status: implications for riboflavin requirements. *Am J Clin Nutr* 76(2) (2002) 436–441

Medalie JH, Kahn HA, Neufeld HN, Riss E, Goldbourt U: Five-year myocardial infarction incidence. II. Association of single variables to age and birthplace. *J Chronic Dis* 26(6) (1973) 325–349

Mégarbane B, Delahaye A, Goldgran-Tolédano D, Baud FJ: Antidotal treatment of cyanide poisoning. *J Chin Med Assoc* 66(4) (2003) 193–203

Melhem A, Desai A, Hofmann MA: Acute myocardial infarction and pulmonary embolism in a young man with pernicious anemia-induced severe hyperhomocysteinemia. *Thromb J* 7 (2009) 5–9

Mendonça N, Jagger C, Granic A, Martin-Ruiz C, Mathers JC, Seal CJ, Hill TR: Elevated total homocysteine and plasma vitamin B12 concentrations are associated with all-cause and cardiovascular mortality in the very old: The Newcastle 85+ Study. 11th International Conference on Homocysteine & One-Carbon Metabolism, 14.–18. May (2017) Abstr. P12

Mielke MM, Zandi PP, Sjögren M, Gustafson D, Ostling S, Steen B, Skoog I: High total cholesterol levels in late life associated with a reduced risk of dementia *Neurology* 64(10) (2005) 1689–1695

Miettinen TA, Gylling H: Mortality and cholesterol metabolism in familial hypercholesterolemia. Long-term follow-up of 96 patients. *Arteriosclerosis* 8(2) (1988) 163–167

Miller JW, Nadeau MR, Smith D, Selhub J: Vitamin B-6 deficiency vs folate deficiency: comparison of responses to methionine loading in rats. *Am J Clin Nutr* 59(5) (1994) 1033–1039

Miller JW: Folic acid fortification. In: Herrmann W, Obeid R (eds.): Vitamins in the prevention of human diseases. De Gruyter, Berlin 2011, p. 273–293

Minot GR, Murphy WP: Treatment of pernicious anemia by a special diet. JAMA 87 (1926) 470–476

Molloy AM, Kirke PN, Brody LC, Scott JM, Mills JL: Effects of folate and vitamin B12 deficiencies during pregnancy on fetal, infant, and child development. *Food Nutr Bull* 29(2 Suppl) (2008) S101-S111

Moore K, Porter K, Hughes CF, Hoey L, Ward M, Strain JJ, Molloy A, Cunningham C, Casey MC, Laird E, McCarroll K, Pentieva K, McNuthy H: Biomarker status of folate and related B-vitamins as predictors of cognitive decline in older adults over a 5-year follow-up period: The TUDA+5 Study. 11th International Conference on Homocysteine & One-Carbon Metabolism, 14.–18. May (2017) Abstr. P09

Morava E: Guidelines on homocystinurias and methylation defects: a harmonized approach to diagnosis and management. *J Inherit Metab Dis* 40(1) (2017) 1–2

Mozaffarian D: Food and weight gain: time to end our fear of fat. *Lancet Diabetes Endocrinol* 4(8) (2016) 633–635

Mudd AT, Getty CM, Sutton BP, Dilger RN: Perinatal choline deficiency delays brain development and alters metabolite concentrations in the young pig. *Nutr Neurosci* 19(10) (2016) 425–433

Mueller JH: A new sulphur-containing amino acid isolated from casein. *Proc Soc Exp Biol Med* 19 (1922) 161–163

Murata S, Naritomi H, Sawada T: MRI in subacute combined degeneration. *Neuroradiology* 36 (1994) 408–409

Naruko T, Ueda M, Haze K, van der Wal AC, van der Loos CM, Itoh A, Komatsu R, Ikura Y, Ogami M, Shimada Y, Ehara S, Yoshiyama M, Takeuchi K, Yoshikawa J, Becker AE: Neutrophil infiltration of culprit lesions in acute coronary syndromes. *Circulation* 106(23) (2002) 2894–2900

National Research Council: Diet and health. Implications for reducing chronic disease risk. National Academic Press, Washington, DC 1989

Narayanan D, Luvai A, Sharma R: Stroke in a young man. *BMJ* 347 (2013) f4484

Nenseter MS, Østerud B, Larsen T, Strøm E, Bergei C, Hewitt S, Holven KB, Hagve TA, Mjøs SA, Solvang M, Pettersen J, Opstvedt J, Ose L: Effect of Norwegian fish powder on risk factors for coronary heart disease among hypercholesterolemic individuals. *Nutr Metab Cardiovasc Dis* 10(6) (2000) 323–330

Neil HA, Seagroatt V, Betteridge DJ, Cooper MP, Durrington PN, Miller JP, Seed M, Naoumova RP, Thompson GR, Huxley R, Humphries SE: Established and emerging coronary risk factors in patients with heterozygous familial hypercholesterolaemia. *Heart* 90(12) (2004) 1431–1437

Neil HA, Hawkins MM, Durrington PN, Betteridge DJ, Capps NE, Humphries SE; Simon Broome Familial Hyperlipidaemia Register Group and Scientific Steering Committee: Non-coronary heart disease mortality and risk of fatal cancer in patients with treated heterozygous familial hypercholesterolaemia: a prospective registry study. *Atherosclerosis* 179(2) (2005) 293–297

Newburgh H, Marsh PL: Renal injuries by amino acids. *Arch Intern Med* 36 (1925) 682–711

Nilsson M, Norberg B, Hultdin J, Sandström H, Westman G, Lökk J: Medical intelligence in Sweden. Vitamin B12: oral compared with parenteral? *Postgrad Med J* 81(953) (2005) 191–193

Nilsson TK, Hagnelius N-O: Folate in dementia and cognitive function. In: Herrmann W, Obeid R (eds.): Vitamins in the prevention of human diseases. De Gruyter, Berlin 2011, p. 125–141

Norman EJ, Morrison JA: Screening elderly populations for cobalamin (vitamin B12) deficiency using the urinary methylmalonic acid assay by gas chromatography mass spectrometry. *Am J Med* 94(6) (1993) 589–594

NRC – Subcommittee on the Tenth Edition of the RDAs, Food and Nutrition Board, Commission on Life Sciences, National Research Council: Recommended Dietary Allowances: 10th Edition. National Academy Press, Washington, D.C., 1989 http://www.nap.edu/catalog.php?record_id=1349

Nygård O, Nordrehaug JE, Refsum H, Ueland PM, Farstad M, Vollset SE: Plasma homocysteine levels and mortality in patients with coronary artery disease. *N Engl J Med* 337(4) (1997) 230–236

Nygård OI, Refsum H, Ueland PM, Vollset SE: Major lifestyle determinants of plasma total homocysteine distribution: the Hordaland Homocysteine Study. *Am J Clin Nutr* 67(2) (1998) 263–270

Oakley GP: The scientific basis for eliminating folic acid-preventable spina bifida: a modern miracle from epidemiology. *Ann Epidemiol* 19 (2009) 226–230

Obeid R, Herrmann Mechanisms of homocysteine neurotoxicty in neurodegenerative diseases with special reference to dementia. *FEBS Lett* 580 (2006) 2994–3005

Obeid R, Herrmann W: Holotranscobalamin in laboratory diagnosis of cobalamin deficiency compared to total cobalamin and methylmalonic acid. *Clin Chem Lab Med* 45(12) (2007a) 1746–1750

Obeid R, McCaddon A, Herrmann W: The role of hyperhomocysteinemia and B-vitamin deficiency in neurological and psychiatric diseases. *Clin Chem Lab Med* 45(12) (2007b) 1590–1606

Obeid R, Herrmann W: Vitamin B12 supplementation, how much, how often, how long? In: Herrmann W, Obeid R (eds.): Vitamins in the prevention of human diseases. De Gruyter, Berlin 2011, p. 253–271

O'Callaghan P, Meleady R, Fitzgerald T, Graham I; European COMAC group: Smoking and plasma homocysteine. *Eur Heart J* 23(20) (2002) 1580–1586

Oger E, Lacut K, Le Gal G, Couturaud F, Guénet D, Abalain JH, Roguedas AM, Mottier D; EDITH COLLABORATIVE STUDY GROUP: Hyperhomocysteinemia and low B vitamin levels are independently associated with venous thromboembolism: results from the EDITH study: a hospital-based case-control study. *J Thromb Haemost* 4(4) (2006) 793–799

Okada E, Oida K, Tada H, Asazuma K, Eguchi K, Tohda G, Kosaka S, Takahashi S, Miyamori I: Hyperhomocysteinemia is a risk factor for coronary arteriosclerosis in Japanese patients with type 2 diabetes. *Diabetes Care* 22(3) (1999) 484–490

Okuda K, Yashima K, Kitazaki T, Takara I: Intestinal absorption and concurrent chemical changes of methylcobalamin. *J Lab Clin Med* 81(4) (1973) 557–567

Olszewski AJ, McCully KS: Fish oil decreases serum homocysteine in hyperlipemic men. *Coron Artery Dis* 4(1) (1993) 53–60

Ortega RM, Jiménez A, Andrés P, Faci M, Lolo JM, Lozano MC, Bermejo LM, Lopez-Sobaler AM, Requejo AM: Homocysteine levels in elderly Spanish people: influence of pyridoxine, vitamin B12 and folic acid intakes. *J Nutr Health Aging* 6(1) (2002) 69–71

Osler M, Tjønneland A, Suntum M, Thomsen BL, Stripp C, Grønbaek M, Overvad K: Does the association between smoking status and selected healthy foods depend on gender? A population-based study of 54 417 middle-aged Danes. *Eur J Clin Nutr* 56(1) (2002) 57–63

Osler W: Diseases of the arteries. In: Osler W (ed.): Modern medicine: its practice and theory. Philadelphia 1908, p. 426–447

Ott SJ, El Mokhtari NE, Musfeldt M, Hellmig S, Freitag S, Rehman A, Kühbacher T, et al.: Detection of diverse bacterial signatures in atherosclerotic lesions of patients with coronary heart disease. *Circulation* 113(7) (2006) 929–937

Oulhaj A, Refsum H, Beaumont H, Williams J, King E, Jacoby R, Smith AD: Homocysteine as a predictor of cognitive decline in Alzheimer's disease. *Int J Geriatr Psychiatry* 25 (2010) 82–90

Ozdem S, Samanci S, Tasatargil A, Yildiz A, Sadan G, Donmez L, Herrmann M: Experimental hyperhomocysteinemia disturbs bone metabolism in rats. *Scand J Clin Lab Invest* 67(7) (2007) 748–756

Pacholok SM, Stuart JJ: Could it be B12? Quill Driver Books, Fresno 2011

Palasuwan A, Suksom D, Margaritis I, Soogarun S, Rousseau AS: Effects of tai chi training on antioxidant capacity in pre- and postmenopausal women. *J Aging Res* (2011) 234696, doi: 10.4061/2011/234696

Passeri M, Cucinotta D, Abate G, Senin U, Ventura A, Stramba Badiale M, Diana R, La Greca P, Le Grazie C: Oral 5'-methyltetrahydrofolic acid in senile organic mental disorders with depression: results of a double-blind multicenter study. *Aging (Milano)* 5(1) (1993) 63–71

Passwater RA: The Homocystein Revolution: An interview with Dr. Kilmer McCully. http://www.drpasswater.com/nutrition_library/homocysteine.html (abgerufen 5.4. 2018)

Peterson JC, Spence DJ: Vitamins and progression of atherosclerosis in hyperhomocysteinaemia. *Lancet* 351 (1998) 263

Pezacka E, Green R, Jacobsen DW: Glutathionylcobalamin as an intermediate in the formation of cobalamin coenzymes. *Biochem Biophys Res Commun* 169(2) (1990) 443–450

Pfiffner JJ, Binkley SB, Bloom ES, Brown RA, Bird OD, Emmett AD, Hogan AG, O'Dell BL: Isolation of the antianaemia factor (Vitamin Bc) in crystalline form from liver. *Science* 97(2522) (1943) 404–405

Pocock SJ, Shaper AG, Phillips AN, Walker M, Whitehead TPJ: High density lipoprotein cholesterol is not a major risk factor for ischaemic heart disease in British men. *Br Med J (Clin Res Ed)* 292(6519) (1986) 515–519

Poitou Bernert C, Ciangura C, Coupaye M, Czernichow S, Bouillot JL, Basdevant A: Nutritional deficiency after gastric bypass: diagnosis, prevention and treatment. *Diabetes Metab* 33(1) (2007) 13–24

Porsch-Özçürümez MK: Vergleichende Untersuchung der Lipidstoffwechselparameter zwischen 35-64 jährigen deutschen und in Deutschland lebenden türkischen Teilnehmern einer Gesundheitsvorsorgeuntersuchung (Check-up 35). Diss. Med., Gießen 1997

Postiglione A, Nappi A, Brunetti A, Soricelli A, Rubba P, Gnasso A, Cammisa M, Frusciante V, Cortese C, Salvatore M, et al.: Relative protection from cerebral atherosclerosis of young patients with homozygous familial hypercholesterolemia. *Atherosclerosis* 90(1) (1991) 23–30

Postuma RB, Espay AJ, Zadikoff C, Suchowersky O, Martin WR, Lafontaine AL et al.: Vitamins and entacapone in levodopa-induced hyperhomocysteinemia: a randomized controlled study. *Neurology* 66 (2006) 1941–1943

Potter K, Hankey GJ, Green DJ, Eikelboom J, Jamrozik K, Arnolda LF: The effect of long-term homocysteine-lowering on carotid intima-media thickness and flow-mediated vasodilation in stroke patients: a randomized controlled trial and meta-analysis. *BMC Cardiovasc Disord* 8 (2008) 24

PSC: Cholesterol, diastolic blood pressure, and stroke: 13,000 strokes in 450,000 people in 45 prospective cohorts. Prospective studies collaboration. *Lancet* 346(8991–8992) (1995) 1647–1653

Rajkumar AP, Jebaraj P: Chronic Psychosis Associated with Vitamin B12 Deficiency. *JAPI* (56) (2008) 115–116

Ramsaransing GS, Fokkema MR, Teelken A, Arutjunyan AV, Koch M, De KJ: Plasma homocysteine levels in multiple sclerosis. *J Neurol Neurosurg Psychiatry* 77 (2006) 189–192

Rauh M1, Verwied S, Knerr I, Dörr HG, Sönnichsen A, Koletzko B: Homocysteine concentrations in a German cohort of 500 individuals: reference ranges and determinants of plasma levels in healthy children and their parents. *Amino Acids* 20 (4) (2001) 409–418

Ravaglia G, Forti P: The conselice study of brain ageing. *Immun Ageing* 16 (7 Suppl 1) (2010) S2

Ravnskov U: Mythos Cholesterin. Die größten Irrtümer. Hirzel, Stuttgart 2011

Ravnskov U, Diamond DM, Hama R, Hamazaki T, rn Hammarskjöld B, Hynes N, Kendrick M, Langsjoen PH, Malhotra A, Mascitelli L, McCully KS, Ogushi Y, Okuyama H, Rosch PJ, Schersten T, Sultan S, Sundberg R: Lack of an association or an inverse association between low-density- lipoprotein cholesterol and mortality in the elderly: a systematic review. *BMJ Open* 6 (2016) e010401. DOI: 10.1136/ bmjopen-2015-010401

Ravnskov U, de Lorgeril M, Diamond DM, Hama R, Hamazaki T, Hammarskjöld B, Hynes N, Kendrick M, Langsjoen PH, Mascitelli L, McCully KS, Okuyama H, Rosch PJ, Schersten T, Sultan S, Sundberg R: LDL-C Does Not Cause Cardiovascular Disease: a comprehensive review of current literature. *Exp Rev Clin Pharmacol* (2018), DOI: 10.1080/17512433.2018.1519391

Regland B, Andersson M, Abrahamsson L, Bagby J, Dyrehag LE, Gottfries CG: Increased concentrations of homocysteine in the cerebrospinal fluid in patients with fibromyalgia and chronic fatigue syndrome. *Scand J Rheumatol* 26(4) (1997) 301–307

Regland B, Forsmark S, Halaouate L, Matousek M, Peilot B, Zachrisson O, Gottfries CG: Response to vitamin B12 and folic acid in myalgic encephalomyelitis and fibromyalgia. *PLoS One* 10(4) (2015) e0124648

Reis SE, Holubkov R, Conrad Smith AJ, Kelsey SF, Sharaf BL, Reichek N, Rogers WJ, Merz CN, Sopko G, Pepine CJ; WISE Investigators: Coronary microvascular dysfunction is highly prevalent in women with chest pain in the absence of coronary artery disease: results from the NHLBI WISE study. *Am Heart J* 141(5) (2001) 735–741

Reynolds EH: Mental effects of anticonvulsants, and folic acid metabolism. *Brain* 91 (1968)197–214

Rhode BM, Tamin H, Gilfix BM, Sampalis JS, Nohr C, MacLean LD: Treatment of Vitamin B12 Deficiency after Gastric Surgery for Severe Obesity. *Obes Surg* 5(2) (1995) 154–158

Riberio DF, Cella PS, da Silva LECM, Jordao AA, Deminice R: Acute exercise alters homocysteine plasma concentration in an intensity-dependent manner due increased methyl flux in liver of rats. *Life Sci* 196 (2018) 63–68

Riddell LJ, Chisholm A, Williams S, Mann JI: Dietary strategies for lowering homocysteine concentrations. *Am J Clin Nutr* 71(6) (2000) 1448–1454

Rinehart JF, Greenberg LD: Arteriosclerotic lesions in pyridoxine-deficient monkeys. *Am J Pathol* 25 (1949) 481–491

Rinehart JF, Greenberg LD: Vitamin B6 deficiency in the rhesus monkey; with particular reference to the occurrence of atherosclerosis, dental caries, and hepatic cirrhosis. *Am J Clin Nutr* 4(4) (1956) 325–328

Robinson K, Mayer EL, Miller DP, Green R, van Lente F, Gupta A, Kottke-Marchant K, Savon SR, Selhub J, Nissen SE, et al.: Hyperhomocysteinemia and low pyridoxal phosphate. Common and independent reversible risk factors for coronary artery disease. *Circulation* 92(10) (1995) 2825–2830

Rochtchina E, Wang JJ, Flood VM, Mitchell P: Elevated serum homocysteine, low serum vitamin B12, folate, and age-related macular degeneration: the Blue Mountains Eye Study. *Am J Ophthalmol* 143(2) (2007) 344–346

Roehr S, Pabst A, Luck T, Riedel-Heller SG:. Is dementia incidence declining in high-income countries? A systematic review and meta-analysis. *Clin Epidemiol* 10 (2018) 1233–1247

Rokitansky C: Lehrbuch der Pathologischen Anatomie. Bd. 2, Specielle Pathologische Anatomie. W. Braunmüller, Wien 1856, S. 305–315

Roigé-Castellví J, Murphy M, Fernández-Ballart J, Canals J: Moderately elevated preconception fasting plasma total homocysteine is a risk factor for psychological problems in childhood. Public Health Nutr. 2019 Jan 14:1-9. doi: 10.1017/S1368980018003610

Rong D, Liu J, Jia X, Al-Nafisee D, Jia S, Sun G, et al.: Hyperhomocysteinaemia is an independent risk factor for peripheral arterial disease in a Chinese Han population. *Atherosclerosis* 263 (2017) 205–210

Rosenberg IH: A History of the Isolation and Identification of folic acid (folate). *Ann Nutr Metab* 61 (2012a) 231–235

Rosenberg IH: A History of the Isolation and Identification of Vitamin B6. *Ann Nutr Metab* 61 (2012b) 236–238

Ross R:. Mechanisms of disease – atherosclerosis – an inflammatory disease. *N Engl J Med* 340 (1999) 115–126

Roth GA, Johnson C, Abajobir A, Abd-Allah F, Abera SF, Abyu G, Ahmed M, Aksut B, Alam T, et al.: Global, Regional, and National Burden of Cardiovascular Diseases for 10 Causes, 1990 to 2015. *J Am Coll Cardiol* 70(1) (2017) 1–25

Rothgang H, Iwansky S, Müller R, Sauer S, Unger R: BARMER GEK Pflegereport 2010. Schwerpunktthema: Demenz und Pflege. In: BARMER GEK (Hrsg.): Schriftenreihe zur Gesundheitsanalyse. Band 5. Asgard-Verlag, Schwäbisch Gmünd 2011

Rowley KG, Su Q, Cincotta M, Skinner M, Skinner K, Pindan B, White GA, O'Dea K: Improvements in circulating cholesterol, antioxidants, and homocysteine after dietary intervention in an Australian Aboriginal community. *Am J Clin Nutr* 74(4) (2001) 442–448

Roybal CN, Yang S, Sun CW, Hurtado D, Vander Jagt DL, Townes TM, Abcouwer SF: Homocysteine increases the expression of vascular endothelial growth factor by a mechanism involving endoplasmic reticulum stress and transcription factor ATF4. *J Biol Chem* 279(15) (2004) 14844–14852

Ruan J, Gong X, Kong J, Wang H, Zheng X, Chen T: Effect of B vitamin (folate, B6, and B12) supplementation on osteoporotic fracture and bone turnover markers: a meta-analysis. *Med Sci Monit* 21 (2015) 875–881

Russell RM, Baik H, Kehayias JJ: Older men and women efficiently absorb vitamin B-12 from milk and fortified bread. *J Nutr* 131(2) (2001) 291–293

Saposnik G, Ray JG, Sheridan P, McQueen M, Lonn E; Heart Outcomes Prevention Evaluation 2 Investigators: Homocysteine-lowering therapy and stroke risk, severity, and disability: additional findings from the HOPE 2 trial. *Stroke* 40(4) (2009) 1365–1372

Sato Y, Honda Y, Iwamoto J, Kanoko T, Satoh K: Effect of folate and mecobalamin on hip fractures in patients with stroke: a randomized controlled trial. *JAMA* 293(9) (2005) 1082–1088

Sato Y: Immobilization and hip fracture. *Clin Calcium* 16(12) (2006) 1991–1998

Schneede J, Refsum H, Ueland PM: Biological and environmental determinants of plasma homocysteine. *Semin Thromb Hemost* 26(3) (2000) 263–279

Schnyder G, Roffi M, Flammer Y, Pin R, Hess OM: Association of plasma homocysteine with restenosis after percutaneous coronary angioplasty. *Eur Heart J* 23(9) (2002a) 726–733

Schnyder G, Roffi M, Flammer Y, Pin R, Hess OM: Effect of homocysteine-lowering therapy with folic acid, vitamin B12, and vitamin B6 on clinical outcome after percutaneous coronary intervention: the Swiss Heart study: a randomized controlled trial. *JAMA* 288(8) (2002b) 973–979

Schultz SS: Dementia in the twenty-first century. *Am J Psychiatry* 157(5) (2000) 666–668

Scott JM, Molloy AM: The Discovery of Vitamin B12. *Ann Nutr Metab* 61 (2012) 239–245

Selhub J, Jacques PF, Wilson PW, Rush D, Rosenberg IH: Vitamin status and intake as primary determinants of homocysteinemia in an elderly population. *JAMA* 270(22) (1993) 2693–2698

Semmler A, Linnebank M: The role of folate in methotrexate-induced neurotoxicity, antiepileptic treatment and depression. In: Herrmann W, Obeid R (eds.): Vitamins in the prevention of human diseases. De Gruyter, Berlin 2011, p. 141–153

Seriolo B, Fasciolo D, Sulli A, Cutolo M: Homocysteine and antiphospholipid antibodies in rheumatoid arthritis patients: relationships with thrombotic events. *Clin Exp Rheumatol* 19(5) (2001) 561–564

Shah SR, Abbasi Z, Fatima M, Ochani RK, Shahnawaz W, Asim Khan M, Shah SA: Canakinumab and cardiovascular outcomes: results of the CANTOS trial. *J Community Hosp Intern Med Perspect* 8(1) (2018) 21–22

Sharabi A. Cohen E. Sulkes J, Garty M: Replacement therapy for vitamin B12 deficiency: comparison between the sublingual and oral route. *Br J Clin Pharmacol* 56 (2003) 635–638

Sheldrake R: Der Wissenschaftswahn. Droemer, München 2012

Shemesh Z, Attias J, Ornan M, Shapira N, Shahar A: Vitamin B12 deficiency in patients with chronic-tinnitus and noise-induced hearing loss. *Am J Otolaryngol* 14(2) (1993) 94–99

Shestov DB, Deev AD, Klimov AN, Davis CE, Tyroler HA: Increased risk of coronary heart disease death in men with low total and low-density lipoprotein cholesterol in the Russian Lipid Research Clinics Prevalence Follow-up Study. *Circulation* 88(3) (1993) 846–853

Signorello MG, Pascale R, Leoncini G: Effect of homocysteine on arachidonic acid release in human platelets. *Eur J Clin Invest* 32(4) (2002) 279–284

Sijbrands EJ, Westendorp RG, Defesche JC, de Meier PH, Smelt AH, Kastelein JJ: Mortality over two centuries in large pedigree with familial hypercholesterolaemia: family tree mortality study. *BMJ Health* 322(7293) (2001) 1019–1023

Singh C, Kawatra R, Gupta J, Awasthi V, Dungana H: Therapeutic role of Vitamin B12 in patients of chronic tinnitus: A pilot study. *Noise Health* 18(81) (2016) 93–97

Silverman MD, Tumuluri RJ, Davis M, Lopez G, Rosenbaum JT, Lelkes PI: Homocysteine upregulates vascular cell adhesion molecule-1 expression in cultured human aortic endothelial cells and enhances monocyte adhesion. *Arterioscler Thromb Vasc Biol* 22(4) (2002) 587–592

Skarupski KA, Tangney C, Li H, Ouyang B, Evans DA, Morris MC: Longitudinal association of vitamin B-6, folate, and vitamin B-12 with depressive symptoms among older adults over time. *Am J Clin Nutr* 92(2) (2010) 330–335

Smeeth L, Thomas SL, Hall AJ, Hubbard R, Farrington P, Vallance P: Risk of myocardial infarction and stroke after acute infection or vaccination. *N Engl J Med* 351(25) (2004) 2611–2618

Smith AD: The Worldwide Challenge of the Dementias: A Role for B Vitamins and Homocysteine? *Food Nutr Bull* 29(2 Suppl) (2008a) S143–S172

Smith AD, Kim YI, Refsum H: Is folic acid good for everyone? *Am J Clin Nutr* 87 (2008b) 517–533

Smith AD, Smith SM, de Jager CA, Whitbread P, Johnston C, Agacinski I G, Oulhaj I A, Bradley KM, Jacoby R, Refsum H: Homocysteine-lowering by B vitamins slows the rate of accelerated brain atrophy in mild cognitive impairment: a randomized controlled trial. *PloS ONE* 5(9) (2010) 1 –10

Smith AD, Refsum H: Homocysteine, B vitamins, and cognitive impairment. *Annu Rev Nutr* 36 (2016) 211–239

Smith EL: Vitamin B12. 3rd ed. Methuen, London 1965

Sofi F, Valecchi D, Bacci D, Abbate R, Gensini GF, Casini A, Macchi C: Physical activity and risk of cognitive decline: a meta-analysis of prospective studies. *J Intern Med* 269(1) (2011) 107–117

Spence JD, Bang H, Chambless LE, Stampfer MJ: Vitamin Intervention For Stroke Prevention trial: an efficacy analysis. *Stroke*. 36(11) (2005) 2404–2409

Spence JD: B vitamins, homocysteine and cardiovascular disease. Lowering homocysteine levels to prevent stroke: unraveling the complexity of the evidence. 11th International Conference on Homocysteine & One-Carbon Metabolism, 14.–18. May (2017) Abstr. O62

Stabler S: Worldwide and infantile vitamin B12 deficiency. In: Herrmann W, Obeid R (eds.): Vitamins in the prevention of human diseases. De Gruyter, Berlin 2011, p. 199–213

Stabler SP, Allen RH: Vitamin B12 deficiency as a worldwide problem. *Annu Rev Nutr* 24 (2004) 299–326

Stabler SP: Clinical practice. Vitamin B12 deficiency. *N Engl J Med* 368(2) (2013) 149–160

Stanger O, Herrmann W, Pietrzik WK, Fowler B, Geisel BJ, Dierkes J, Weger JM für die D.A.CH.-Liga Homocystein e.V.: Konsensuspapier der D.A.CH.-Liga Homocystein über den rationellen klinischen Umgang mit Homocystein, Folsäure und B-Vitaminen bei kardiovaskulären und thrombotischen Erkrankungen – Richtlinien und Empfehlungen. *J Kardiol* 10 (5) (2003) 190–199

Stanger O: Homocystein. Grundlagen, Klinik, Therapie, Prävention. Maudrich, Wien 2004

Stanger O, Fowler B, Piertzik K, Huemer M, Haschke-Becher E, Semmler A, Lorenzl S, Linnebank M: Homocysteine, folate and vitamin B12 in neuropsychiatric diseases: review and treatment recommendations. *Expert Rev Neurother* 9(9) (2009) 1393–1412

Stehbens WE, Martin M: The vascular pathology of familial hypercholesterolemia. *Pathology* 23(1) (1991) 54–61

Stolzenberg-Solomon RZ, Miller ER 3rd, Maguire MG, Selhub J, Appel LJJ: Association of dietary protein intake and coffee consumption with serum homocysteine concentrations in an older population. *Am J Clin Nutr* 69(3) (1999) 467–475

Stoney CM: Plasma homocysteine levels increase in women during psychological stress. *Life Sci* 64(25) (1999) 2359–2365

Stover PJ: Folate in human nutrition. In: Herrmann W, Obeid R (eds.): Vitamins in the prevention of human diseases. De Gruyter, Berlin 2011, p. 91–101

Suits AG, Chait A, Aviram M, Heinecke JW: Phagocytosis of aggregated lipoprotein by macrophages: low density lipoprotein receptor-dependent foam-cell formation. *Proc Natl Acad Sci U S A* 86(8) (1989) 2713–2717

Teng Y-W, Zeisel SH: Choline in health and disease. In: Herrmann W, Obeid R (eds.): Vitamins in the prevention of human diseases. De Gruyter, Berlin 2011, p. 599–612

Thomas GS, Wann LS, Allam AH, Thompson RC, Michalik DE, Sutherland ML, Sutherland JD, Lombardi GP, Watson L, Cox SL, et al.: Why Did Ancient People Have Atherosclerosis? *Global Heart* 9(2) (2014) 229–237

Thompson RC, Allam AH, Zink A, Wann LS, Lombardi GP, Cox SL, et al.: Computed Tomographic Evidence of Atherosclerosis in the Mummified Remains of Humans From Around the World. *Global Heart* 9(2) (2014) 187–196

Thakkar K, Billa G: Treatment of vitamin B12 deficiency - Methylcobalamine? Cyancobalamine? Hydroxocobalamin? – clearing the confusion. *Eur J Clin Nutr* 69(1) (2015) 1–2

Theofylaktopoulou D, Midttun O, Ulvik A, Fanidi A, Brennan P, Johansson M, Ueland PM: Impaired functional vitamin B6 status is associated with increased risk of lung cancer in the Lung Cancer Cohort Consortium (LC3). 11th International Conference on Homocysteine & One-Carbon Metabolism, 14.–18. May (2017) Abstr. O43

Till U, Röhl P, Jentsch A, Till H, Müller A, Bellstedt K, Plonné D, Fink HS, Vollandt R, Sliwka U, Herrmann FH, Petermann H, Riezler R: Decrease of carotid intima-media thickness in patients at risk to cerebral ischemia after supplementation with folic acid, Vitamins B6 and B12. *Atherosclerosis* 181(1) (2005) 131–135

Till U: Die B-Vitamine Folsäure, B6 und B12 in der Prävention. UNI-MED, Bremen 2013

Tonstad S, Smerud K, Høie L: A comparison of the effects of 2 doses of soy protein or casein on serum lipids, serum lipoproteins, and plasma total homocysteine in hypercholesterolemic subjects. *Am J Clin Nutr* 76(1) (2002) 78–84

Tucker KL, Rich S, Rosenberg I, et al . Plasma vitamin B-12 concentrations relate to intake source in the Framingham Offspring study. *Am J Clin Nutr* 71(2) (2000) 514–522

Tung ML, Tan LK: Long term use of metformin leading to vitamin B 12 deficiency. *Diabetes Res Clin Practice* 104 (2014) e75–e76

Twigt JM, Laven JSE, Steegers-Theunissen RPM: Folate in human reproductive performance. In: Herrmann W, Obeid R (eds.): Vitamins in the prevention of human diseases. De Gruyter, Berlin 2011, p. 101–114

Ubbink JB, Vermaak WJ, van der Merwe A, Becker PJ: Vitamin B-12, vitamin B-6, and folate nutritional status in men with hyperhomocysteinemia. *Am J Clin Nutr* 57(1) (1993) 47–53

Ubbink JB1, Vermaak WJ, van der Merwe A, Becker PJ, Delport R, Potgieter HC: Vitamin requirements for the treatment of hyperhomocysteinemia in humans. *J Nutr* 124(10) (1994) 1927–1933

Ueland PM et al.: Determinants of plasma homocysteine. *Develop Cardiovasc Med* 230 (2000) 62

Uhl W, Nolting A, Golor G, Rost KL, Kovar A: Safety of hydroxocobalamin in healthy volunteers in a randomized, placebo-controlled study. *Clin Toxicol* 44 (2006) 17–28

Ulmer H, Kelleher C, Diem G, Concin H: Why Eve Is Not Adam: Prospective Follow-Up in 149,650 Women and Men of Cholesterol and Other Risk Factors Related to Cardiovascular and All-Cause Mortality. *J Women's Health* 13(1) (2004) 41–53

Urgert R, van Vliet T, Zock PL, Katan MB: Heavy coffee consumption and plasma homocysteine: a randomized controlled trial in healthy volunteers. *Am J Clin Nutr* 72(5) (2000) 1107–1110

Uyumaz AS, Özcan Ö, Ipcioglu OM, Senol MG, Yüksel GA, Çakir E: Lower serum folate levels in patients with Parkinson's diease. 11th International Conference on Homocysteine & One-Carbon Metabolism, 14.–18. May (2017) Abstr. P13

van Asselt DZ, de Groot LC, van Staveren WA, Blom HJ, Wevers RA, Biemond I, Hoefnagels WH: Role of cobalamin intake and atrophic gastritis in mild cobalamin deficiency in older Dutch subjects. *Am J Clin Nutr* 68(2) (1998) 328–334

van Meurs JBJ, Dhonukshe-Rutten RAM, Pluijm SMF, van der Klift M, de Jonge R, Lindemans J, de Groot LCPGM, Hofman A, Witteman JCM, van Leeuwen JPTM, Breteler MMB, Lips P, Pols HAP, Uitterlinden AG: Homocysteine Levels and the Risk of Osteoporotic Fracture. *N Engl J Med* 350 (20) (2004) 2033–2044

van der Gaag MS, Ubbink JB, Sillanaukee P, Nikkari S, Hendriks HF: Effect of consumption of red wine, spirits, and beer on serum homocysteine. *Lancet* 355(9214) (2000) 1522

Varteresian T, Lavretsky H: Natural Products and Supplements for Geriatric Depression and Cognitive Disorders: An Evaluation of the Research. *Curr Psychiatry Rep* 16(8) (2014) 456

Verhoef P, Stampfer MJ, Buring JE, Gaziano JM, Allen RH, Stabler SP, Reynolds RD, Kok FJ, Hennekens CH, Willett WC: Homocysteine metabolism and risk of myocardial infarction: relation with vitamins B6, B12, and folate. *Am J Epidemiol* 143(9) (1996) 845–859

Virchow R: Die Cellularpathologie. 3. Aufl. A. Hirschwald, Berlin 1862, S. 351–360

VITATOPS Trial Study Group: B vitamins in patients with recent transient ischaemic attack or stroke in the VITAmins TO Prevent Stroke (VITATOPS) trial: a randomised, double-blind, parallel, placebo-controlled trial. *Lancet Neurol* 9(9) (2010) 855–865

Vogiatzoglou A, Smith AD, Nurk E, Berstad P, Drevon CA, Ueland PM, Vollset SE, Tell GS, Refsum H: Dietary sources of vitamin B-12 and their association with plasma vitamin B-12 concentrations in the general population: the Hordaland Homocysteine Study. *Am J Clin Nutr* 89(4) (2009) 1078–1087

Vollset SE et al.: The Hordaland Homocysteine Study: Lifestyle and plasma homocysteine in western Norway. In: Norwell E, Grahem IM et al. (eds.): From basic science to clinical medicine. Kluwer Academic Publisher 1997, p. 177–182

Vollset SE, Refsum H, Tverdal A, Nygård O, Nordrehaug JE, Tell GS, Ueland PM: Plasma total homocysteine and cardiovascular and noncardiovascular mortality: the Hordaland Homocysteine Study. *Am J Clin Nutr* 74(1) (2001) 130–136

Wade DT, Young CA, Chaudhuri KR, Davidson DL: A randomised placebo controlled exploratory study of vitamin B-12, lofepramine, and L-phenylalanine (the »Cari Loder regime«) in the treatment of multiple sclerosis. *J Neurol Neurosurg Psychiatry* 73 (2002) 246–249

Wald DS, Law M, Morris J: Homocysteine and cardiovascular disease: evidence on causality from a meta-analysis. *BMJ* 325 (2002) 1202–1206

Wald DS, Morris JK, Wald NJ: Reconciling the Evidence on Serum Homocysteine and Ischaemic Heart Disease: A Meta-Analysis. *PLoS ONE* 6(2) (2011) e16473

Walker JG, Batterham PJ, Mackinnon AJ, Jorm AF, Hickie I, Fenech M, Kljakovic M, Crisp D, Christensen H: Oral folic acid and vitamin B-12 supplementation to prevent cognitive decline in community-dwelling older adults with depressive symptoms – the Beyond Ageing Project: a randomized controlled trial. *Am J Clin Nutr* 95(1) (2012) 194–203

Wang HX, MacDonald SW, Dekhtyar S, Fratiglioni L: Association of lifelong exposure to cognitive reserve-enhancing factors with dementia risk: A community-based cohort study. *PLoS Med* 14(3) (2017) e1002251

Wang J, et al.: The distribution of serum homocysteine and ist associated factors in a population of 1,168 subjects in Beijing. *Zhonghua Liu Xing Bing Xue Za Zhi* 23((2002) 32–35

Wang Y, Zhang J, Qian Y, Tang X, Ling H, Chen K, Li Y, Gao P, Zhu D: Association of Homocysteine with Aysmptomatic Intracranial and Extracranial Arterial Stenosis in Hypertension Patients. *Sci Rep* 8(1) (2018) 595

Wang YH, Yan F, Zhang WB, Ye G, Zheng YY, Zhang XH, Shao FY: An investigation of vitamin B12 deficiency in elderly inpatients in neurology department. An investigation of vitamin B12 deficiency in elderly inpatients in neurology department. *Neurosci Bull* 25(4) (2009) 209–215

Wang X, Qin X, Demirtas H, Li J, Mao G, Huo Y, Sun N, Liu L, Xu X: Efficacy of folic acid supplementation in stroke prevention: a meta-analysis. *Lancet* 369(9576) (2007) 1876–1882

Watanabe F: Vitamin B12 sources and bioavailability. *Exp Biol Med (Maywood)* 232(10) (2007) 1266–1274

Watanabe F, Yabuta Y, Bito T, Teng T: Vitamin B12-Containing Plant Food Sources for Vegetarians. *Nutrients* 6(5) (2014) 1861–1873

Wehling M: Vitamine und Nahrungsergänzung bei älteren Menschen. *Internist* 56 (2015) 1318–1324

Weikert C, Dierkes J, Hoffmann K, Berger K, Drogan D, Klipstein-Grobusch K, Spranger J, Möhlig M, Luley C, Boeing H: B Vitamin Plasma Levels and the Risk of Ischemic Stroke and Transient Ischemic Attack in a German Cohort. *Stroke* 38 (2007) 2912–2918

WHO – World Health Organization, Food and Agricultural Organization of the United Nations: Vitamin and mineral requirements in human nutrition. 2nd ed. WHO 2005

Whyte AF, Jones DL, Dreyer MD: Vitamin B12 deficiency causing hyperhomocysteinaemia and cerebral venous sinus thrombosis. *Intern Med J* 42(5) (2012) 601–603

Wilcken DE, Wilcken B: The pathogenesis of coronary artery disease. A possible role for methionine metabolism. *J Clin Invest* 57(4) (1976) 1079–1082

Willems FF, Aengevaeren WR, Boers GH, Blom HJ, Verheugt FW: Coronary endothelial function in hyperhomocysteinemia: improvement after treatment with folic acid and cobalamin in patients with coronary artery disease. *J Am Coll Cardiol* 40(4) (2002) 766–772

Williams JH, Pereira EA, Budge MM, Bradley KM: Minimal hippocampal width relates to plasma homocysteine in community-dwelling older people. *Age Ageing* 31(6) (2002) 440–444

Willius FA, Keys TE (eds.): Classics of cardiology. Vol. 1. Schuman/Dover, New York 1941

Winchester LJ, Veeranki S, Pushpakumar S, Tyagi SC: Exercise mitigates the effects of hyperhomocysteinemia on adverse muscle remodeling. *Physiol Rep* 6(6) (2018) e13637

Woelk H: Eigenschaften, Wirkung und Therapie der Vitamine B1, B6, B12. Einhorn, Reinbek 1989

Woods E, Dawson C, Senthil L, Geberhiwot T: Cerebral venous thrombosis as the first presentation of classical homocystinuria in an adult patient. *BMJ Case Reports* (2017) doi:10.1136/bcr-2016-217477

Worm N: Haben Ernährungslügen keine kurzen Beine? *Kassenarzt* (11) (2001) 20–23

Wormer EJ: Tinnitus. Mankau, Murnau 2015a

Wormer EJ: Vitamin D. 2. Aufl. Kopp, Rottenburg 2015b

Wormer EJ: Vitamin B12. Kopp, Rottenburg 2017a

Wormer EJ: Natürliche Antidepressiva. Mankau, Murnau 2017b

Wormer EJ: Bipolar – mit extremen Emotionen leben. Wege zur Hilfe und Selbsthilfe bei manisch-depressiver Erkrankung. Humboldt, Hannover 2018a

Wormer EJ, Grasberger U: Zaubertrank Vitamin C. Liposomal verkapseltes Vitamin C selbst herstellen und erfolgreich anwenden. Kopp, Rottenburg 2018b

Wortmann M: Dementia: a global health priority – highlights from an ADI and World Health Organization report. *Alzheimer's Res Ther* 4 (2012) 40

Wu ET, Liang JT, Wu MS, Chang KC: Pyridoxamine prevents age-related aortic stiffening and vascular resistance in association with reduced collagen glycation. *Exp Gerontol* 46 (2011) 482–488

Yajnik CS, Deshpande SS, Lubree HG, Naik SS, Bhat DS, Uradey BS, Deshpande JA, Rege SS, Refsum H, Yudkin JS: Vitamin B12 deficiency and hyperhomocysteinemia in rural and urban Indians. *J Assoc Physicians India* 54 (2006) 775–782

Yang Q, Botto LD, Erickson JD, Berry RJ, Sambell C, Johansen H, Friedman JM: Improvement in stroke mortality in Canada and the United States, 1990 to 2002. *Circulation* 113(10) (2006) 1335–1343

Yap S, Boers GH, Wilcken B, Wilcken DE, Brenton DP, Lee PJ, Walter JH, Howard PM, Naughten ER: Vascular outcome in patients with homocystinuria due to cystathionine beta-synthase deficiency treated chronically: a multicenter observational study. *Arterioscler Thromb Vasc Biol* 21(12) (2001) 2080–2085

Yazaki Y, Chow G, Mattie M: A Single-center, double-blinded, randomized controlled study to evaluate the relative efficacy of sublingual and oral vitamin B-complex administration in reducing total serum homocysteine levels. *J Alternative Complement Med* 12(9) (2006) 881–885

Zaidi MS, Azfar F, Ahmed F: Young Man Presenting with Chest Pain. *J Pak Med Assoc* 55(8) (2005) 354–357

Zhang T, Xin R, Gu X, Wang F, Pei L, Lin L, Chen G, Wu J, Zheng X: Association of serum cholesterol and history of school suspension among school-age children and adolescents in the United States. *Am J Epidemiol* 161(7) (2005) 691–699

Zheng Z, Wang J, Yi L, Yu H, Kong L, Cui W, Chen H, Wang C: Correlation between behavioural and psychological symptoms of Alzheimer type dementia and plasma homocysteine concentration. *Biomed Res Int* (2014) 383494. doi: 10.1155/2014/383494

Zhou K, Zhao R, Geng Z, Jiang L, Cao Y, Xu D, Liu Y, Huang L, Zhou J: Association between B-group vitamins and venous thrombosis: systematic review and meta-analysis of epidemiological studies. *J Thromb Thrombolysis* 34(4) (2012) 459–467

Zhou SJ, Zhang LG, Chen HM, Li JY, Li R, Zhang XM, Wang N, Soares JC, Cassidy RM, Zheng Y, Ning Y, Wang SL, Chen JX, Zhang XY: Prevalence and clinical-demographic correlates of hyperhomocysteinemia in inpatients with bipolar disorder in a Han Chinese population. *Psychiatry Res* 259 (2018) 364–369

Zhou YH, Tang JY, Wu MJ, Lu J, Wei X, Qin YY, Wang C, Xu JF, He J: Effect of folic acid supplementation on cardiovascular outcomes: a systematic review and meta-analysis. *PLoS One* 6(9) (2011) e25142

Zhou Z, Liang Y, Qu H, Zhao M, Guo F, Zhao C, Teng W: Plasma homocysteine concentrations and risk of intracerebral hemorrhage: a systematic review and meta-analysis. *Sci Rep* 8(1) (2018) 2568

Zoccolella S, Tortorella C, Iaffaldano P, Direnzo V, D'Onghia M, Paolicelli D, Livrea P, Trojano M: Elevated plasma homocysteine levels in patients with multiple sclerosis are associated with male gender. *J Neurol* 259(10) (2012) 2105–2110

Zylberstein DE, Lissner L, Björkelund C, Mehlig K, Thelle DS, Gustafson D, Östling S, Waern M, Guo X, Skoog I: Midlife homocysteine and late-life dementia in women. A prospective population study. *Neurobiol Aging* 32 (2011) 380–386

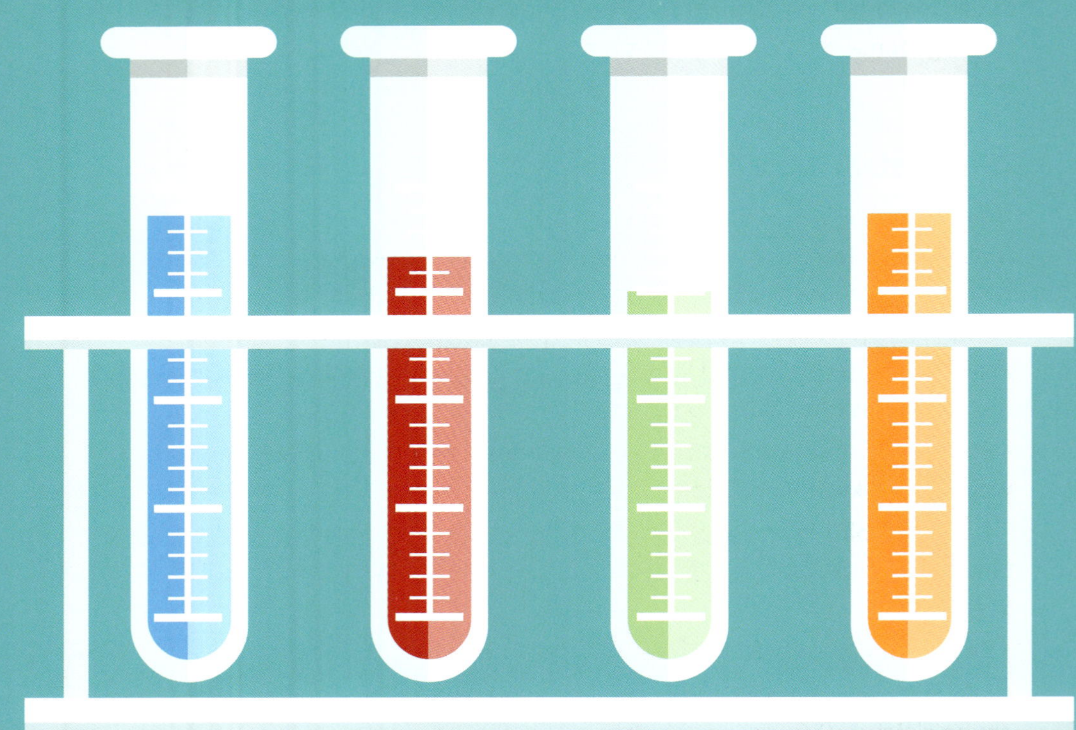

INFOSERVICE

Laborproben

Blutproben zur Bestimmung des Homocysteinwerts müssen besonders sorgfältig behandelt werden. Unsachgemäße Handhabung einer Blutprobe kann die Ergebnisse verfälschen und zu therapeutischen Fehlentscheidungen führen.

Blutentnahme

Am häufigsten wird venöses, dunkelrotes (sauerstoffarmes) Blut aus einem Blutgefäß im Bereich der Ellenbeuge mit einer dünnen Kanüle entnommen. Richtige Blutentnahme ist die Voraussetzung für aussagekräftige Laborwerte.

Bei der Routineentnahme von Blut in der Arztpraxis kann es zu zahlreichen Fehlern kommen, die die Laborwerte verfälschen. Die Standardbedingungen der Blutentnahme sind zu beachten.

• Blut sollte nicht durch Öffnen und Schließen der Faust in die Vene gepumpt werden! Wirklich nicht nötig!

• Das Blut sollte nicht länger als 30 Sekunden am Oberarm gestaut werden! Eine zu lange Blutstauung führt bei zahlreichen Laborwerten zu falsch hohen Ergebnissen.

• Es sollten nur scharfe Kanülen verwendet werden.

• Die Spritze sollte bei der Blutentnahme nicht zu stark und ohne Unterbrechung gleichmäßig und sanft aufgezogen werden.

• Die Blutprobe sollte nicht zu stark geschüttelt werden.

Wenn man nach der Blutentnahme mit einem Tupfer einige Minuten kräftig auf die Einstichstelle drückt und den Arm dabei leicht anhebt, kann man blaue Flecken vermeiden. Der Arm sollte keinesfalls gebeugt oder abgewinkelt werden!

Für die Blutprobe zur Bestimmung des Homocysteinwerts im Labor gelten folgende Regeln:

• Blutentnahme grundsätzlich nüchtern und am Morgen.

• Blutentnahme immer im Sitzen.

Blutprobe

Drei Arten Blut werden üblicherweise für Laboranalysen verwendet: Vollblut, Plasma, Serum.

• Plasma wird aus Vollblut hergestellt, das nach Zusatz eines gerinnungshemmenden Mittels (Antikoagulans) zentrifugiert wurde.

• Serum wird aus Vollblut hergestellt, das nach Gerinnung, zentrifugiert wurde.

Entnommenes Blut verändert sich bei Raumtemperatur rasch – Homocystein steigt dann pro Stunde um ca. 5 bis 15 Prozent an. Die Blutprobe muss entweder sofort gekühlt werden oder es müssen gerinnungshemmende Mittel zugegeben werden (Citrat, EDTA).

Für die Verarbeitung von Blutproben zur korrekten Bestimmung des Homocysteinwerts werden folgende Vorgaben empfohlen [Stanger 2004]:

• EDTA-Blutentnahmesystem

• Plasmaproben

• Zentrifugation innerhalb von 30 Minuten nach Blutentnahme

• Kühlung bei Kühlschranktemperatur (stabilisiert die Probe mehrere Tage)

Serumprobem ergeben meist etwas höhere Werte als Plasmaproben. Der Homocysteinwert ist unter Normalbedingungen 12 Monate sehr konstant und korreliert mit der Vitaminversorgung.

Hinweise

• Sie müssen damit rechnen, dass im ambulanten Versorgungsbereich nicht das nötige Wissen vorhanden ist, was die Bereitstellung der Blutprobe für die Untersuchung von Homocystein im Labor betrifft (Kühlung, Lagerung, Verarbeitung, Zeitfenster).

• Ein Laborarzt kennt die Regeln für korrekte Werte und die Kosten sind geringer.

Laborkosten

Der Homocystein-Labortest ist keine Kassenleistung und muss in der Regel selbst bezahlt werden. Der Test ist in den individuellen Gesundheitsleistungen (IGeL) gelistet.

- Die ärztliche Gebührenordnung setzt die Kosten mit maximal 38,20 € an.
- In laborärztlichen Praxen ist der Test durchaus günstiger zu bekommen als in der Arzt-/Hausarztpraxis

Selbsttest: Vitamin B12

- Holo-TC-Bluttest für zuhause: www.cerascreen.de
- MMA-Urintest für zuhause: www.medivere.de

Patientenorganisationen

www.dig-pku.de – DIG PKU, Deutsche Interessengemeinschaft Phenylketonurie und verwandte angeborene Stoffwechselstörungen e.V.

www.kindernetzwerk.de – Kindernetzwerk e.V.
hubertus.vonvoss@t-online.de; schmid@kindernetzwerk.de

Internet

www.homocystein-netzwerk.de – Info-Plattform inklusive Blog zum Thema Homocystein. Das Portal bemüht sich um allgemeinverständliche Informationen und bietet Infografik-Downloads sowie ein kurzes Homocystein-e-book an. Hinweis: Die Webseite wird möglicherweise vom Hersteller/Vertrieb des B-Vitamin-Kombipräparats Synervit unterstützt.

www.dach-liga-homocystein.org – fundierte Info-Plattform des Homocystein-Experten Uwe Till. Die DACH-Liga wurde im Jahr 2003 von Wissenschaftlern der DACH-Länder Deutschland, Österreich und der Schweiz gegründet: „Im Verein engagieren sich Forscher aus Medizin- und Naturwissenschaften, die den Risikofaktor Homocystein als einen Ihrer Forschungsschwerpunkte sehen, und die auf diesem Gebiet interdisziplinär mit Kollegen verschiedener Fachrichtungen zusammenarbeiten möchten."

www.e-hod.org – *European Network and Registry for Homocystinurias and Methylation Defects.* Mehrsprachige europäische Plattform mit Informationen über Homocystinurie, Methylierungs- und Remethylierungsstörungen: PDF-Broschüren für Kinder, erwachsene Patienten, Eltern und Betreuer in deutscher Sprache; Liste internationaler Patientenorganisationen; aktuelle Therapieleitlinien.

Lesetipps

- Uwe Till: Die B-Vitamine Folsäure, B6 und B12 in der Prävention. UNI-MED, Bremen 2013
- Eberhard J. Wormer: Vitamin B12. Kopp, Rottenburg 2017
- Eberhard J. Wormer: Cholesterin. Lingen, Köln 2018
- Eberhard J. Wormer: Vitamin D. 2. Aufl. Kopp, Rottenburg 2015
- Eberhard J. Wormer: Natürliche Antidepressiva. Mankau, Murnau 2017
- Johann Bauer, Eberhard J. Wormer: Fibromyalgie. Kopp, Rottenburg 2018
- Klassische Homocystinurie für Kinder erklärt. EHOD: www.e-hod.org/informationen-fr-patienten-und-familien
- Klassische Homocystinurie. Ein Leitfaden für Patienten, Eltern und Familien. EHOD: www.e-hod.org/informationen-fr-patienten-und-familien
- Methylierungsstörungen. Ein Leitfaden für Patienten, Eltern und Familien. EHOD: www.e-hod.org/informationen-fr-patienten-und-familien
- Remethylierungsstörungen. Cobalamin-Defekte und schwerer MTHFR-Mangel. Ein Leitfaden für Patienten, Eltern und Familien. EHOD: www.e-hod.org/informationen-fr-patienten-und-familien

REGISTER

G

H

I

AUTOR

Dr. med. Eberhard J. Wormer ist Medizinjournalist und Sachbuchautor. Er studierte Germanistik, Geschichte und Sozialkunde an der Ludwig-Maximilians-Universität München und absolvierte anschließend ein Studium der Medizin an der Technischen Universität München und der Universität Regensburg. 1985 wurde er als Arzt approbiert und ein Jahr später mit Auszeichnung zum Dr. med. promoviert.

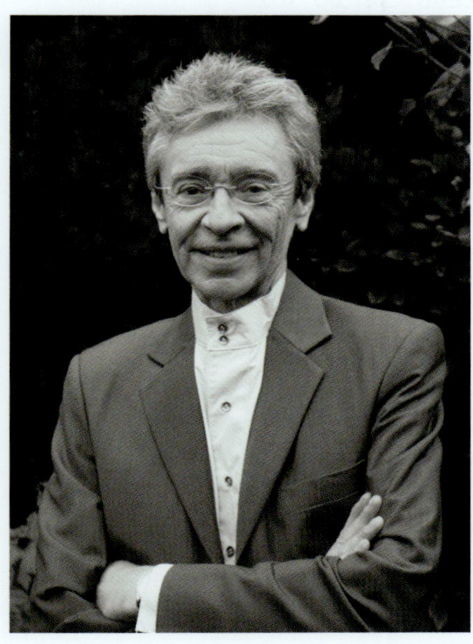

Wormer arbeitet seit Jahrzehnten als Medizinjournalist, Fachreferent und Kongressberichterstatter für Fachmedien. Schwerpunktthemen sind Herz-Kreislauf-Medizin, Psychiatrie, Naturmedizin, Medizingeschichte und Biografien.

Er veröffentlichte zahlreiche Gesundheitsratgeber zu fast allen Themen der Heilkunde für ein Millionenpublikum. Krankheitsvorbeugung und Hilfe zur Selbsthilfe stehen hierbei im Vordergrund. In jüngster Zeit befasste er sich bevorzugt mit umstrittenen Themen wie Vitaminen, Cholesterin und Arteriosklerose, Antibiotikaresistenz und naturheilkundlichen Therapien.

Weitere Informationen zum Autor bei wikipedia.org.

Weitere Titel bei Herba Press

Pflanzliche Antibiotika

Wirksame Alternativen bei Infektionen durch resistente Bakterien, Krankenhauskeime und MRSA

Trotz aller technologischen Errungenschaften unserer Zivilisation sind die uralten Warnungen unser weisen Ahnen bis heute für unsere Spezies von Bedeutung. Der wortgewandte Václav Havel meinte einst, dass es Kräfte im Universum gibt, mit denen man sich besser nicht anlegen sollte. Dazu passt vielleicht ganz gut, dass die kleinen Bakterien diejenigen sein werden, die uns Demut lehren.

Stephen Harrod Buhner

Stephen Harrod Buhner, einer der weltweit führenden Experten für angewandte Pflanzenmedizin, präsentiert schlüssige Belege dafür, dass Heilkräuter mit ihrer komplexen Mischung aus antibiotischen, systemischen und synergistischen Komponenten die beste Abwehrstrategie gegen Infektionen mit resistenten Keimen sind. Der Autor erklärt anschaulich die Entstehung der Antibiotikaresistenz sowie die Bedeutung von Kräuteranwendungen und stellt ausführliche Monographien bewährter wirksamer Heilpflanzen vor.

Sein Buch *Pflanzliche Antibiotika* ist ein wichtiges und praxistaugliches Referenzwerk für gesundheitsbewusste Laien, Heilpraktiker, Ärzte für Naturheilkunde und professionelle Therapeuten. Es bietet die Grundlagen dafür, die richtige Kräuteranwendungen zu finden und sogar selbst hochwirksame Medizin herzustellen.

Wichtige Punkte, die das Buch behandelt:

- Das Ende der Antibiotika – Ursachen, Probleme und Lösungen
- Strategien zur wirksamen Behandlung resistenter Infektionen
- Ausführliche Beschreibungen der wirksamsten Heilpflanzen
- Vorbeugen: Hilfreiche Tipps zur Stärkung des Immunsystems
- Alternative pflanzliche Antibiotika selbst herstellen
- Mehr als 200 Tinktur-Rezepte

Wie nahe uns die bedrohliche Resistenzentwicklung bereits gekommen ist, zeigen Schätzwerte für das Jahr 2013 in Deutschland: Von etwa 15.000 MRSA-Infizierten stirbt jeder dritte Betroffene, von etwa 9.500 ESBL-

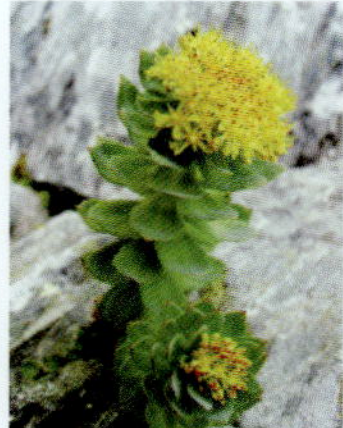 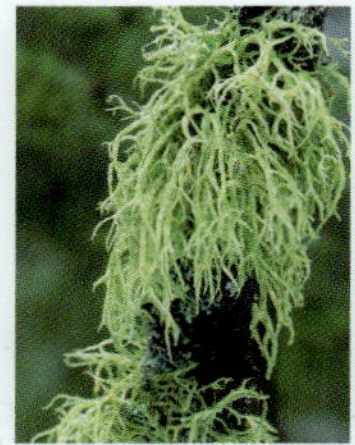 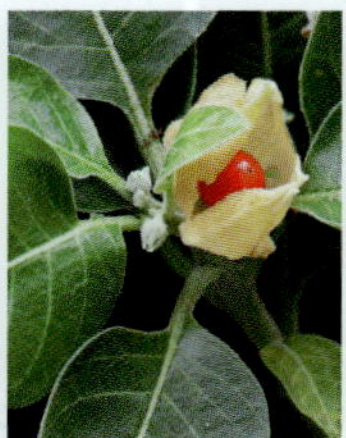 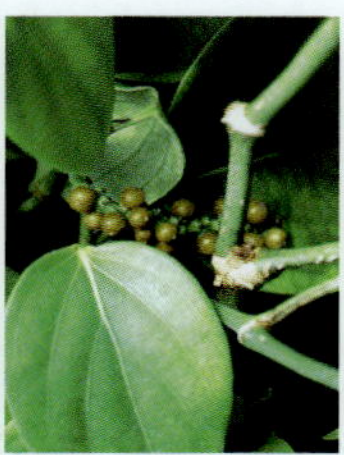 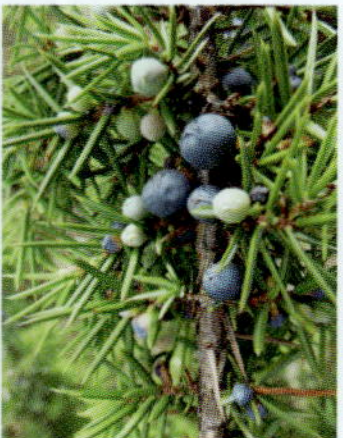

Eine kleine Auswahl der wunderschönen Heilpflanzenfotos aus dem Buch.

Infizierten fast jeder zweite, von etwa 14.000 Infizierten mit Vancomycin-Resistenz jeder dritte bis fünfte, und bis zu 40.000 Menschen sterben in Deutschland pro Jahr an nicht beherrschbaren Krankenhausinfektionen, davon etwa 10.000 an MRSA-Infektionen.

Bakterielle Infektionen sind auf dem Vormarsch, und pharmazeutische Antibiotika sind immer weniger in der Lage, sie zu stoppen. Pathogene Bakterien sind hartnäckige Überlebenskünstler. Sie tricksen die moderne Medizin aus und mutieren zu virulenten „Superkeimen“, die antibiotikaresistent und zunehmend tödlich sind. *Pflanzliche Antibiotika* ist ein positives, aufbauendes und inspirierendes Buch, das nicht nur ein Umdenken anmahnt, sondern auch ganz konkrete Wege aus dem lebensbedrohlichen Szenario „Multiresistenzen“ aufzeigt. Auch für den täglichen Gebrauch und zur Immunstärkung bekommen wir eine Fülle hilfreicher Tipps.

Pflanzliche Antibiotika bietet ein sehr reichhaltiges Heilkräuterwissen, fundierte Fachinformationen und praktische Tipps auf insgesamt 560 Seiten. Die wichtigsten Heilpflanzen sind mit schönen Fotografien abgebildet.
Autor: Stephen Harrod Buhner
Hardcover, 19,5 x 24 cm
HERBA PRESS
ISBN 978-3-946245-00-1

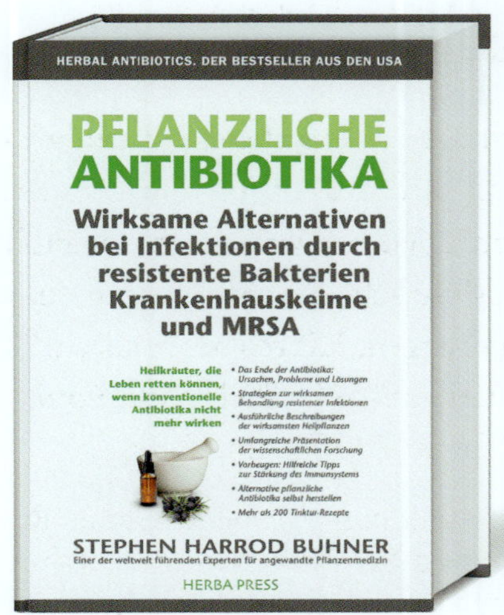

Pflanzliche Virenkiller

Immunstärkung und natürliche Heilmittel bei schweren und resistenten Virusinfektionen

Heilkräuter sind die Medizin der Menschen. Sie waren es immer. Sie waren unsere Begleiter, als wir aus dem ökologischen Bauch des Planeten gekrochen sind. Sie begleiten uns noch immer und sie heilen die Notleidenden – zumindest jene, die über sie Bescheid wissen. Geben Sie sich keinen Illusionen hin: Es kommt der Tag, an dem wir sie brauchen.

Stephen Harrod Buhner

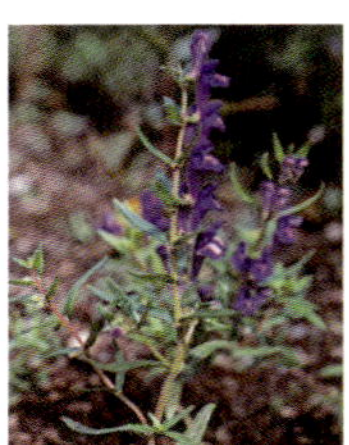
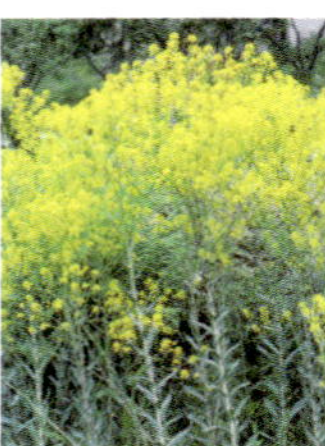
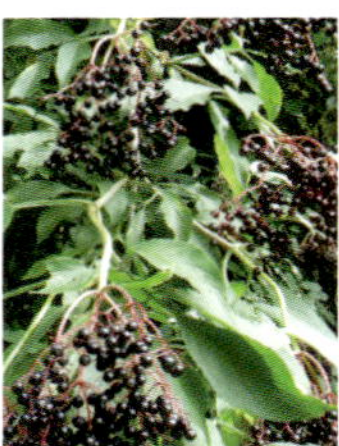
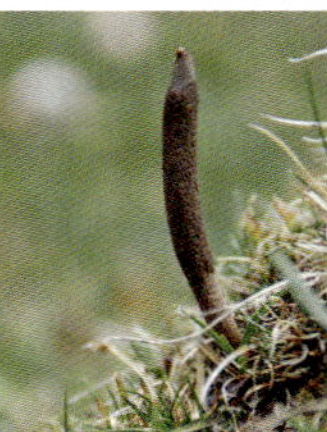
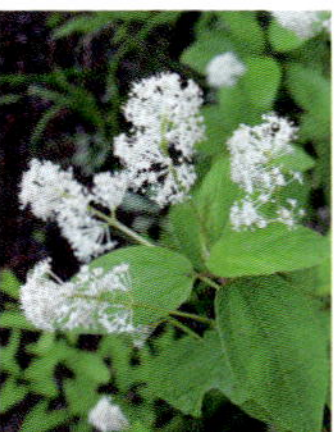

Die Vielfalt der Heilpflanzen ist unerschöpflich, hier eine kleine Auswahl von Fotos aus dem Buch.

Lernen Sie mehr über Heilkräuter, die erfolgreich Viren abwehren und Infektionen bekämpfen können. Definitiv die richtige Lektüre für alle, die nicht nur den nächsten Grippevirus rein pflanzlich bekämpfen, sondern mehr wissen wollen! Buhner macht deutlich, dass u. a. die weltweite Massentierhaltung, aber auch Pestizide in der Landwirtschaft und die Verseuchung der Umwelt dafür verantwortlich sind, dass sich lebensgefährliche Viren immer weiter ausbreiten. Er warnt vor zunehmenden Resistenzen, die Viren auch gegen Arzneimittel entwickeln.

Wichtige Punkte, die das Buch behandelt:

- Behandlungsstrategien bei Infektionen durch Grippeviren, FSME-, Epstein-Barr-, Dengue-Viren, SARS, Corona-Viren, Herpes & Co.
- Ausführliche Beschreibungen der wirksamsten Heilpflanzen
- Umfangreiche Präsentation der wissenschaftlichen Forschung
- Vorbeugen: Hilfreiche Anwendungen zur Stärkung des Immunsystems
- Pflanzliche Antivirenmittel selbst herstellen

Stephen Harrod Buhner erklärt, was es mit „neu auftauchenden“ Viren auf sich hat – und weist einmal mehr darauf hin, dass es für uns keinen „Krieg“

gegen Mikroorganismen zu gewinnen gibt. Es werden nicht nur raffinierte Überlebensstrategien von Viren vorgestellt, sondern auch praxistaugliche und evidenzbasierte Vorschläge gemacht, wie man sich gegen Virusintelligenz mit Hilfe von Heilkräutern erfolgreich zur Wehr setzt.

Buhner stellt bewährte antivirale Heilkräuter vor. Wir lernen, welche unglaublichen Heilkräfte uns die Natur zur Verfügung stellt. Ein brillantes, hoffnungsvolles Werk, das aufzeigt, wie wichtig unser eigenes Immunsystem als erste Abwehrinstanz ist – und wie wir es mit Heilpflanzen optimal unterstützen können. Das Buch „Pflanzliche Virenkiller" bietet viel detailliertes Fachwissen und ein großes Spektrum an Tipps und praktischen Rezeptvorschlägen für den täglichen Gebrauch.

1.400 wissenschaftliche Studien, die die Aussagen zu den medizinischen Wirkungen der Kräuter belegen, bilden die Grundlage des praxisnahen und bisher einzigartigen Buches.
Vitaljournal

Dieses Buch informiert über alternative und lebensrettende Lösungen.
Laurie Regan, PhD, ND, Fakultät für Klassische Chinesische Medizin

Medizinische Heilpflanzen bekämpfen nicht nur das Virus selbst, sondern wirken sich auch positiv auf das Ökosystem unseres Körpers aus. Stephen erweist uns durch das Aufdecken ihrer Wirkpotenziale einen großen Dienst.
Jim McDonald, *herbcraft.org*

Pflanzliche Virenkiller präsentiert umfassendes Heilkräuterwissen, fundierte Fachinformationen und praktische Tipps auf 464 Seiten. Die wirksamsten Heilpflanzen sind mit farbigen Fotografien abgebildet.
Autor: Stephen Harrod Buhner
Hardcover, 19,5 x 24 cm
HERBA PRESS
ISBN 978-3-946245-01-8

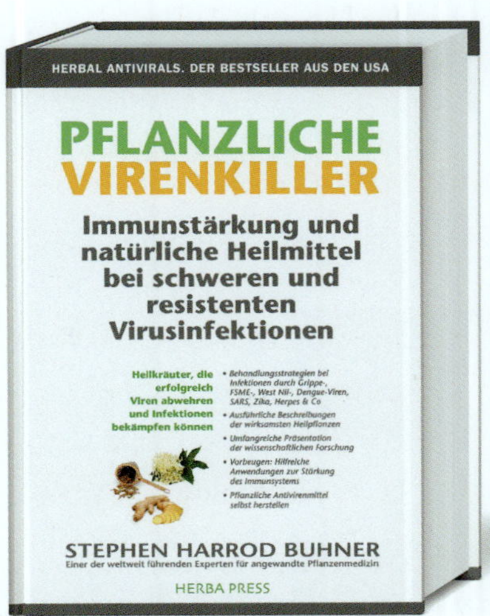

Lyme Borreliose natürlich heilen

Borreliose und ihre Koinfektionen Chlamydiose und Rickettsiose

„Die Buhner-Protokolle“

„Ich verneige mich ehrfürchtig vor jenen Menschen, die mit cleveren Pathogenen infiziert sind und nicht aufgegeben haben. Sie haben dafür gekämpft, einen Ausweg aus einer Erkrankung zu finden, die in unserer Kultur nur von sehr wenigen verstanden wird.“
Stephen Harrod Buhner

Im vorliegenden Buch schildert der Autor Stephen Harrod Buhner, was Borreliose-Bakterien im Körper anrichten und wie die Erkrankung mit natürlichen Mitteln geheilt werden kann. Es ist das erste Buch, das auch ein tiefes Verständnis der Koinfektionen vermittelt und deren Behandlung erörtert. Zu glauben, dass eine zweiwöchige Antibiotikakur die infektiösen Organismen bei allen Patienten, die einen Zeckenstich erlitten haben, vernichtet, ist ein tragischer Irrtum. Wir müssen Wege finden, die den körpereigenen Heilungsprozess unterstützen.

In Europa und den USA kommen jedes Jahr Hunderttausende mit Lyme-Borreliose neu infizierte Menschen hinzu – im Rest der Welt sind es viele Millionen mehr. Die Symptome reichen vom Schwächezustand über Arthritis und Herzerkrankungen bis hin zu neurologischen Störungen. Obwohl die Tests im Lauf des letzten Jahrzehnts besser geworden sind, sind sie nach wie vor nicht ausreichend zuverlässig und Antibiotika sind nur teilweise wirksam. Bei bis zu 30 Prozent der Betroffenen versagt die Antibiotikatherapie oder es kommt zu Krankheitsrückfällen.

Lyme-Borreliose wird durch Spirochäten verursacht. Es handelt sich dabei um besonders clevere Keime. Sie können sich in Zellen verstecken oder ihre Form so verändern, dass sie das Immunsystem nicht identifizieren kann. Darüber hinaus können sie die Wirkung von Antibiotika hemmen. Lyme-Borreliose ist in der Tat eine epidemische Erkrankung, bei der die technologische Medizin nur begrenzt erfolgreich ist. Die mit Lyme-Borreliose assoziierten Koinfektionen wie Chlamydiose und Rickettsien-Fleck-

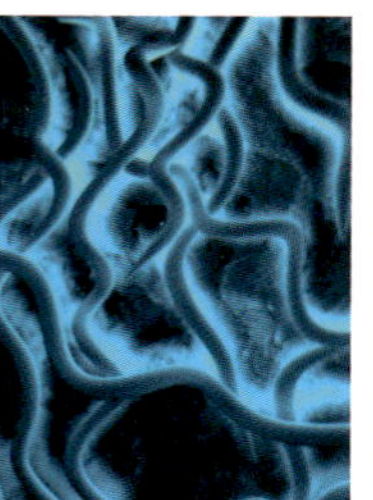

Borrelia burgdorferi

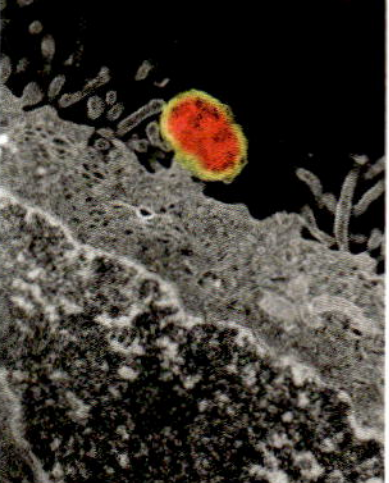

Rickettsia rickettsii

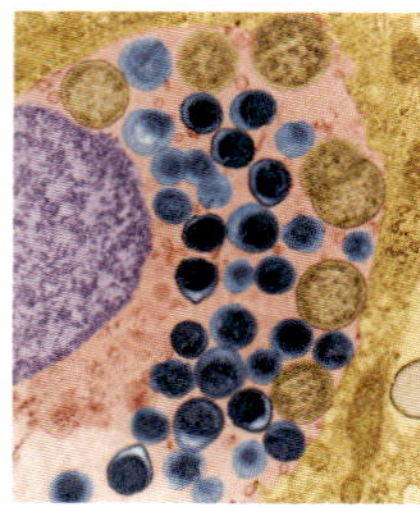

Chlamydia trachomatis

fieber führen ebenso häufig oder noch häufiger als die Lyme-Borreliose selbst zu besonders belastenden Gesundheitsstörungen.

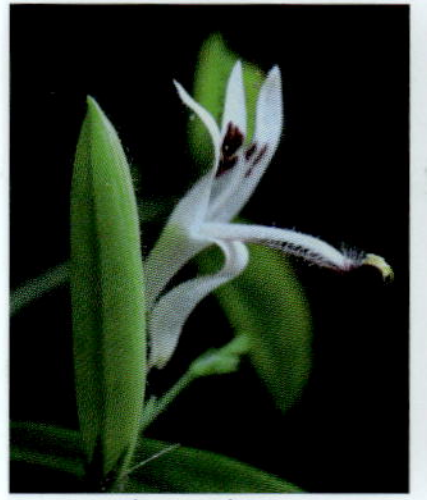
Andrographis p.

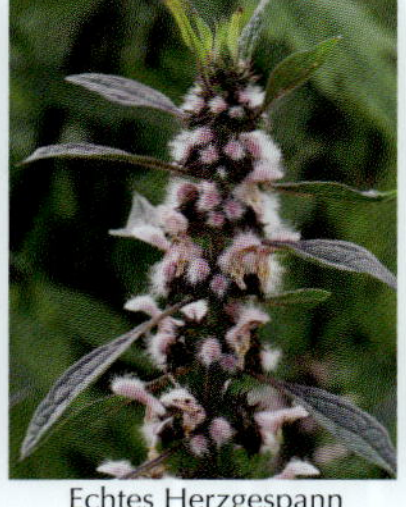
Echtes Herzgespann

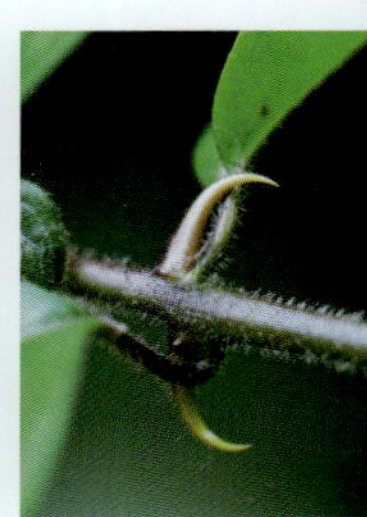
Katzenkralle

Es werden wissenschaftliche Forschungen zur Lyme-Borreliose, Testverfahren sowie schulmedizinische und die wirksamsten naturmedizinischen Therapien vorgestellt. Sie werden entweder in Kombination mit Antibiotika oder als Monotherapie eingesetzt. Die Originalfassung dieses Buches in englischer Sprache stand über zehn Jahre auf der Bestsellerliste. Der Autor hatte Kontakt mit mehr als 25.000 Patienten, die seine Naturtherapieprotokolle benutzt haben. Die vorliegende Ausgabe ist eine aktualisierte, überarbeitete und erweiterte Fassung auf dem neuesten Stand der Wissenschaft.

Das Buch wendet sich an Patienten, die an Lyme-Borreliose leiden, und Therapeuten, die Lyme-Borreliose behandeln – Ärzte, Heilpraktiker und Apotheker. Der Leser kann gezielt die Kapitel auswählen, die ihn interessieren: medizinisch-wissenschaftliche Informationen über die Mechanismen der Borrelien-, Chlamydien- und Rickettsieninfektionen, Diagnostik, Tests und Nachweisverfahren oder detaillierte Therapieprotokolle mit antiinfektiösen Heilkräutern.

Lyme Borreliose natürlich heilen
präsentiert umfassendes Heilkräuterwissen, fundierte Fachinformationen und praktische Tipps auf 656 Seiten. Die wirksamsten Heilpflanzen sind mit farbigen Fotografien abgebildet.
Hardcover, 16,5 x 24 cm
HERBA PRESS
ISBN 978-3-946245-05-6

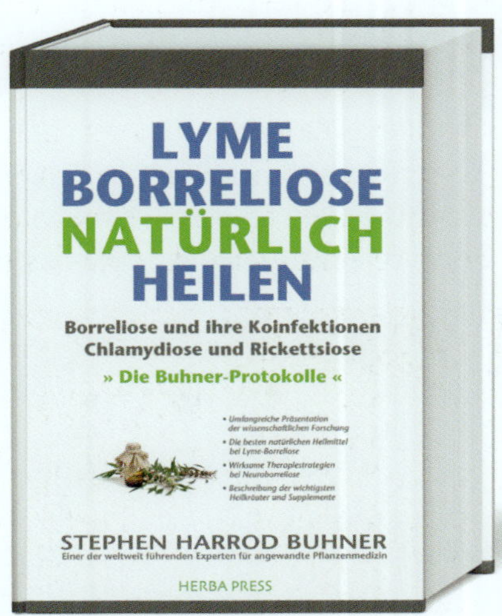

Borreliose Koinfektionen

Erkennen • Behandeln • Heilen

Babesia, Ehrlichia und Anaplasma, Mycoplasma, Bartonella

„Ich selbst und Tausende Betroffene haben von den in diesem Buch beschriebenen Protokollen profitiert. Ich hoffe darauf, dass diese Protokolle auch bei Ihnen erfolgreich sein werden."
Stephen Harrod Buhner

Zecken und andere Überträger von Krankheiten haben in der Regel mehr als einen Erreger im Gepäck. Ärzten, Heilpraktikern und Therapeuten steht erstmals ein komplettes Kompendium zur Behandlung von Borreliose-Koinfektionen zur Verfügung. Laien und betroffene Patienten erfahren, was sich hinter unerklärlichen Beschwerden verbergen kann und wie man Borreliose-assoziierte Infektionen mit der Kraft der Natur unter Kontrolle bekommt.

Borreliose ist immer eine Herausforderung: schwer zu fassen, schwer zu behandeln, lange Leidensgeschichten. Dass Zecken und andere Überträger in der Regel mehr als einen Erreger im Gepäck haben, ist kaum bekannt und führt trotz Behandlung häufig zu frustrierenden Krankheitsgeschichten. Es lohnt sich dann, nach koinfektiösen Keimen zu fahnden, etwa Mykoplasmen, die mit natürlichen Mitteln erfolgreich bekämpft werden können.

Rätselhafte Symptome? Unerklärliche Krankheitszustände?

Borrelien und ihre Koinfektionen verursachen zahlreiche, teils rätselhafte Beschwerden. Infektiöse Mikroorganismen finden in jedem Menschen ein einzigartiges Ökosystem vor, weshalb jede Erkrankung anders verläuft. Es kommt zu Symptombildern, die leicht mit anderen Krankheiten verwechselt werden: Fibromyalgie? Multiple Sklerose? Rheuma? Borreliose kann trotz schulmedizinischer Therapie Jahre und Jahrzehnte fortbestehen – Antibiotika sind nicht bei allen Patienten wirksam und haben zudem mit Resistenzen zu kämpfen. Bezieht man Koinfektionen mit ein, steigt die Heilungschance.

Schlagkräftige Heilkräuter und wirksame Naturprotokolle

Das vorliegende Buch befasst sich mit den häufigsten Koinfektionen der Lyme-Borreliose. Sowohl die infektiösen Mikroorganismen selbst als auch Möglichkeiten zur wirksamen Behandlung von Koinfektionen werden

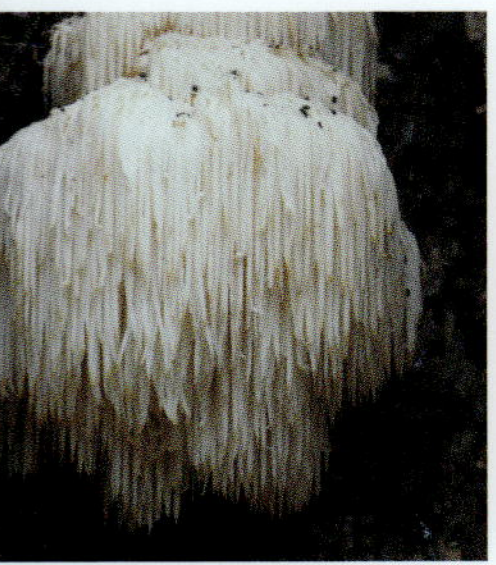
Igel-Stachelbart

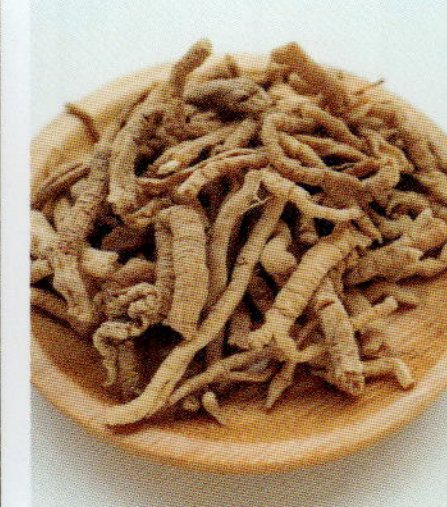
Senegawurzel

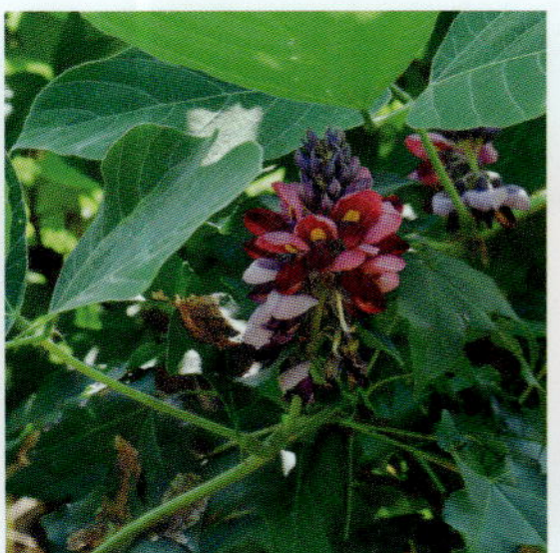
Kudzu

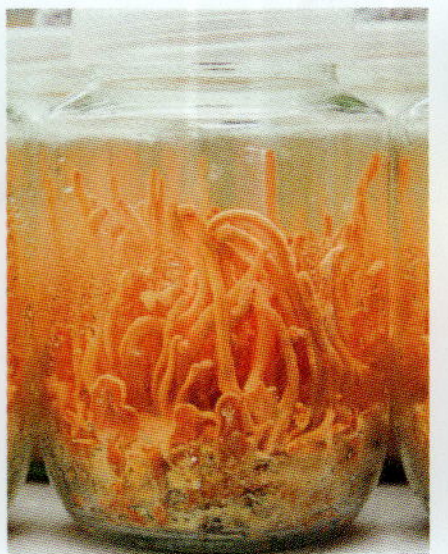
Cordyceps

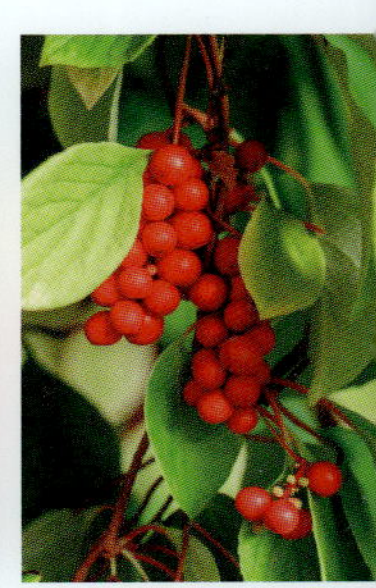
Schisandra

vorgestellt. Betroffene finden Hinweise und Erkenntnisse dazu, welche Ursachen zugrunde liegen und welche Mittel zur Verfügung stehen. Das Buch präsentiert Behandlungsprotokolle mit Pflanzenmedizin und Supplementen, die bei Koinfektionen effektiv eingesetzt werden können – falls nötig und sinnvoll begleitend zur Antibiotikatherapie. Jahrzehntelange Erfahrung mit Heilpflanzen und wissenschaftliche Evidenz sind hier erstmals zu einem praktikablen Therapiekonzept von Borreliose-Koinfektionen zusammengefasst – inklusive umfangreicher Materia Medica. Gut zu wissen, wie man sich vor Infektionen schützen, wie man Borrelia & Co. erkennen und wirksam behandeln kann.

Pflanzen setzen sich seit Millionen von Jahren gegen infektiöse Angreifer zur Wehr. Sie wissen, was zu tun ist, und helfen sich selbst. Pflanzen sind die besten Apotheker.

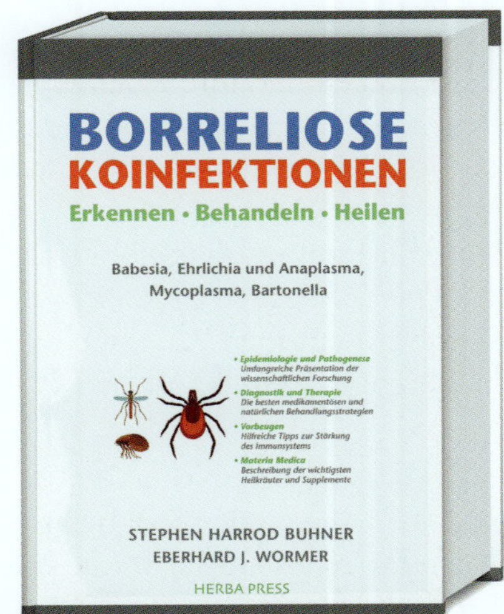

Die heilende Gewürz-Apotheke

„Es ist höchste Zeit, dass wir uns mit Kräutermedizin, traditionellen Heilmitteln und so einfachen Dingen wie der Anwendung von Gewürzmedizin befassen."

Bevin Clare

NUTZEN SIE DIE HEILKRÄFTE DER GEWÜRZMEDIZIN!

Von Bevin Clare

Kräutermedizin hat eine lange Erfolgsgeschichte vorzuweisen, was die Behandlung von unbekannten, bedrohlichen Infektionen betrifft – vor allem dann, wenn es keine Antworten darauf gibt, was im akuten Krisenfall zu tun ist. Permanenter Wandel und immerwährende Lernprozesse kennzeichnen irdisches Leben. Am besten nutzen wir alle verfügbaren Optionen: traditionelles Heilwissen, moderne Wissenschaft und vor allem auch praktische Erfahrung. Gewürze werden schon seit Jahrtausenden als Nahrung und Medizin verwendet. Sie sind überall verfügbar, preiswert, sicher, einfach anzuwenden – und wohlschmeckend. Aromatische Heilmittel in Hülle und Fülle. Gesundheitsstärkende Wirkungen beim Menschen sind sehr gut erforscht und zweifelsfrei belegt.

DIE AKTUALITÄT VON GEWÜRZMEDIZIN

Heute lebe ich in einem Land, das über eine erstklassige Gesundheitsversorgung verfügt. Das heißt aber nicht, dass es keinen Bedarf an Kräutermedizin für die tägliche Gesundheitsvorsorge und das allgemeine Wohlbefinden gibt. Je mehr wir über bedrohliche Krankheitserreger wissen, desto deutlicher zeigt sich, dass Menschen mit Gesundheitsproblemen wie Herz-Kreislauf-, Autoimmunerkrankungen und Diabetes besonders gefährdet sind. Kräutermedizin, vor allem Nahrungskräuter und Gewürze, ist für solche Risikogruppen besonders empfehlenswert. Sie stärkt die Gesundheit und die Abwehrkraft. Der Körper ist dann besser vor bekannten und unbekannten Angreifern geschützt. Mit Gewürzen steht uns eine komplette Materia medica zur Verfügung, zum Vorteil von Gesundheit und Wohlbefinden aller. Nachhaltig und biologisch. Tag für Tag. Aromatische Gewürzkräuter bringen uns zurück zur Natur. Was am wichtigsten ist: Sie sind absolut sicher und immer hilfreich – ohne jedes Risiko für die Gesundheit.

Kräuter- und Gewürzmedizin kann sowohl heilen und Krankheiten vorbeugen als auch schulmedizinische Behandlungen begleiten und verbessern. Kräutermedizin ist dort am wirksamsten, wo wir am dringendsten Hilfe benötigen – zur Stärkung des gesamten Immunsystems und Unterstützung unseres Wohlbefindens.

Das Buch ist in 5 Kapitel aufgeteilt. Nachfolgend ein paar Beispielseiten:

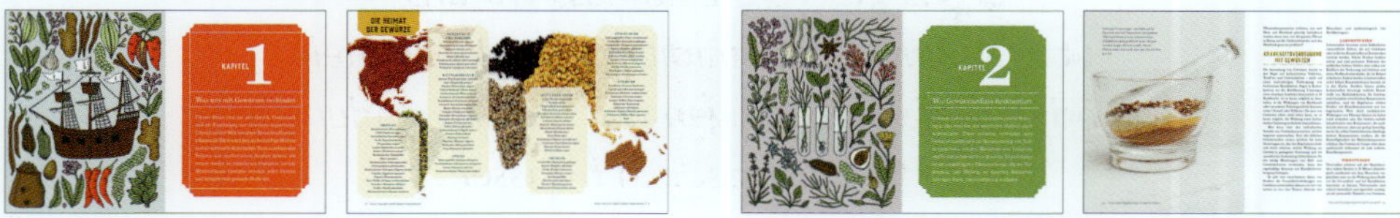

Kapitel 1. Was uns mit Gewürzen verbindet **Kapitel 2. Wie Gewürzmedizin funktioniert**

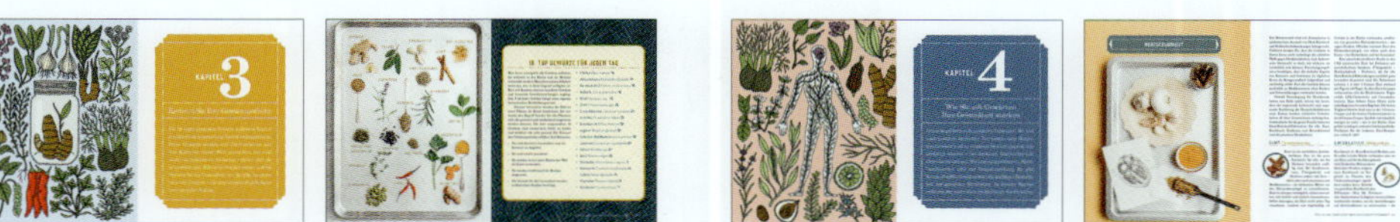

Kapitel 3. Kreieren Sie Ihre Gewürzapotheke **Kapitel 4. Mit Gewürzen die Gesundheit stärken**

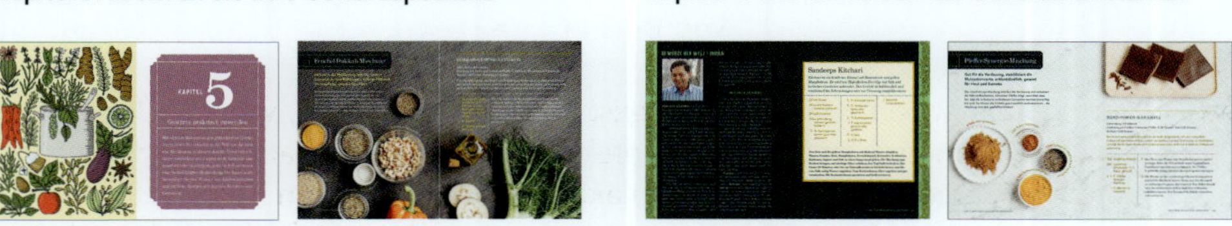

Kapitel 5. Gewürze praktisch anwenden, mit Profiinfos und leckeren Rezepten!

WENN AROMEN GESCHICHTEN ERZÄHLEN

Für mich als fröhliche Weltenbummlerin gehören Nahrungsmittel und Aromen in den Küchen der Welt zu den Highlights meiner Exkursionen. Der wichtigste Aspekt sind Kräuter und Gewürze, die bei der Zubereitung von Mahlzeiten verwendet werden. Aromen erzählen nicht nur Geschichten über ferne Orte und Zeiten, sondern erlauben auch einen umfassenderen Blick auf Gesundheit und gesunde Ernährung. In vielen Kulturkreisen sind frische Kräuter und Gewürze im Überfluss auch ein Kennzeichen der Gesundheit ihrer Bevölkerungen. Reichlich Gewürze in unserer Nahrung sind gute und wirksame Gesundheitsvorsorge, die sich jeder leisten kann.

ABSAGE AN FASTFOOD UND KÜNSTLICHE GESCHMACKSVERSTÄRKER

Eine Herausforderung unserer Zeit ist die Rückführung von den „Würzmitteln" Zucker und Salz hin zur Wertschätzung von scharfen, bitteren und aromatischen Gewürzen. Wir sind abgestumpft und zugleich überempfindlich geworden, was die stärkeren natürlichen Geschmäcker betrifft. Man muss sich Zeit lassen, um von fader, ungesunder, süßer oder überwürzter Kost zum vollmundigen Geschmackserlebnis zu kommen – aber es lohnt sich!

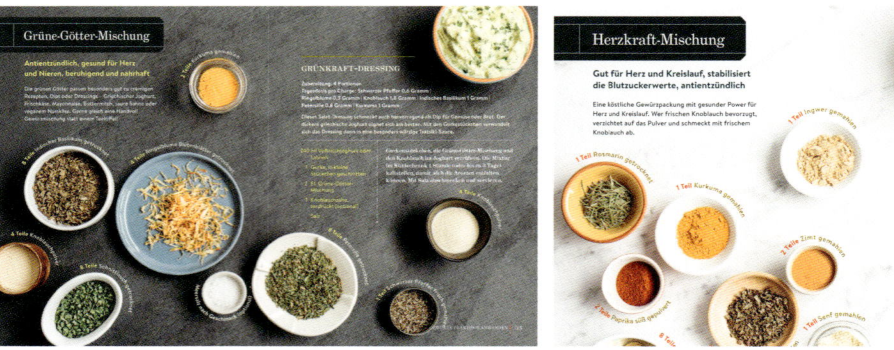

Ein Highlight – die heilkräftigen Gewürzmischungen und leckeren Rezepte!

WIE BABYS UND KINDER GEWÜRZE LIEBEN LERNEN

Die einfachste Option, Gesundheit und Wohlbefinden zu fördern, ist die regelmäßige Anwendung von Gewürzmedizin schon bei Babys und Kindern. In der Schwangerschaft gehen die aromatischen Qualitäten gewürzreicher Ernährung in die Amnionflüssigkeit über. Je nachdem, wie aromatisch gegessen wird, verändert sich auch der Geschmack der Muttermilch. Auf diesem Weg kommen Kinder zur Welt, die einen wissbegierigen Gaumen mitbringen und bereit sind, manche Aromen auszuprobieren. Das belegt die Kultur der traditionellen Küche, die in der Familie an die Kinder weitergegeben wird.

Es ist eine große Freude mitzuerleben, dass Kinder nicht nur mit Freuden solch starke Aromen tolerieren, sondern auch im täglichen Leben richtig zu schätzen wissen und genießen können. Ganz einfach nach draußen oder zum Garten auf dem Fensterbrett gehen und Kräuter für das Essen ernten – auch die Erfahrung unserer Verbundenheit mit der Natur wird dadurch gestärkt. Gehen Sie zu Ihrem Gewürzregal, atmen Sie die Aromen tief ein. Dosieren Sie nach Lust und Laune, doppelt und dreifach, und lassen Sie sich die Aromen auf der Zunge zergehen. Körper und Geist werden jeden Tag vom Füllhorn der vielen medizinisch wirksamen Gewürze profitieren.

Die heilende Gewürz Apotheke
Alle Gewürze und Kräuter mit farbigen Abbildungen. Informative Tabellen über die medizinischen Wirkungen. Heilkräftige Gewürzmischungen und leckere Rezepte.
Autorin: Bevin Clare
184 Seiten. Hardcover.
Format 16,5 x 22 cm
ISBN 978-3-946245-08-7

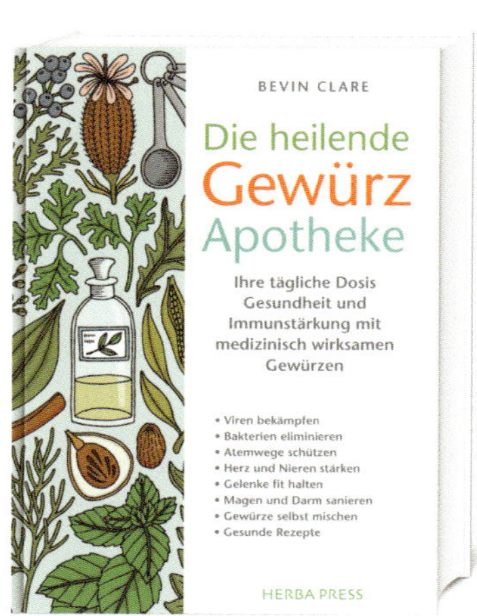

Die heilende Seele der Pflanzen

Was wir von Pflanzen lernen können, wenn wir ihnen zuhören, und warum Biophilia für das Leben auf Erden so wichtig ist

„Ich glaube, dass viele Krankheiten, mit denen wir konfrontiert werden, mit Naturmedizin heilbar sind. Wir müssen nur unsere verloren gegangene Fähigkeit, die Seele der Pflanzen zu verstehen und mit ihr zu kommunizieren, wiederentdecken. Dann können wir aus der unerschöpflichen Quelle von Energie, Liebe und Weisheit der Natur schöpfen."

Stephen Harrod Buhner

Pflanzen haben eine Seele und heilende Kräfte. Sie spüren, wenn wir Hilfe brauchen. Und sie helfen uns, wenn wir sie darum bitten. Schon Goethe wusste das. Aber wie offenbaren sie sich uns?

Eine Antwort gibt „Die heilende Seele der Pflanzen", ein Buch der Gedanken und Gefühle. Wie eine poetische Wegbeschreibung nimmt es uns mit auf eine Reise in die geheimnisvolle Welt der Pflanzen. Und wie ein Sachbuch vermittelt es wichtiges Wissen über die Probleme, die unser Überleben gefährden: Umweltzerstörung, resistente Bakterien, Luftverschmutzung, Krebs und Klimawandel.

Dieses wundervoll geschriebene Buch präsentiert die erstaunlichen Erkenntnisse eines Naturforschers, Poeten und Experten für Pflanzenmedizin. Buhner ist zutiefst davon überzeugt, dass die Erde ein einzigartiger und großer lebendiger Organismus ist, der seine Bewohner schützen und deren Lebensgrundlagen erhalten möchte. Die Pflanzen auf Mutter Erde waren schon immer und sind noch heute die primäre Medizin des Menschen und aller Erdenbewohner.

Die Natur ist tiefgründiger, als wir bislang glaubten – und als es uns beigebracht wurde. Buhners bemerkenswerte Sichtweisen und seine wissenschaftliche Analyse eröffnen uns neue Wege, die Zusammenhänge des Lebens besser zu verstehen.

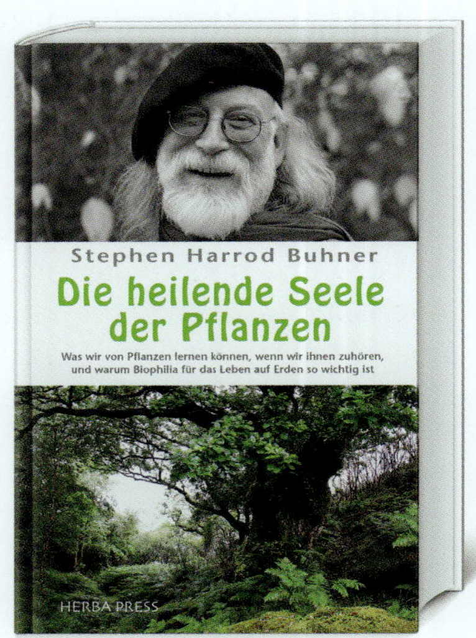

Die heilende Seele der Pflanzen
Autor: Stephen Harrod Buhner
384 Seiten, Hardcover, 15,5 x 23 cm
HERBA PRESS
ISBN 978-3-946245-03-1